JN029353

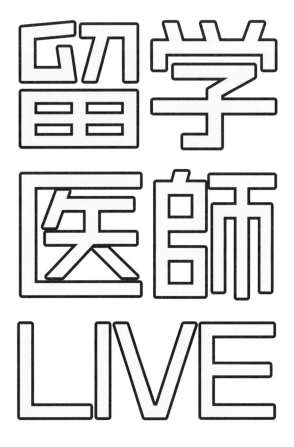

留学医師 LIVE

編 集	北原 大翔	シカゴ大学心臓外科／チームWADA代表
企画協力	中山 祐次郎	湘南東部総合病院外科

MEDICAL VIEW

100 Japanese Physicians in the US:
How We Match into a Residency Program as an IMG.
(ISBN978-4-7583-1785-6 C3047)

Editor : KITAHARA Hiroto

2022.2.20 1st ed

©MEDICAL VIEW, 2022
Printed and Bound in Japan

Medical View Co., Ltd.
2-30 Ichigayahonmuracho, Shinjyukuku, Tokyo, 162-0845, Japan
E-mail　ed@medicalview.co.jp

はじめに

「日本で働く理由はなんですか？」

いや〜難しい質問ですね。聞かれたことないから考えたこともない。「日本が好きだから」「楽だから」「日本人だから」とかですかね。一番多い答えはおそらく「日本で生まれたんだから日本で働くの当たり前じゃん」でしょう。そもそもこんな質問自体されないですしね、当たり前すぎて。
その当たり前が当たり前じゃなくなるときがきます。ていうかもう結構きてます。
「働く場所を自分で選ぶ時代」です。

自分に合った場所を自分で選ぶという考え方は非常に合理的であり、働く場所の選択肢を広げる人の数は確実に増えています。アメリカの病院ではさまざまな国から来た人が働いています。ほぼ日本人しか働いていない日本の病院とは大きく違います。医師という職業を選択したのが当たり前のように、生まれた国にとらわれずに働く場所を選択するのが当たり前になっていきます。今はまだ早いと感じるかもしれないですが、僕らの子供や孫の世代は確実にそうなります。

この本には時代の流れより少しだけ早く、「日本以外で働く」選択をした医師の話が載っています。彼ら・彼女らが伝える留学情報やキャリアの歩み方を知ることで、「働く場所を選ぶ時代」の流れを少しだけ感じることができると思います。

みなさんこんにちは、アメリカ心臓外科医の北原です。
2017年に留学情報発信団体のチームWADAを創設し、2019年から留学医師にインタビューするプロジェクト「留学医師 LIVE」を YouTube で始めました。今までに話を聞いた100名以上の医師のインタビューから厳選したものに、用語の解説や留学を生き抜く Tips などを書き加えて作ったのがこの本です。どういう経緯で留学したのか、何が目的だったのか、どうしたら留学できるのか、留学に関するさまざまな疑問に答えるような形で、僕の視点でまとめています。また、個人の体験談だけではなく、留学に関するアンケートデータも合わせて掲載して、臨床留学というものをより一般化しています。

僕は昔から英語が苦手で、学生時代は部活とバイトだけやって、将来留学するなんてあんまり現実的に考えていませんでした。そんな僕が本格的に留学しようと思ったのは、すごくモテたかったからです。留学するとモテると思っていました。この留学医師 LIVE というプロジェクトを始めたのも、半分はなんか面白そうだからで、あとの半分は YouTube のアシスタントの女子と仲良くなれないかなぁと思う気持ちからです。

何か新しいことを始める動機はいつも不純です。それはもうしょうがないことです。僕はその、一般的には不純であると捉えられる動機で始めたものが、いつの日かみんなから「この人は素晴らしいことをしているなぁ。うむ」と、最初からなんとなく尊い志をもって行われたかのように捉えられたら面白い、と常に思いながら生きています。
この本が留学したい人の道標になるような尊いものになっているのか、はたまた僕の不純な考えの塊になっているのか、ぜひ楽しんで読んでみてください。

2022年1月

シカゴ大学心臓外科
チームWADA代表
北原大翔

CONTENTS

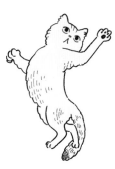

第2章

留学ワークを知る！
バーチャル病院見学!?　海外で働く医師の1日を体感

留学ライフを知る！
お金・恋愛・出産・子育て・犯罪被害……アメリカ生活を楽しむサバイブ術

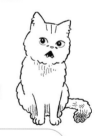

「これからの世界」で生きる医学生・医師へ

ゲスト

中山祐次郎 先生
（湘南東部総合病院外科）

「何かを一つ「越境した人たち」ってことですかね」（中山）

「留学医師と中山先生の共通点は、＋αをやり続けたところだと思います」（北原）

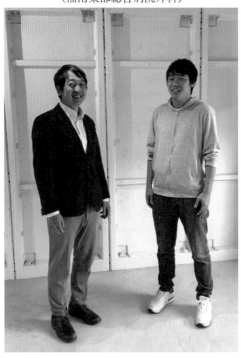

＋小説家　▶　**医師＋αの楽しみ方**　◀　+YouTuber

北原　中山先生は、外科医であり、「泣くな研修医」という大ベストセラーを出された小説家でもあります。なぜ中山先生を招いたかは「医師＋αの楽しみ方」というテーマに絡めて、追々お話ししていきます。まずは、僕たちの出会いですが、中山先生どうでしたっけ？

中山　ある日、ネット上で変なブログを見つけたのが始まりです。北原さんが書いていた「モテたい心臓外科医、米国へ渡る」みたいなタイトルで、まあそういう変なブランディングあるよね、と（笑）。でもじっくり読み進めるうちに「待てよ、もしかしたらこの人本当にモテたいんじゃないのか」と思い始めて。たくさんの文章が生き生きとして面白いし、強い印象が残っていて、僕の m3.com の対談連載にゲストとして来ていただいたのが始まりですね。

北原　会ったのはそこが初めてですが、もちろんその前から中山先生のことは知っていました。医師以外に物書きをしている、「＋α」で活躍されている先生だという印象をもっていました。今回の書籍を企画発案してくれたのも中山先生です。なぜ留学をしていない中山先生がこの本をこんなにサポートしてくれるのか、聞いてもいいですか？

中山　北原さんは僕がやっている「発信する医師団」にも参加してくれて、いろいろ話をしたんです。聞いていると、とんでもない情熱と素晴らしいコンテンツをもっている。これは、多くの人に届ける必要があると確信しました。YouTube での活躍は周知の通りですが、動画とは違う媒体である「文章」でも発信してほしいと思い、某ウェブサイトでの連載をもちかけました。連載がスタートしたのはよいのですが、北原さんが途中で執筆に飽きるという事件が勃発しまして（笑）。驚きましたが、文章を書き続けるのは好きでないとなかなかできないので、そういうこともあるかと。でも私は諦めません

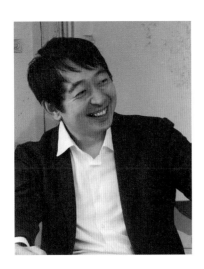

でした。北原さんの発信は、**YouTube や Web だけではダメで、「本」という、この世の空間を押しのけて存在する物体にせねばならない**と思っていました。本でなければ、北原さんのメッセージが届かない人がいる。加えて、本を作る過程で北原さんが自らと向き合い、内容をさらに磨く行為も重要です。北原さんのもつ留学のノウハウ、人脈、経験を世に伝えるために本を作りたい。そして本を作る方法は、自分で書くだけでなく、インタビューにしたり、ライターを起用したりする方法もあると提案したのです。変なエージェントみたいですが、お金は1円ももらっていません。

北原 連載が自分のせいでポシャった時点で、もう中山先生から見限られる、関係も終わりだと思っていました。だから、そんな僕に今度は書籍の企画を提案してくる先生は、一体何を考えているのだろうと謎でした。

中山 たしかに（笑）。でも、どうしても本にして世に伝えねば、と強く感じていました。その後北原さんにOKをいただき、企画書を作って、Twitterでこの本を作ってくれる出版社を公募したんです。北原さんはご存知ないと思いますが、書籍の出版元の公募なんて普通ありえないんです。誰も応募してくれない可能性もありましたが、この強いコンテンツなら乗ってくれるクレイジーな編集者さんがいるかもしれないという賭けに出たのです。

北原 ええー（笑）。そうだったんですか。知らなかった。

中山 そしてその賭けはめでたく成功したということです（笑）。

「医師＋α」って何？

北原 これまでに僕は留学医師100人超にインタビューをしてきました。そのなかで彼・彼女らと中山先生との共通点をみつけたんですね。留学した医師は特別な人たちではなくて、**留学できるまでずっと続けてきた人たち**だと思うんです。医師にプラスして留学のための勉強を続けてきた人たち。中山先生にとってはそれが文字を書くことだった。この＋αの部分が共通しているなと。医師というベースは大切にしつつも、プラスして何かをするというのは、本当に大変なことだと思います。でも、その大変なことをしている人たちって、僕はすごく魅力的に感じるんですね。プラス何かをすることが、人生を豊かにして、その人を輝かせる秘訣なんじゃないかと思っています。

中山 同じというのは大げさでは（笑）。僕、留学していないですし。

北原 頻度でいえば、医師＋物書きのほうが低くないですか？　はぐれメタルぐらいレア。

中山 要は「**越境した人たち**」ってことですかね。あとは、僕が留学したかったけどできなかったというのもあります。だからこそ、「留学医師の実際はどうなのか」に深くツッコみたい、そんな気持ちです。

北原 留学について、みんなが聞きたくても聞けない、本当のところを探ってくれるということですね。楽しみです！

中山 そう、リスペクトをもってね（笑）。

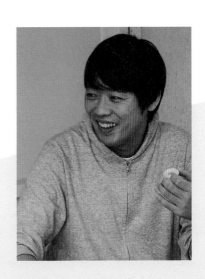

この海の向こうに
アメリカンドリームはありますか?

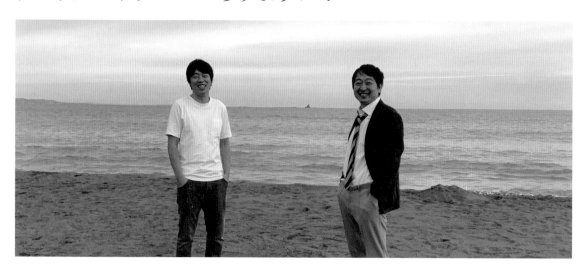

「外科医は手術により集中できます」（北原）

「それは外科医にとっての夢の環境ですね」（中山）

外科医が理想とする、手術に集中できる環境がある

中山 医師の世界でのアメリカンドリームというと、**労働環境がすごくいいということでしょうか。** 勤務時間が短めでストレスフルではないとか、給料がすごくいいとか、研究費が潤沢だとか、北原さんは日本で8年、アメリカで5年医師をされていますので、どちらの環境もよくご存知ですよね。

北原 労働環境は全然違いますね。日本では医師のペーパーワークが多めだったり、術前後の患者さんのケアがあったりしますよね。悪いということではないのですが、そこにすごく時間をとられる。それがフラストレーションになっている外科医はたくさんいると思います。アメリカではナースプラクティショナー（NP）やフィジシャンアシスタント（PA）といった、医師以外の医療職が多様で、役割が細分化されていますので、**本当にやりたいこと、僕らだったら手術に集中できます。**

中山 それは外科医にとっての夢の環境ですね。

北原 これは、実はアメリカに来るまで知りませんでした。中山先生がご存知のように、僕はモテたいという思いだけでアメリカにやってきたので、これからお話しする勤務の話や、お金の話は知らなかっ

たんです。でも行ってみたら、日本で働くよりも自分に合っていたという感じです。

中山 アメリカで手術とそれ以外の仕事の比率はどのくらいですかね？

北原 イメージだと7：3ぐらいですかね。

中山 それは日本とは全然違いますね。業務内容も全然違うんですよね。手術の10%ぐらいはPAがやってくれるんですか？

北原 いや、70%ぐらいじゃないですか。残り30%ぐらいを僕がやる感じです。

中山 医師免許をもたないアシスタントが、そこまでやってくれるんですか！

北原 もちろん外科医のなかには最初から最後まで自分で手術したいという人もいて、そういう人は自分でやっています。ただ、僕が一緒に働いているアシスタントなんかはめちゃくちゃ手術がうまいので、もうできる限りやってもらっています（笑）。

中山 それって、日本でいうすごく偉い教授のスタイルですよね。手術の佳境に入ったいいタイミングで来て、重要なところだけさっとやって、「あと閉めといて」と帰っていく。VIP待遇ですよ。

北原 あとは、医師に対するリスペクト感が違いますね。

中山　それは羨ましい（笑）。

北原　「僕をリスペクトしてくれ！」とまでは思いませんが、日本では逆に各所で頭を下げていた思い出しかありません（笑）。アテンディング（指導医）になったとき、周囲の接し方がそれまでとだいぶ変わりました。アメリカでは、レジデントやフェローといったトレイニーと、アテンディングのようなトレイナーの間に境目がぴったりと引かれています。日本はその境目はぬるっとしているような気がします。

中山　ある日、なんとなく指導医になる。

北原　そんな感じです。リスペクトされているなと感じられるのはすごくいいですね。責任は伴いますが、やる気にもなります。アメリカの好きなところです。

当直がない！

中山　日本で最もストレスフルな業務で、アメリカに行ったら解消されたものはありますか？

北原　当直ですかね。僕が日本でレジデントをしていたときには、「エクモ張り付き当直」みたいなのがありました。

中山　それは心臓外科あるあるですか？

北原　施設によりますが、エクモが回っていると、看護師ができない業務が出てくる可能性があるのでその近くに医師が張り付くルールがありました。可能性があるだけで、医師がずっとついている必要はないのですが、なんとなくそこにいなくてはいけないという。エクモの横にリクライニングチェアをおいて座って寝て、「そこで暮らしている」という感じです。

中山　別にウシジマくんを読んでいてもいいけど、ずっとそこにいなくてはいけないと……。快適なのかどうなのかよくわからないですね。

北原　当時はなんとも思っていなくて、むしろ「外科医をやっているな、俺」と勘違いしていました。今はやりたくないですね〜。

中山　アメリカではそれは誰がやるのですか。

北原　臨床工学技士やその業務専門の人がやっています。ICU の医師や PA もいますので、僕たち外科医がやることはエクモを入れたり・抜いたりするだけです。

中山　アメリカでは当直はないのですか？

北原　アテンディングになってから僕はやってないですね。

年収は日本の 3〜4 倍⁉

中山　じゃあ、お金の話をしましょうか。ストレートには聞けませんが、ズバリ年収いくらですか？

北原　めちゃストレート（笑）。年齢や施設にもよりますが、日本だと僕世代の心臓外科医の年収は1,000〜1,500 万ぐらいだと思います。アメリカはその倍以上ですね。僕のワシントン DC での初任給がベースで 40 万ドルでした。それにプラスして、Relative Value Unit（RVU）というものがあります。

中山　40 万ドル‼　RVU というのは何ですか？

北原　簡単にいうと出来高制のようなものです。手術や処置の件数・難易度によって算出され、一定のRVU を超えると超えた RVU 量に応じて上乗せして給料がもらえます。ただ、RVU が基準を下回っている状態がずっと続くと気まずいですが。

中山　RVU でどのくらいもらえるのですか？

北原　月によっても違いますが、多いときでベースの給料と同じくらいになるときもあります。

中山　えっ！　ということは、最高で年収 80 万ドル⁉　それはアメリカンドリームですね。少なくとも日本の 3〜4 倍はもらえるということですね。

北原　科や施設によってもかなり違います。手技がある科は RVU が高くなりますし、出来高制を採用していない給与形態もあります。心臓外科の給料は高いほうだと思います。ただ、アメリカは物価も高

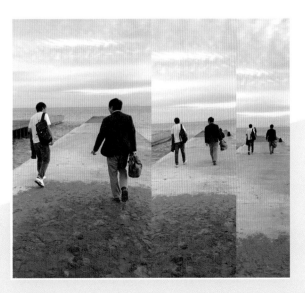

いですが。

中山 どのくらいですか？

北原 日本で500円くらいの牛丼も、アメリカのレストランでは20ドルくらいします。これは場所にもよりますが、日本で家賃12万円の部屋が40万円くらいなイメージです。僕は独身なのでいいですが、家族で留学している人からは「贅沢はできない」と聞きますね。

中山 ちなみに心臓外科の年収が一番高いのですか？

北原 一番かはわからないですね。整形外科とか形成外科とか、やっぱり外科系は高いと思いますよ。

自由度がすごく高い

北原 日本の病院って、なんかシリアスな雰囲気が漂っているんですよね。よくいえば真面目だし、悪くいえば暗い感じ。アメリカはみんななんかすごく明るいんですよ。

フェロー時代、アテンディングとの手術中に、アシスタントが音楽に合わせて踊り出したことがありました。やることがなかったのだと思いますが、看護師も笑いながらそれを見ていて。僕が真剣にやっている横で、それができる陽気さ、面白さは日本にはないと思います。ICUの看護師がハロウィンの日に仮装用のカチューシャをつけていたこともあります。僕が重症患者さんの状態を診ている横で、「Hey！Happy Halloween！」とやっていました。日本では不謹慎ととられるかもしれません。でも、僕はこの環境がすごく好きですね。

中山 それは快適ですか？

北原 めちゃくちゃ快適です。

中山 日本にいたときにも、日本的な真面目さへのストレスは感じていたのですか？

北原 全然感じてなかったです。日本ではずいぶんいろいろなことを気にしていたんだなと、アメリカに来て初めて気がつきました。給料よりも、すごくアメリカに来てよかった点だなと感じます。

中山 同調圧力がない、その快

適さは行かなきゃわからないってことですよね。

北原 例えば、日本で働いていて、看護師さんが笑顔で話しかけてきたら、それはもう僕のこと好きってことじゃないですか。

中山 それには同意できないですけど（笑）。

北原 そういう方程式が僕のなかにあったんですけど、アメリカに来たら、みんな笑顔で話しかけてくるんですよ。

中山 じゃあ、アメリカに渡ってすぐのころはモテていると思っていたんですね。

北原 まあ、そうですね。でも僕だけじゃなく、みんなにそうしているんだということに気づきました、残念ながら。モテるといえば、たまに「あの子、ヒロのこと好きみたいよ」みたいな情報を耳に挟むことがあります。が、期待して待っていても何も起こらず。気づいたらその子がInstagramで彼氏とのラブラブ写真をあげてたりして。ああいうのはどうしたらよかったのか、いまだによくわかりません。

中山 それはアメリカ関係ないのでは（笑）。それでは、アメリカに行って悪かったことってないんですか？

対談はウラ編に続く……

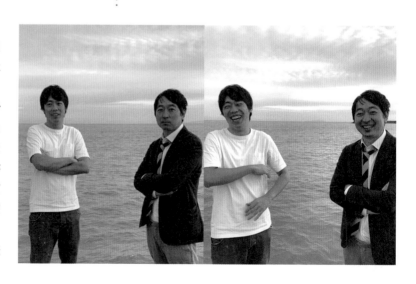

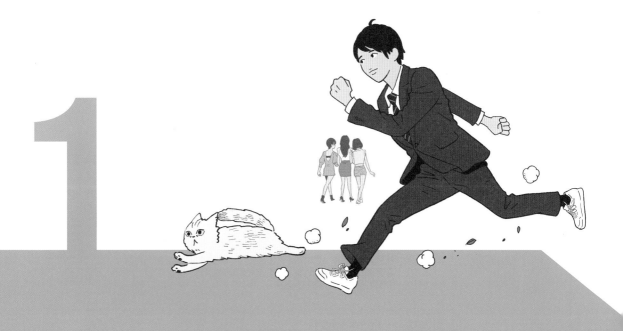

留学医師を知る！

あなたにぴったりのロールモデルが
みつかる LIVE インタビュー

臨床留学のすべて
「望めば行けるよ。ただ、どれだけ望むかだよ」

小児神経科

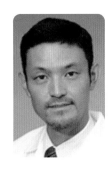

Kuwabara Norimitsu
桑原 功光 先生
ミシガン小児病院　小児神経科

2001	旭川医科大学卒業
	旭川医科大学・旭川厚生病院　放射線科
2002	岸和田徳洲会病院　初期研修
2005	東京都立清瀬小児病院　小児科
2008	長野県立こども病院　NICU
2009	沖縄海軍病院　チーフインターン
2010	東京都立小児総合医療センター　ER/PICU
2010	岸和田徳洲会病院　小児科

レジデンシー
2012　ハワイ大学　小児科
2015　テネシー大学　小児神経科

フェローシップ
2018　テネシー大学　臨床神経生理学

2019　現職

インタビュー
動画はこちら

医師 12 年目での渡米！

桑原　2001 年に旭川医科大学を卒業し、最初は放射線科医として働き始めましたが、やはりベッドサイドで直接患者を診たいという感情が強くなり、途中で小児科に転科しました。その後、北は北海道、南は沖縄まで転々とした後、2012 年に渡米しました。

北原　医師 12 年目に留学というのは少し遅めですよね。どうして留学を考えたのですか？

桑原　遅かったですね。マッチングに 1 回落ち、翌年の 2 回目で小児科レジデントにやっとマッチして、2012 年に渡米できました。日本の医学教育は「swim or sink」「見て覚えろ」という傾向が強いと思いますが、系統だった医学教育とは何かと考えた際にアメリカに辿り着きました。アメリカの医学教育やレジデンシートレーニングはどんなものだろうという好奇心が、何より当時の自分を留学へと突き動かしていました。また、当時放送していた『ER』というアメリカのドラマにハマっていたというのもあります。小児救急医役のジョージ・クルーニーが恰好良かったですね（笑）。

北原　いつから留学の準備を始めたのですか？

桑原　卒後 5〜6 年目でしたね。

北原　「留学したい」と言ったときに、ご家族の反対はなかったのですか？

桑原　結婚した当時から、妻にも、双方の両親にも「僕は絶対にアメリカに行く」と言い続けてきたのでスムーズでした。現在は息子が 2 人いますが、妻も息子たちもみんなハッピーに生活しています。「Happy Wife, Happy Life」です（笑）。

小児科臨床留学のベストな道は？

北原　もし先生が現在医学生だとしたら、どんな道が留学するのにベストだと思いますか？

桑原　アメリカの臨床留学に限っていうと、2つポイントがあります。

第1に、あくまで個人的な意見ですが、日本で初期研修をまず受けたほうがいいと思います。 僕自身も最初は放射線科医としてスタートしたように、医学生のときにもっていた興味が、医師になると変わることはまったく珍しくありません。初期研修を受けてから将来の専門を考えるほうがよいと、私は日本の医学生に説明しています。また、初期研修2年を日本で終えていないと、もしも将来日本に帰国した場合に保険医の資格が取れません。

第2に、これは先ほどと少し逆の意見にもなるのですが、卒後早いうちに留学を志したほうがマッチする確率が高くなります。 僕の経験からもわかると思いますが、プログラムによっては卒後5年以内でないとレジデンシープログラムの足切りを逃れられず、面接にすら呼ばれない場合があります。もちろん個人の資質や能力に左右されるので一概にはいえませんが、卒業後早いほうがチャンスはあるという点は間違いありません。

北原　なるほど。初期研修2年を終えて、5年目以内にマッチングにトライするのがベストですかね。英語に不安があれば、先生も研修された海軍病院のインターンを選択するのもよさそうですね。

桑原　海軍病院インターンは2016年から、フェローという名称に変わりました。海軍病院を目指す人の平均年齢が発足当時より上がったため、変更したのだと思います。海軍病院の詳細についてはまた後でお話しますね。

海軍病院については
こちら
➡P.060

 「望めば行けるよ。ただ、どれだけ望むかだよ」

北原　留学最大の関門であるレジデンシーへのマッチングですが、通る人、通らない人の差は何ですか？

桑原　**やり続ける人は必ず通ります。** 僕が留学する前のことですが、都立清瀬小児病院小児内分泌代謝科の長谷川行洋先生に初めてお会いした際に、「いつかアメリカに行きたい」と話したところ、長谷川先生はたった一言「望めば行けるよ。ただ、どれだけ望むかだよ」。そのことがずーっと心に残っていて、自分自身を振り返ってみても、本当にそのとおりでしたね。僕は臨床留学希望者からよく質問を受けるのですが、「ある質問」をする方はしばらくアメリカに来ることはないなと思っています。

北原　どんな質問ですか？

桑原　「どうやって英語を勉強するのですか？」という質問です。この質問をする時点で、

ミシガンにはアラブ人の患者さんが多い！

デトロイト郊外にはDearbornという北米最大のアラブ人コミュニティがあります。そのため、ミシガンにはアラブ系の患者さんがとても多く、ミシガン小児病院やクリニックにはアラブ語の看板があります。英語を話せない患者さんもたくさんいますので、僕もアラビア語を勉強しようと思っていますが、難しいですね（笑）。宝島社「このマンガがすごい！ 2018」にも選ばれた「サダコとナダ」という漫画は、イスラム文化を学ぶのにとてもおすすめです。

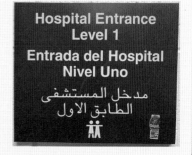

その方のマインドセットが本気で留学の方向に向いていないことがわかるからです。マインドセットとは成功をつかみ取るための覚悟のことです。覚悟がある人はどんな状況であれ、もうすでに勉強を始めているはずです。そんな抽象的な質問をする時点で、英語の勉強すら始めていない、つまり、本気で留学を考えていない方だとわかります。本気で留学を目指しているならば「私はこのように勉強していますが、先生のご経験から、もっと効率的な勉強法は何かございましたか？」と、質問がもっと具体的になるはずです。

北原　　なるほど〜。昔その質問よくしてました（笑）。

桑原　　（笑）。

桑原先生の
SNS 等は
こちら！

Blog

アイスホッケーの楽しみ方を教えてください

私は北海道で生まれ育ちましたが、旭川医科大学でアイスホッケー部に入局するまでまったくスケートをしたことがありませんでした。旭川医科大学を卒業した後はしばらくアイスホッケーから離れていたのですが、テネシーで息子たちがアイスホッケーを始めたことをきっかけに再開しました。今やアイスホッケーはわが家をつなぐ絆です。アイスホッケーの魅力はなんといってもスピード感とダイナミズムです。日本で一番人気があるスポーツは野球ですが、野球は 1 球ごとに動作が止まり、ダイヤモンド上で一定の動作が繰り返される、言わば「静的」なスポーツです。対して、アイスホッケーは瞬間ごとにパックの位置が変わり、味方も相手も目まぐるしくその位置が変化していくため、じっくりと考えている余裕はありません。慌ただしい状況下で最善の行動を即座に決断して行動に移す、言わば「動的」なスポーツです。

私のようにライフステージが 40 代半ばの中年期になると、仕事以外にも、子どもたちの成長、親の老い、自らの老後への準備といった課題が次々に押し寄せて、心に余裕がなかなかもてません。アイスホッケーのように「行くと決めたらまず走る。後悔はしない。そこからまた最善の道を選んでまた走るだけだ」という『覚悟』が、海外生活には必要です。また、日本と異なり、アメリカではアイスホッケーは若年層のみならず、中年層から高齢層に至るまで、年齢・実力別のリーグが幅広くあります。アイスホッケーは野球やサッカーのように人数が多く揃わなくても楽しめて、さらに大人のリーグでは体当たりが禁止されているため、多くの方が趣味として続けています。そんなわけで、私はデトロイト郊外のアイスホッケーリーグ（40 歳以上）に属して、今日も走っています！

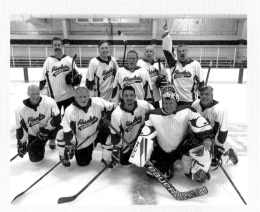

現在、デトロイト郊外で所属する 40 歳以上の
アイスホッケーリーグのチームメイト

アメリカで思い出深い場所はどこですか？

私は2006年3月に結婚してから15年以上、日本・アメリカ各地を転々としてきました。アメリカに来てからはハワイ、テネシー、そして現在のミシガンで過ごしてきたわけですが、実は家族と一番長く過ごした場所は「テネシー州メンフィス」です（住んだのはメンフィス郊外のジャーマンタウン）。メンフィスはアメリカ南部にある都市で、アメリカ人に聞くとまず「エルビス・プレスリー」「バーベキュー」という答えが返ってくるでしょう。南部は「人種差別」「貧困」など、今でも問題が横たわっているのも事実ですが、桑原家は何といっても素晴らしい人たちとの出会いに恵まれた愛着のある地です。もちろん、ハワイもミシガンも素敵な場所です。しかし、メンフィスは初めて住んだ「アメリカ本土」であり、息子たちが小学生時代を過ごし、アイスホッケーを始めた場所でもあり、この地には私も妻もとても思い入れがあります。

テネシー小児神経科プログラムの面接のために初めてメンフィスを訪れた際に、プログラムディレクターのDr. Amy McGregorが「あなたがノリね。ずっと待っていたわ。私の夫はハーフジャパニーズで、息子はクォータージャパニーズなのよ」と言って、両手を広げて迎えてくれたあの暖かい瞬間は今後も忘れることはありません。全米を代表する小児てんかん医のDr.James Whelessを初めとしたテネシー小児神経科プログラムのスタッフ、メンフィスで約50年もの間、小児神経医療に従事している五十嵐正宣先生、最後の砦であるPICUを支える木村大先生には、Le Bonheur Children's Hospitalで大変お世話になりました。

思い出深いエピソードは無数にありますが、ひとつ紹介させてください。2018年6月7日、あと1カ月で小児神経科レジデントを修了するころでした。朝、通常どおりに病院に出勤したところ、息子たちが当時通っていたチェス教室から「息子さんたちが来ていない」と電話がありました。おかしいなと思った矢先、病院入り口で出会ったレジデントの仲間に「ちょっと話があるから」と別の部屋に案内されて、そこで病棟患者などについて何気ない話を持ちかけられました。しばらくして、次はそのレジデントに「一緒に会議室に来てほしい」と。会議室に移動したところ、そこでは小児神経科スタッフによる私の卒業サプライズパーティーが待っていました（そのレジデント仲間は私を会議室から離して、準備のための時間稼ぎをしていたのです）。妻も前日にプログラムディレクターであるDr. McGregorから連絡を受けて、息子たちを連れて、私に内緒で病院まで来ていました。驚きとともに、心から感動したことを昨日のように思い出します。妻も息子たちもずっと覚えていてくれることでしょう。

2021年夏に家族と日本に帰省するつもりだったのですが、コロナ騒ぎで断念せざるをえなくなりました。息子たちに「代わりにどこか行きたいところはないか？」と聞くと「メンフィスに行って、昔のホッケーの友人たちに会いたい」。早速メンフィス周囲のアイスリンクに行ったところ、わざわざ私たち家族に会いに数多くの友人たちが来てくれました。

このように、"Southern Hospitality"が存在するのがテネシー州メンフィスです。ぜひこれから留学される方はメンフィスもご考慮ください。なお、メンフィスに行った際に絶対にオススメしたい食べ物は「バーベキューナチョス」です。バーベキューナチョスを食べたことのない方は、人生の半分を損していると言っても過言ではありません。ビールとの相性はこの上なし！　です。

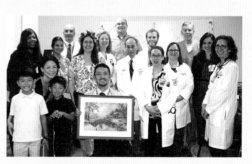

小児神経科卒業サプライズパーティ

IMG のレジデンシーマッチング事情

Q　IMG のなかで日本人は何割くらいいる？

> IMG, Non-US IMG についてはこちら➡P.022

2017 年度の ECFMG 取得者をみますと、インド、パキスタンは自国の教育を英語でしていることもあり、常に上位を占めます。日本は 67 人（0.7%）しかおらず、さらにこの全員が留学するわけではありません。**日本人は IMG のなかでは、1% にも満たないマイノリティです。** また、ここ十年で、エジプトやイランといった中東の国からの留学がものすごい勢いで増えています。

> ECFMG についてはこちら➡P.044

Q　Non-US IMG がマッチしやすい科は？

2020 年のデータからみますと、Non-US IMG でマッチしている数が一番多いのは、内科（24%）、ついで家庭医療、小児科、神経科（成人）ですね。私の専門の小児神経科はというと、わずか 14 人/159 人（9%）です。小児神経科は最近、IMG にとっては非常に入るのが厳しい科になっています。

これらを 2009 年のデータと比較してみますと、例えば 2009 年にはマッチした内科レジデントのうち 45% を IMG が占めていたのが、2020 年には 24% と、約半分にまで減少しています。ほかの科でも同様かそれ以下の状況です。過去 10 年にわたり、臨床留学へのハードルはさらに高くなっているのは事実です。マッチしにくい科に入るのはさらに至難の業となるでしょう。

Non-US IMG がマッチした科（2020）

		Non-US IMG/ポジション数（%）		2009
1	内科	2,116/8,697 **（24%）**	↓	45%
2	家庭医療	405/4,662 **（9%）**	↓	40%
3	小児科	340/2,864 **（12%）**	↓	25%
4	神経科	235/ 682 （34%）		36%
5	病理	232/ 603 （38%）		32%
6	外科（プレリミナリー）	160/1,174 （14%）	↓	34%
7	精神科	129/1,858 （7%）	↓	20%
8	外科（カテゴリカル）	80/1,536 （5%）	↓	12%
9	麻酔科	78/1,370 （6%）	↓	
10	産婦人科	36/1,443 （2%）	↓	17%
11	救急科	30/2,665 （1%）	↓	7%
	小児神経科	14/ 159 （9%）		

（THE MATCH® National Resident Matching Program®. https://www.nrmp.org より作成）

心臓外科医　きたはら

初心者のための留学用語解説①

小児神経科医　わばら

留学全般・役職
（研究留学・臨床留学、レジデント・フェロー・アテンディング）

（き）そもそも研究留学と臨床留学の違いってなんですか？

（わ）ざっくりいうと、留学は研究と臨床に分かれます。**研究留学**は「患者を直接診療せずに、研究に重点を置く留学」、**臨床留学**は「実際に患者を診る、ベッドサイドに行く留学」です。かつては研究留学が主でしたが、臨床留学を目指す医師がこの 10〜20 年で増えましたね。この本に出てくる留学医師は、私もきたはら先生もみんな「臨床留学」ですね。

（き）臨床留学のなかでもレジデント、フェロー、アテンディングって名前がよく出てきますけど、違いを教えてください。

（わ）**レジデント**は卒後すぐのいわゆる研修医です。ただ、日本の研修医とは違い、アメリカでは各科を回るローテーションはなく、卒後すぐに専門科の研修に進みます。この研修プログラムのことをレジデンシープログラムとよびます。また、レジデント 1 年目のことを**インターン**といいます。レジデンシープログラムは各科によって期間が決まっていて、内科は 3 年、外科は 5 年です。脳神経外科は 7 年もの研修期間があります。

フェローはレジデントを終えた後、各科のなかでさらに専門を磨きたい人が進むフェローシッププログラムで研修を行う医師のことで、日本でいうと後期研修医が近いかもしれません。フェローシップの期間も 1〜3 年とプログラムによりさまざまです。

─ \ もっと教えて！ / ─

小児科レジデンシーのその後
フェローシップマッチング

表の黄色が競争率の高い科、青色が比較的競争率が低い科、緑色はその中間です。右2列でUSと Non-US Graduates を比較していますが、レジデントさえアメリカで修了すれば、アメリカ人でも IMG でもフェローシップのマッチング率にほとんど差がないことがわかります。唯一の例外として、USと Non-US Graduates の間で、同じようにレジデントを修了した後ですらもマッチング率に差が出るのが小児救急科です。小児救急科はワークライフバランスや給与の面からアメリカ人に人気が高く、切羽詰まった救急の場では高い言語能力が望まれるからと推測されます。

ところで、「レジデントとフェロー、どちらに入るほうが難しいですか？」とよく聞かれます。レジデントのポジションを得るほうが圧倒的に難しいです。最初のドアを開けるのが一番難しいのです。でも、そのドアさえ開けることができれば、次々とドアが開いていきます。「望めば行けるよ。ただ、どれだけ望むかだよ」ですね。

競争率の高い小児科フェローシップ（NRMP 2020 を基に作成）

		マッチ数/ポジション数 （埋まった率）	応募者数 （US MD Graduates/そのほか）	US MD Graduates マッチ率	Non- US MD Graduates マッチ率
1	小児集中治療科	195/198 (98%)	227 （144/83）	124/144 （ 86%)	71/83 （ 86%)
2	小児救急	195/199 (98%)	253 （156/97）	131/156 （ 84%)	64/97 （ 66%)
3	思春期科	29/ 30 (97%)	36 （ 28/ 8）	23/ 28 （ 82%)	6/ 8 （ 75%)
4	小児消化器科	97/102 (95%)	106 （ 68/38）	62/ 68 （ 91%)	35/38 （ 92%)
5	小児循環器科	146/158 (92%)	160 （111/49）	101/111 （ 91%)	45/49 （ 92%)
6	新生児科	231/265 (87%)	240 （141/99）	136/141 （ 96%)	95/99 （ 96%)
7	小児血液腫瘍科	144/174 (83%)	147 （ 96/51）	95/ 96 （ 99%)	49/51 （ 96%)
8	小児呼吸器科	49/ 74 (66%)	52 （ 31/21）	30/ 31 （ 97%)	19/21 （ 90%)
9	小児膠原病科	29/ 42 (64%)	33 （ 28/ 5）	24/ 28 （ 86%)	5/ 5 （100%)
10	小児感染症科	46/ 73 (63%)	49 （ 30/19）	28/ 30 （ 93%)	18/19 （ 95%)
11	小児内分泌科	67/108 (62%)	70 （ 37/33）	37/ 37 （100%)	30/33 （ 91%)
12	小児腎臓科	38/ 64 (59%)	39 （ 27/12）	27/ 27 （100%)	11/12 （ 92%)
13	発達行動小児科	24/ 46 (52%)	26 （ 14/12）	12/ 14 （ 86%)	10/12 （ 83%)

（THE MATCH® National Resident Matching Program®. https://www.nrmp.org より作成）

アテンディングは指導医ですね。基本的にはレジデントを終えた後、あるいはフェローを終えた後になります。

なるほど。結構ややこしいのが、レジデントの後にさらにレジデントをする科もありますよね。例えば一般外科レジデントを終えた後に胸部外科レジデントに進む方がいますね。先生も小児科レジデントの後に小児神経科のレジデントをしていますよね。科によってフェローといったりレジデントといったりして混乱します。

たしかにややこしいですね。ただ、**基本はレジデント後にフェローをする**という認識でいいと思います。例えば、小児の循環器科医になりたければ、「小児科レジデント」を

修了した後、「小児循環器フェロー」に進みます。余談ですが、小児神経科は小児科から独立している「小児神経科レジデント」であるため、小児科レジデントを修了していなくても進めるのです。

複雑ですね。ちなみに、アテンディングにはフェローに行かなくてもなれるようですが、小児科のレジデントを終えて、そのままアテンディングになる人は実際どのくらいいるのですか？

おそらく小児科レジデントの半数ぐらいはフェローに進まず、直接アテンディングになります。

へー、結構多い。

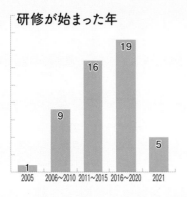

研修が始まった年

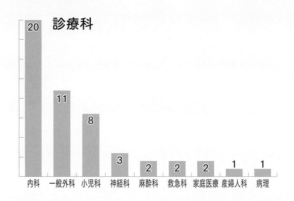

診療科

桑原先生、
この結果どうですか？

私が小児科レジデントにマッチしたときは PGY12（2012 年）でした。マッチに至るまでは私は本当に苦労したので、このアンケートの背景にあるみなさまの辛苦は痛いほどに理解できます。このアンケート結果によると、2005 年では臨床留学を志す方は少ないのに、2006 年からマッチした方の人数がいきなり増加しています。おそらく 2004 年度から始まった卒後臨床研修制度が影響していると考えられます。2004 年度以降に卒業した方は義務化された 2 年間の卒後臨床研修を行っている間に、自分の専門性について悩み、本来思っていた専門科と違う道に歩もうと思った方が少なくないはずです。さらに、医局に属さずに自分の実力を磨く進路もあることに気づいた研修医も増加しました。そうした背景のなか、海外を目指すことを決めた方も多いのではないでしょうか。

また、マッチした専門科で一番多いのは内科なのは疑問の余地もありませんが、次に一般外科というのはアンケート返答者が留学医師 LIVE の出演者であるということによる selection bias です。おそらく、この時期に日本からアメリカにマッチした一番多い科は、実際のところは内科と家庭医療だと思いますし、さらに続くのは小児科でしょう。

成人救急レジデントへのマッチは本当に難しくなりました。以前は IMG も採用していましたが、最近は IMG には非常に困難です。

産婦人科は IMG にはマッチはきわめて難しいです。留学医師 LIVE にご出演した**川北哲也先生**は、例外中の例外です。アメリカで産婦人科医として勤務している日本人男性医師は私の知る限り、川北先生以外に存じ上げません（ほかにもいらっしゃるかもしれませんが、それでも非常にまれです）。

ちなみに、"Neurology" は成人神経科と小児神経科の両方を含んでいるのでしょうか（北原：これは成人神経科のみです）。小児神経科はかつて IMG にも比較的マッチングしやすい科だったのですが、最近は IMG に門戸を閉ざしつつあり、マッチはとても厳しいです。今後、日本から小児神経科レジデントにマッチする方が続いてほしいと願っています。

川北先生のインタビューはこちら
➡P.094

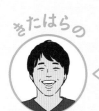

きたはらの
まとめ

桑原先生は非常に広い留学ネットワークで、今までたくさんのアメリカで働く医師を留学医師 LIVE に紹介してくれた偉大な方です。また、今すぐ誰かに教えたくなるような留学トリビアも一緒に教えてくれます。日本ではあまり馴染みのない「アイオワ大学」には臨床をしている日本人医師がたくさんいる（脳神経外科のアテンディングが 3 人もいる!?）とか、ラウンド（回診）の語源はジョンズ・ホプキンス大学の講堂が丸い形をしていたからなど、へぇボタンがあったら 100 へぇものものトリビアです。

さて本題に戻りますが、1 章では各先生にインタビューをするとともに、**留学医師 100 人のアンケート結果（レジデントから留学した 50 人、フェローから留学した 50 人）**を数値化して、留学するための最適解を探っていこうと思います。データにバイアスはありまくりですが、超エビデンスベースの科学本ではないので、そこら辺は気にせずスッと流して見ていきましょう。

最初はレジデントから留学した医師 50 人のデータです。グラフから年々レジデント留学が増えてきていることがわかりますね。今後もどんどん増えていくでしょう。まさに**働く場所を自分で選ぶ時代**です。IMG が入りやすい科・入りにくい科はあって、数が多いところは比較的入りやすいのかもしれないですね。ただ、多くの人はもともと希望していた、あるいは日本ですでに経験している診療科のレジデンシープログラムを選択するので、仮にそれが IMG にとって入りにくい科だったとしても、結局頑張るしかないのでそこは問題ではないのかもしれないですね。この後、耳鼻科や産婦人科など「IMG が入りにくい科」に留学した先生たちにも話を聞いてみますので参考にしてください。

「何科でもいいから留学がとにかくしたいんだ！！」という留学至上主義の人は IMG の数が多い内科や小児科を目指すのがいいのかもしれないですが、それでもむちゃんこ難しいことには変わりないですね。

僕がすごいと思ったのは、レジデントから留学する先生たちって早い段階で、例えば医学生のころから本格的に準備を始めていて、もう自分の進む診療科とか将来の自分のゴールなんかを考えているってことですよね。僕なんかは初期研修の終わりくらいで診療科（心臓外科）を決めたので、その何年も前から自分の将来を本気で考えていた人たちとの間には大きな違いがあるのかなぁと。ただ、**どんな人にもその人なりの道があって、今は僕もその人たちもどちらも海外で働いている**というのは、面白いところですよね。

今後留学する人はじゃんじゃん増え、今の数倍の情報を医学生や高校生のころから得られるようになってくるので、IMG には入りにくいとされている診療科にもどんどんと日本人医師が増えていくでしょう！！

続いては「When いつ留学する?」について、レジデンシーを開始した時期が異なる 3 人の留学医師にそれぞれ話を聞いていきます。

初心者のための留学用語解説②

マッチング（マッチ）全般（マッチ、NRMP、PGY、IMG）

き レジデントとして臨床留学を開始するにはどうすればいいですか？

く レジデンシープログラムのマッチに参加します。**マッチ**は、医学生が希望するレジデンシープログラムを選び、プログラム側も医学生を選ぶ、双方の希望順位が高い順に組み合わせが決まるシステムのことです。「医学生と病院のお見合い」ですね。**NRMP**（National Resident Matching Program）という団体が行っています。

き なるほど。マッチのしやすさにIMGがどうこうって話をよく聞くんですが。

く **IMG**はInternational Medical Graduate、アメリカ国外の医学部を出た人のことです。対比される言葉に**AMG**（American Medical School Graduates　アメリカの医学部を出た人）があります。アメリカ人だけど外国の医学部（カリブ海の医学部など）を出ている人は**US IMG**とよばれます。プログラムがまず採用したいのはAMG、次にUS IMGです。英語が流暢で文化もよくわかっていますから。ほとんどの日本人は**Non-US IMG**です。

き そしたらIMGである日本人にとってマッチはかなり難しいのですね。

く そうですね。IMGをとらないプログラムは山ほどあり、有名プログラムほどその傾向があります。ただ、なかには**IMG friendly program**といわれるような、毎年IMGを採用しているプログラムも存在します。

き そういったプログラムに応募するのが留学への近道ですかね？　どうやって探すのですか？

く 先輩に聞いたり、過去の採用実績をインターネットなどで調査したりするのがいいと思います。在籍するレジデントの卒業大学名は各プログラムのウェブサイトに公表されて

いますので比較的簡単にみつけられます。ただ、IMG friendlyかどうかだけでプログラムを選ぶことがいいことかは、自分が将来どうなりたいかによります。**大事なのはマインドセットです。**競争率の高いフェローシップを志望している場合などは、有名なレジデンシープログラムを終えていないと、フェローシップのマッチに不利になってしまう場合もありますから。

き マッチにはPGYも大事と聞きました。

く **PGY**はpostgraduate year 卒後年数のことで、卒業した年を1年目と数えます。例えば、私は2001年卒なので、2021年の今年はPGY21ですね。

き PGY21!!（笑）　PGYと実年齢、マッチにはどちらが重要ですか？

く 僕はプログラムディレクターではないので何とも言えませんが、アジア人は若く見えるので、PGYを書類から確認していることは間違いないでしょう。ただ、僕は趣味がアイスホッケーで、現地の中年を対象としたアイスホッケーリーグに参加しているのですが、こちらでは60代、70代になってもプレイをしている選手がたくさんいて、みんな口を揃えて「Age is just a number.」と言っていますよ。本当に留学したいのならば、PGYや年齢を気にするのではなく、やってみるべきだと思います。

き かっこいい!!　ところで**プログラムディレクター**ってなんですか？

く レジデンシーやフェローシップの**プログラムのボス**ですね。採用に関わり、プログラム内容にも決定権がある最高責任者です。レジデントになったら、この人に何でも相談します。

レジデントの分類（カテゴリカル、プレリミナル）

き レジデントのなかでも、カテゴリカル・プレリミナルってありますよね。

く **カテゴリカル**は正規雇用されているレジデントのことですね。例えば、一般外科レジデンシーは5年ですが、よほどのことがない限り、その5年間在籍できることが保証されている雇用枠です。**プレリミナル**は1～2年の「お試し期間」雇用枠で、この間にカテゴリカルの資格を得ないとプログラムから追い出されます。

き どうしてそんなシステムがあるのですか？　みんなカテゴリカルでいいじゃないですか。

く そうですね（笑）。このシステムをよく知っておく必要が

あるのは、外科レジデンシーなど、IMGには**マッチが困難といわれているレジデンシー**に入りたい人です。例えば、外科はポジションを得るのが非常に難しく、多くの日本人IMGがまずプレリミナルから入ります。そういう方はプレリミナルの間に能力を発揮して、カテゴリカルの雇用枠を得る必要があります。

き ちょっと安定しないポジションなんですね。

く プレリミナルの間に、カテゴリカルになるための面接を受け続けなくてはなりません。**プレリミナルにマッチした瞬間から、新たなサバイバルが始まります！**

卒後10年目からの臨床留学！
日本でのトレーニング経験を武器に激戦を制す

循環器内科

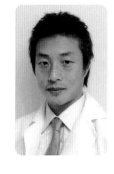

Kawata Hiro
河田　宏 先生
オレゴン州 PeaceHealth Sacred Heart Medical Center　循環器内科不整脈部門

2003	神戸大学医学部卒業
2003	東京都済生会中央病院　初期研修
2005	東京都済生会中央病院　循環器科
2008	国立循環器病研究センター病院　不整脈部門

レジデンシー
2013　グッドサマリタン病院　内科

フェローシップ
2010　カリフォルニア大学サンディエゴ校（UCSD）　不整脈部門　リサーチフェロー
2011　カリフォルニア大学サンディエゴ校（UCSD）　不整脈部門　クリニカルフェロー
2015　カリフォルニア大学アーバイン校（UCI）　循環器科

2018　現職

インタビュー
動画はこちら

循環器内科はアメリカ人に超人気！
日本人が入れる道はある？

河田 学生時代は部活やバイトに明け暮れ、全然勉強はしていませんでした。6年生のとき、ハワイ大学に1カ月間留学するプログラムに参加し、そこで初めて日本人でもアメリカで医師ができるのだと知りました。理想をいえば、学生時代に USMLE を終え、研修後にいざマッチですが、私の場合もう6年生でしたので、研修医をやりながら USMLE の勉強をすることになり、時間がかかってしまいました。

USMLE について
は こちら
➡P.044,
052

北原 アメリカで循環器内科医になるのは難しいですか？

河田 循環器のフェローシップの倍率は全体で1.5倍程度です。アメリカの大学を卒業した医学生（US MD Graduates）に限ると、マッチできる確率が85％ぐらいになります。外国人で外国の医学部を卒業した場合（多くの日本人がこれに当てはまります）だとこの確率は50％ぐらいまで下がりますので、大きなハンデがあります。また、**アメリカで内科レジデンシーをしていないと循環器フェローには応募すらできないです。**

北原 横道はないのですか？

河田 以前は、循環器のサブスペシャリティである不整脈（EP）のフェローにはマッチングがありませんでした。つまり、枠に空きがあれば、循環器フェローを終えていなくても、不整脈フェローになることができました。私は1年間のリサーチ（研究）フェローを経て、カリフォルニア大学サンディエゴ校（UCSD）の不整脈部門のクリニカル（臨床）フェローを開始しました。ただ、現在ではルールが変更となり、ECFMG が認可したプログラムの正規フェローになるにはマッチングに参加しなければなりません。不整脈フェローのマッチングに参加するためには、内科のレジデンシー、循環器フェローシップを終了していなければならないので、日本から直接、不整脈の臨床フェローになることは難しいと思います。外国人向けにフェロー枠を持っている大学があり、そこにアプライすることは可能ですが、正規のプログラムではない可能性も

ECFMG について
は こちら
➡P.044

あります。非正規のフェローシッププログラム（Non ACGME accredited fellowship）は修了しても、専門医試験を受けることができません（循環器不整脈分野に関してですので、他科に関しては事情が異なる可能性もあります）。

北原　先生は最初リサーチフェローとしてアメリカに来られたのですよね？

河田　医学部卒業後7年経っており、USMLE の点数が良くなく、さらに外国人で VISA が必要でした。ですから、内科レジデンシープログラムに入るのは難しいと考えました。不整脈のクリニカルフェローを目指しながら、リサーチフェローとして渡米することにしました。1年後に運よく、クリニカルフェローに移行できました。

北原　リサーチフェローのポジションは自分で探したのですか？

河田　当時、UCSD には齋藤雄司先生がおられました。リサーチで渡米され、内科レジデンシー、循環器フェローを修了し、当時、不整脈フェローをなさっておられました。齋藤先生が不整脈部門の主任教授に話をしてくれて、アメリカ不整脈学会中に面接を受けることができました。無給で良いということもあり、スムーズに採用していただけました。無給で良いならば、推薦状だけで、有名施設でも多くの場合リサーチフェローとして採用してくれます。現実、多くの日本人医師は不整脈の研究留学を無給で始めています。1年目の給料は日本不整脈学会などの奨学金から出ていることが多いと思います。

最難関!?
内科レジデンシーマッチ！

北原　予定通りクリニカルフェローのポジションをゲットしたようですが、その後の経緯について教えてください。

河田　日本に帰るのはいつでもできると思っていました。アメリカに残るなら内科レジデンシーから始めるしかありませんでした。**失うものは何もないので、とりあえず応募する**ことにしました。そのころは、子どもも幼かったので、子どもの教育のためにももう少し米国に残ることができればと思いました。

北原　レジデンシーを経ないと、アメリカには残れないのですか？

河田　リサーチで実績を残して、上司に評価されれば、指導医として残ることができる可能性もあります。実際、さまざまな分野でリサーチフェローから指導医としてアメリカに残られておられる優秀な日本人の先生方もいらっしゃいます。ただ、医師免許が施設限定免許となったり、専門医をとるのに時間がかかるというデメリットがあります。

北原　運と実力が必要で、なおかつ保険がないということですね。フェローをやりながらのマッチング対策はどのようにされたのですか？

河田　UCSD の内科からは、外国人は取らないと言われました。外国人も積極的に採用し、かつ VISA のサポートをしてくれるプログラム（IMG friendly program）を中心に30〜40 アプライしました。残念ながら、1カ月経過しても、卒後年数、USMLE の点数の影響で、インタビューのオファーは一つも来ませんでした。だめもとで、いくつかのプログラムのディレクターに email を送り、結果、オハイオ州シンシナティのプログラムから一つだけインタビューのオファーがあり、運よくそこに採用されました。

IMG については
こちら
➡P.022

北原　どうして先生に決まったと思いますか？

河田　間違えて以前のプログラムディレクターにメールしてしまい、その方が不整脈のフェローをやっていることに興味を示してくださいました。その方は、レジデンシーのプログラムディレクターから内科のトップに出世しており、部下にあたる、現在のプログラムディレクターに推薦してくれたようです。上司から推薦されたこともあり、私

をインタビューに呼んでくれたみたいです。インタビューはその一つしかなかったため、逆にそのプログラムに集中することができました。そのおかげか、熱意が伝わって採用していただきました。

内科レジデンシーを1年スキップする方法

河田 日本で内科を3年やっているとアメリカでレジデンシーを1年スキップできるというのを知っていました。ただ、実際にそのルールを行使した人には会ったことがありませんでした。レジデンシープログラムには定員があり、3年の予定で雇ったレジデントに2年で辞められるとローテーションなどの問題も生じるため、プログラムも容易には認めてくれません。ですから、最初はその話を持ち出さず、プログラムディレクターに気に入られてから話してみようと思いました。私は不整脈フェローを修了していたので、同期のレジデントに心電図の読み方などを毎週教えたりしていました。そういった姿勢をプログラムディレクターが評価してくださり、レジデンシーの短縮を認めてもらえました。

北原 日本で内科の研修を終えて、循環器の専門も終えて、また内科のレジデントをやるというのはどんな感じでしたか？

河田 われわれの内科のプログラムは、内科やICUのローテーション中は週に1回しか休みがなく、朝6時〜夕6時までの12時間シフトで、結構忙しく働いていました。日本での循環器トレーニング、米国での不整脈フェローを経験したため、内科の指導医よりも循環器の知識があったと思います。必要があれば、循環器内科に関連した患者の治療方針に意見をいうこともありましたが、指導医によってはそのことを良く思わない場合もあったため、状況に応じて、意見を言うのを控えたりもしていました。内科のレジデンシーをやり直すというのは無駄なのではとよくいわれますが、考え方次第だと思います。約10年ぶりに内科の勉強をやり直せたことは、良い点もあったと考えています。

日米の教育システムの違い
どちらを受けるのが良い？

北原 先生は日本とアメリカの研修システムを両方経験していますが、それぞれのいいところはどこだと思いますか？

河田 日本のいいところは誰でも希望の科に進めるということですね。**アメリカは人気のある科には誰でも進めるわけではないです。**
日本の現在のプログラムがどうなっているかはわからないのですが、私が研修医だったころは、循環器内科医は1年目から冠動脈造影を始め、3〜4年目には冠動脈ステントを留置し、5年目には冠動脈インターベンションを含めた循環器の初期治療を1人で完結できるようになっているといった感じでした。アメリカでは、循環器内科専門医を目指す場合、まず内科を3年やります。この間、循環器内科に関する手技はやりません。アメリカでは内科レジデントがカテ室に入ることはほぼないです。循環器内科のフェローシップを始めて、ようやくカテ室に入り、冠動脈造影を始めます。不整脈やインターベンションなどの専門的なトレーニングはそれぞれのフェローシップが始まってから集中的にやります。例えば、冠動脈造影までは循環器フェローが行いますが、冠動脈インターベンションが必要になるとインターベンションのフェローが手

技に入ってきます。

日本と異なり、アメリカではフェローシップの年数が決まっています。どんなに上達しなくても、フェローシップを終えたら一人前とみなされます。**日本のように医局内で関連施設を回りながら、医局を通して一人前に育ててもらうというシステムではありませんので、定められたトレーニングの期間中に一人前にならないといけないという厳しさがアメリカのトレーニングにはあるのかもしれません。**

その分、アメリカでは短期間にたくさんの症例を経験できます。症例の幅も広く、人種に特有の症例や、肥満やドラッグに関する症例は日本では経験できないと思います。経験する症例数が担保されていなければ、プログラムを統括する団体に申し立てをすることもできます。教育を受ける側の権利が守られている感じですね。

北原　日本とアメリカのトレーニング、どちらが良いと思いますか？

河田　日本では「自分の患者は最後まで責任をもって診る」ことを教えてもらったと思います。アメリカでは専門が細分化されていて、患者をどんどん受け渡していくので、このような責任感は育ちにくいと思います。日本では理不尽な仕事も多いですが、それを経験していると、アメリカで何があっても平気だと思えます。私は「**日本人はアメリカで評価されている**」と思っています。真面目さや責任感は、日本のトレーニングで身に付くことだと思います。また、日本で研修医と専門修練医を経験していれば、アメリカの臨床で困ることはないと思います。逆に、日本での研修を経ずにアメリカで研修、専門修練医を受けた医師が日本で働くのは難しいかもしれません。例えば、日本の小・中規模病院であるような１人当直ができるかというと、できないと思います。日本の内科医は、１人で挿管したり、中心静脈を確保したり、最低限 CT を読影したりできると思います。アメリカの内科医は挿管はやりません。中心静脈を確保できない医師もたくさんいます。また、CT を自分で読影することもありません。最低限の手技が身につくということも、日本のトレーニングの良いところだと思います。

一方、アメリカのトレーニングは系統だっており、少ない期間で豊富かつ多様な症例を経験することができます。異国に住むという経験ができる職業はそんなにたくさんありません。アメリカという異国で、異なった文化や背景をもつ医療従事者と仕事をし、日々の生活を送るということが、アメリカのトレーニングの一番の醍醐味だと私は思います。

\ もっと教えて！ /
内科サブスペシャリティの競争率と給与

Q　内科サブスペシャリティの競争率は？

消化器、集中治療・呼吸器、循環器の競争率は 1.5 倍くらいです。そんなに高くないようにみえるかもしれませんが、これをアメリカ人と外国人で外国の医学部を卒業した医師とで比べると、80％ と 50％以下となります。大きな開きがあり、外国人にとっては狭き門といえます。逆に、腎臓内科や老年内科ではそこまでの差はありません。日本人のように外国医学部を卒業した外国人医師にとって、消化器、循環器、集中治療・呼吸器などの人気の科に進むのは簡単ではありません。その３つの科のなかでも、循環器、集中治療・呼吸器に比べると消化器に進む日本人の医師は少ないと思います。日本の消化器のレベルが高いため、日本で消化器のトレーニングを終了した後に留学する方は少ないのかもしれません。

内科サブスペシャリティの競争率と給与

内科の各科	ポジション	全応募者	競争率	マッチプログラム		US MD Graduates			Non-US MD Graduates			給与($)
				総数	率(%)	応募者	マッチ	マッチ率(%)	応募者	マッチ	マッチ率(%)	
消化器	577	908	1.6	569	96.6	447	361	80.8	461	208	45.1	419,000
呼吸器	629	931	1.5	627	99.7	374	319	85.3	557	308	55.3	432,000
循環器	1,100	1,395	1.4	1,008	99.8	608	536	88.2	787	472	60.0	438,000
リウマチ・膠原病	249	344	1.4	242	97.2	115	105	91.3	229	137	59.8	262,000
血液・腫瘍	615	809	1.3	613	99.7	381	334	87.7	428	279	65.2	377,000
内分泌	329	368	1.1	305	92.7	110	105	95.5	258	200	77.5	236,000
緩和医療	381	343	0.9	292	76.6	193	168	87.0	150	124	82.7	200,000
感染症	406	352	0.9	322	79.3	162	160	98.8	190	162	85.3	246,000
腎臓内科	469	330	0.7	291	62.0	72	69	95.8	258	222	86.0	306,000
老年内科	403	240	0.6	203	50.4	79	69	87.3	161	134	83.2	202,000

一般内科	251,000
そのほかの診療科	511,000

（THE MATCH® National Resident Matching Program®. https://www.nrmp.org より作成）

Q 給与体系について教えてください。

私の今の施設では不整脈医が 3 人いて、外来・コンサルト・アブレーションなどの手技を順番に回しています。給料は契約によって出来高制もしくは固定給になります。アメリカには Relative Value Unit（RVU）という日本にはない制度があり、医師の診療行為に対する単価が決まっていて、施設にどれだけの利益をもたらしたかが算出されます。多くの医師の給料は RVU に応じた出来高制です。残念ながら、給料を増やすために不必要な検査や手技をオーダーする医師はどこの病院にもいると思います。

Q アメリカでは科によって給与に差がある？

日本では科によって給与に大きな差がありませんので、自分の好きな科・興味のある科を純粋に選んでいると思いますが、アメリカでは科によって差があります。一般的には内科では手技のある循環器や消化器の給与が高くなります。循環器や消化器内科は 40〜50 万ドルと高額です。総合診療科は 25 万ドルと比較的低いようにみえますが、2 週間働いて、2 週間休むというような勤務体制が多く、労働時間の割には、給料がいいと思います。

VISA の実際

Q VISA について教えてください。

私は日本人が研究で来るときに使う、J1 Research VISA で渡米しました。臨床に移るときにまず J1 Clinical VISA に移行します。手続き自体は複雑ではないのですが、これに変えた瞬間、2 years rule が有効となります。2 years rule とは、アメリカで 7 年間臨床トレーニングを修了した後は、2 年間日本に帰らなくてはならないというものです。私の場合、不整脈フェロー 2 年、内科レジデンシー 2 年、循環器フェロー 3 年でちょうど 7 年が経過しました。本来ならば 2 年間の帰国義務を果たさないといけません。帰国を避けるために、J1 Waiver という制度があります。これは、2 年間の帰国義務を免除する代わりにアメリカ人が行きたがらない地域（医師不足の地域、underserved area ともいいます）で 3 年間働くというルールです。家庭医などのニーズの高い科はカリフォルニアやニューヨークのような大都市でも Waiver ができるのですが、循環器のような専門的な科だとそうもいきません。大都市で専門医として Waiver を行うのは非常に困難です。日本に近い西海岸で Waiver をしたかったので、最も良い選択肢がオレゴン州でした。1 人だったらどこでもいいのですが、家族がいるとそうもいきません。Waiver の間は H1 VISA になります。

Q J1 Clinical から Green Card への飛び級は可能なのですか？

基本的には J1 で臨床トレーニングをした後は、Waiver をやるしかありません。Green Card の申請は Waiver なしにはできないと思います。私が知る範囲で、日本人の医師は Waiver、日本に帰国、もしくは、O1 VISA を使用しています。O1 はアカデミックな施設（であることが多い）がリサーチにぜひ必要だと認めた、とても優れている人に出される VISA です。必ずしも優れた実績が必要というわけでもないようですが、O1 を認めてくれるポジションを探すのは簡単ではないと思います。

Q　Waiver 後の VISA はどうなるのですか?

病院付きの弁護士がいて、必要な資料などを都度教えてくれるのですが、Waiver が終わった後にいきなり Green Card が取得できるわけではないようです。私の場合、Green Card を申請して取得できるまでには 4～5 年はかかるようです。Green Card が出るまでは施設の移動は難しそうです。取得をサポートしてくれる施設がほかにあれば移動も可能だと思います。

Q　J1 か H1 かどちらがいいのですか?

内科のレジデンシーを始めるときに選べるのであれば、H1 がいいと思います。そのためには USMLE を Step3 まですべて取っておく必要があります。レジデントの間に Green Card に切り替えられれば、卒業後はどこにでも行けます。J1 Clinical はスポンサーが ECFMG ですが、H1 はレジデンシープログラムがスポンサーになります。つまり、そのレジデンシープログラムが VISA 申請に関わる手続きや費用を負担しなければなりません。ですから、H1 VISA は出さないというプログラムも多いです。

Q　内科レジデンシーを 1 年スキップできず、全部で 8 年間かかっていたら、どうなったのですか? (2 years rule)

予定していたトレーニングの途中であり、1 年の延長は ECFMG に手紙を出せば認められると思います。

留学医師 100 人のデータから読み解く!
マッチ時の卒後年数・渡米前の所属施設

最新のデータは
チームWADA公式 HP へ→

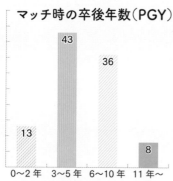

マッチ時の卒後年数（PGY）

| 13 | 43 | 36 | 8 |

0～2 年　3～5 年　6～10 年　11 年～

PGY3～5 が 43 % で最多
PGY11 以降は 8 %
最大で PGY15 !

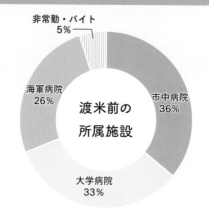

渡米前の所属施設

非常勤・バイト 5%
海軍病院 26%
市中病院 36%
大学病院 33%

河田先生、
この結果どうですか?

循環器に限っていうと、日本で循環器内科医としての経験を積んでいることは循環器フェローシップのマッチングの際に有利になると思います。研究や論文での実績もフェローシップのマッチングの際の助けとなります。ただ、日本で循環器のトレーニングを積むということは、レジデンシーの応募時に卒後 5 年を超えてしまう可能性が高くなります。内科レジデンシーの応募の際に最も重要なのは、**卒後年数、USMLE の点数、ビザの有無、そしてコネ**です。この時点では、日本での循環器の経験や研究実績はそれほど助けにならない可能性があります。卒後 5 年以上経過した医師にとって、アメリカで循環器フェローにまで辿り着く最大の難関は内科レジデンシーのマッチングだと思います。

もう一つ言えることは、どんなに条件が悪くても、**諦めなければ可能性はゼロではありません**。色んなコネクションを使い、誰に何を言われようとも、粘り強く頑張ることも重要です。

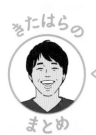

きたはらの まとめ

河田先生は日本とアメリカで循環器内科のトレーニングをフルで積み、しかも研究留学の経験もあるので、循環器の留学に関する質問ならすべて答えられる**スーパー循環器留学超人**です。また、留学独身男子（僕）の海外恋愛事情を心配してくれたり、僕のずさんなお金管理についてもアドバイスをくれたり、頼れるお兄さん感があります。

渡米時の卒後年数のデータですが、PGY0〜2（13％）のグループはほとんどが初期研修を終えた後に渡米した人、すなわち PGY2 の先生たちで、初期研修をせずに渡米した PGY0 の先生はこの後に出てくる内田先生のみです。全体で最も多いのは PGY5 で留学した先生ですね。初期研修終了後に 2〜3 年ほど日本国内で研修をしてからマッチするという流れだと思います。その間に海軍病院のフェローシップを行う先生も多くいました。

PGY11 以降のグループはやはり少なく、全体の 8％です。河田先生と同じように一度フェロー（もしくは研究）で留学して、その後にレジデントに入り直す先生がこのグループには多かったです。PGY が大きくなればなるほどマッチングは不利になるといわれていますので、PGY11 以降の先生たちはその disadvantage を凌駕するような実力、人間力、コネ、推薦状、USMLE の点数、リサーチ、運、などを武器にポジションを獲得してきたのだと思います。まとめると、PGY5 での渡米を目標にするのがいいですかね。ただ、PGY11 以降にレジデンシーを開始した人もたくさんいるので、年齢を理由に留学を諦める必要はまったくないです！　**周りは気にせずいつ留学するかも自分で決めたらいいんです！**

続いては初期研修終了直後に渡米した先生に、学生時代からどのように留学プランを組んできたのかについて話を聞いていきます。

 心臓外科医　きたはら

初心者のための留学用語解説③

 小児神経科医　くわばら

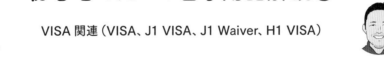

VISA 関連（VISA、J1 VISA、J1 Waiver、H1 VISA）

🧔 VISA ってそもそもなんですか？

🧔‍ 渡航先の国が出す滞在許可証です。**留学生活は VISA に始まり、VISA に終わります**。VISA でつまずくと、すべてにつまずきます。

🧔 まず、**J1 VISA** はなんですか？

🧔‍ 多くの留学医師が取得する代表的な VISA です。私も J1 で来ました。働いて**給料がもらえることが特徴**で、配偶者も手続きすれば働けます。

🧔 **J1 Waiver** というのは？

🧔‍ J1 で一定期間過ごすと、2 年間帰国しなければならないというルールがあり、留学医師の間では通称「**J1 の呪い**」といわれています。**J1 Waiver** はこの 2 年帰国を免除するかわりに、地方や、比較的医師の少ない地域で 3 年間働くというシステムです。毎年各州で 30 人まで申請できて、内科、家庭医療、小児科などのプライマリー科がまず採用されやすいといわれています。

🧔 J1 Waiver をした後はどうなるのですか？

🧔‍ H1 VISA に切り替えることが多く、その後に Green Card を取得する準備に入ります。ちなみに、**J1 VISA ではアテンディングになれません**。

🧔 えっ。知らなかった。どうするのですか？

🧔‍ 別の VISA、私は **O VISA** に切り替えました。ただ、結局**2 年間帰国するか J1 Waiver しないと、Green Card は取れません**。

🧔 VISA を切り替えても J1 の呪いはまだ続くのですか？

🧔‍ アメリカ人と結婚したとしても続きます。

🧔 ええ〜。先生はどうするのですか？

🧔‍ J1 Waiver の手続き中です。

🧔 大変！　では、H1 VISA というのは？

🧔‍ J1 VISA は個人で申請、**H1 VISA は雇用する病院側が申請します**。なので、この人がどうしてもほしいと病院側が思っていないと出してもらえません。つまり、**レジデントの場合は、H1 VISA を取ることはかなり難しいです**。

🧔 レジデントから来る場合は J1 の呪いを覚悟しなくてはいけないということですね。最後に、**Green Card** です。

🧔‍ これも VISA の一つで、永住許可証ですね。5 年以上持っていると、アメリカの市民権を申請できます。選挙権のみならず、家族の米国永住権も申請できます。アメリカ人と結婚すると、この期間は 3 年に短縮されます。

J1 Waiver についての動画はこちら

初期研修直後に外科レジデンシー開始！
学生時代からの綿密なプランニングが実現する
理想の未来

心臓外科

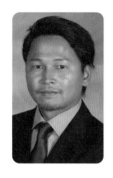

Ishida Yuichi
石田 祐一 先生
アイオワハートセンター　心臓外科

2010　和歌山県立医科大学卒業
2010　自治医科大学　初期研修

レジデンシー
2012　テキサス工科大学健康科学センターエルパソ　外科

フェローシップ
2017　カリフォルニア大学サンディエゴ校（USCD）　胸部外科

2019　現職

インタビュー
動画はこちら

プランニングが大事！
初期研修2年目でマッチ

北原：初期研修2年目でマッチしたのですよね？　すごいです！

石田：30〜40のプログラムに応募して、1つしか面接に呼ばれませんでしたが、運よくカテゴリカルでマッチできました。医学部3年生のときに2カ月間、ボストンに研究留学したのですが、そのとき現地で「外科レジデンシーに入るのはかなり難しい。入るためには研究を何年もする必要がある」と聞きました。USMLEの高得点は必須と考え、それから本腰を入れて勉強し、6年生のときにStep1・2CKを受験しました。また、自治医科大学にアラン・レフォーという外科の先生がいて、論文を一緒に書いたり、濃密な推薦状を書いてもらったりしていました。ですからもっと面接に呼ばれると思っていたのですが、1つでしたね。

> カテゴリカルについては
> こちら
> ➡P.022

> USMLEについては
> こちら
> ➡P.044,
> 052

北原：マッチ先は日本人の外科レジデントが多い病院だったのですか？

石田：自分の前には1回も採っていなかった病院です。

北原：すごい！　外科レジデンシーに入るのは困難だから、準備に時間がかかって留学開始が遅くなる印象がありました。先生は日本人IMGのなかでは最短なんじゃないですか。USMLEの点数はどのくらいだったのですか？

石田：260点ぐらいでした。

北原：かなり高い！

石田：**外科レジデンシーに入るにはプランニングが大事**だと思います。計画的に勉強を進め、いつ試験を受けるのか、海軍病院などに行くのか、推薦状をどうするか、しっかり考える必要があります。

> 海軍病院については
> こちら
> ➡P.060

北原：部活はやっていたのですか？

石田：部活はやっていませんが、サーフィンをやっていました。

北原：かっこいい!!

外科レジデンシーは上下関係が厳しい！

北原　外科レジデンシーの実際はどんな感じでしたか？

石田　上下関係がすごく厳しかったです。1〜2年目が一番苦しく、朝5時に病院に来て、夜7〜8時まで病棟管理に走り回っていて、昼休みもありませんでした。その間に、将来独立した外科医になれるか、ERにコンサルトしたときに効率よく診察しているかなど、外科医の素質を評価されます。できないというレッテルを貼られて、実際に3、4人クビになってほかの科に行く人も見てきました。就業時間の規定は一応ありましたが、仕事を終えていないのに帰ることはできませんでしたね。4〜5年目になるとすごく楽になり、病棟管理はなくオペばかりになります。

「忙しい」と文句を言うレジデントは好かれません。自分がチーフレジデントになってからも、文句を言うレジデントは付き合いにくいと感じていました。謙虚にコツコツ働いていれば、日本人は認めてもらえます。**アメリカ人よりも30分早く来て、30分早く帰る**と心掛けている人もいました。

 ## UCSDでのフェロー

石田　レジデンシー4年目は好きな科を選択して回ることができました。UCSDに1カ月間行き、その後、テキサスにあるprivate practiceの病院で研修しました。内胸動脈をとったり、カニュレーションやバイパスなど心臓手術の基本はここで学びました。

北原　UCSDに行ったのは、外科レジデンシー終了後、UCSDで胸部外科レジデンシーをやりたかったからですか？

石田　最初にUCSDに行ったのはたまたまでしたが、雰囲気が自分にすごく合っていたので、胸部外科レジデンシーもやらせてもらうことにしました。4年目のときにマッチングがあったのですが、100ぐらい応募して、10〜15ぐらい面接に呼ばれました。応募から面接までに100万円ぐらいかかりましたので、マッチングはもう最後にしたいと思いました（笑）。

北原　胸部外科レジデンシーは2年間ですか？

石田　そうです。この2年間は人生で一番充実していました。1年に1人しか採用されませんので、同時期にいる胸部外科レジデントは2人です。UCSDには2つ病院があって各1人ずつ行くので、同じ病院に同僚はいません。自分の好きなオペを毎日選んで、1日2件執刀します。それ以外のオペはみんなPAがカバーしてくれます。

北原　プライベートはどうでしたか？

PAについてはこちら
➡P.085, 152

石田　週末は2週間に1回は休みでしたね。オペがない日も休みです。オフは海に行ったり、友達と飲みに行ったり、サーフィンしたり、充実していました。日本人に会う機会もないので、友達はみんな病院の人です。

北原　めちゃくちゃアメリカンですね。言葉で苦労することはないのですか？

石田　最初はテキサスなまりに苦労することもありました。レジデントはプレゼンする機会が多く、M＆M（mortality ＆ morbidity）などで議論が白熱すると、聞き取れなくて、クビになったらどうしようと思ったりもしました。でも今は全然ないですね。

フェロー後の就職活動

J1 Waiver を探せ

石田　J1 Waiver かどうかは就職の募集要項に書かれていないので、応募した後に「J1 Waiver だけど大丈夫か」と聞くことになります。各州 30 人ずつ Waiver のスポットが用意されていますが、家庭医や ER が応募した後、残ったスポットをスペシャリストで分け合う形でした。カリフォルニアは応募が多いので外科医として Waiver するのはほぼ無理です。アイオワハートセンターは以前にも外国人の J1 の採用がありましたので、比較的スムーズでした。3 年後には Green Card の申請ができます。

VISA についてはこちら
➡P.027
029

北原　J1 以外の VISA で来ることは可能なのですか？

石田　H1 で来ることはできますが、とても難しいと思います。J1 の費用は ECFMG が負担しますが、H1 は施設が負担しますので、競争率の高いところではほとんど選択肢にしてもらえません。

ECFMG についてはこちら
➡P.044

アテンディングのワークライフバランス

石田　アテンディングの生活はすごくいいですね。こちらの外科医はよくも悪くも 1 人でオペをします。オンコールは 4 日に 1 回、週末のオンコールも月に 1 回です。夕方 4～5 時にはみんな帰っています。手術は PA が手伝ってくれるのですが、1～2 年目の若い PA が多いので、教えながら冷や冷やすることもあります（笑）。**人生は一度きりなので楽しんでほしいです**。こちらに来るとわかるのですが、いろいろなバックグラウンドの外科医がいます。

アテンディングについてはこちら
➡P.018

北原　日本に帰国する予定はないのですか？　関西は恋しくなりませんか？

石田　帰国する予定はないですが、関西は恋しくなります（笑）

留学医師 100 人のデータから読み解く！
初期研修は留学にとって大事か？

最新のデータは
チームWADA公式 HP へ ➡

石田先生、
この結果どうですか？

大事
じゃない
28%

初期研修は
留学にとって
大事か？

大事
72%

72 % が大事と回答

72% の人が初期研修が大事と答えています。日本の初期研修を終えることは 3 つの利点があると思います。

一つ目は、幅広い臨床の基礎知識を得られることです。アメリカでレジデントを開始すると、専修医のようにほぼ専門に偏ったトレーニングになります。日本の初期研修は内科、麻酔科、救急、ICU などアメリカに来てしまうと学べないことが学べます。また、医学部卒業時点では、アメリカ医学部卒のほうが臨床知識、経験が勝っていることが多いと思います。もし外科プレリミナリーで入った場合には、初期研修を終えているほうが周りのインターンと比べてアピールできる可能性が高まります。

二つ目は、保険医の資格が得られることです。たとえアメリカで一生暮らすつもりで留学したとしても、何かの理由で日本に帰国しなくてはならなくなる可能性も 0 ではありません。そのときにスムーズに職を探せます。

三つ目は、日本の臨床を実際に経験して初めて、日本とアメリカの医療を比較することができるということです。長い目でみると、日本での臨床経験はよい経験になると思います。

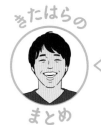

きたはらの まとめ

褐色の肌、サーフィン、確かな計画性、僕がもっていないものをすべてもっている石田先生です。共通点は両者とも心臓外科医というところだけです。心臓外科医でもこれだけ違う、多様性を尊重するってとってもいい言葉ですね。

「留学を考えるならどの初期研修病院にしたらいいですか？」

留学関連でよく聞かれる質問です。個人的には留学にあまり大きな影響はないのではと思います。その人の能力や留学したい度＝本気度のほうが圧倒的に大きな要素で、初期研修先の違いは微々たるものかと思います。これは後に出てくる「レジデントから行くかフェローから行くか論争」にもつながるのですが、そういった過程の違いってその人の将来には関係ないんじゃないかなぁと最近思うんですよね。結局どの初期研修先を選んでも、どの形で留学しても、その先にさらに登っていこうとする人の前には常に新しい未来が用意されている感じ。もちろん石田先生が言うように、初期研修は大事だとは思います。ただ、どこで研修したから一番留学しやすいなんてのもないし、なんならここに出てくる先生たちは、どこで何をしていても最終的には今の彼らにつながったんじゃないかと思うのです。そこに辿り着くまでの過程よりも、**その人の姿勢や考え方が将来を規定する最も大きな要素だと思います**。僕が YouTube に出会ったことは、多分どの道を辿ってきたとしても起こったことなんだと思います。

「初期研修先は忙しいところでしっかり基礎を学んだほうがいいか？
楽なところで時間を作って USMLE の勉強したほうがいい？」

という質問も頻出です。人によっては忙しいところでしっかり学んだほうがいいと言いますし、楽なところで USMLE の勉強をしたほうがいいとアドバイスしてくる人もいます。これって、アドバイスする人の背景がまったく異なるので注意して聞いたほうがいいですよね。例えば、医学生時代にすでに USMLE を受験してる人は前者になるだろうし、そうでない人は後者を勧めることがあるということです。だから、この本もそうですが、**結局人の話なんて話半分に聞くのが一番いいんです**。そのなかで使えそうな情報を自分自身で選択していくしかないと。

まとめなくグダグダと話しちゃいました。「When いつ留学する？」の最後は、前代未聞、医学部卒業直後に渡米した先生に話を聞いていきます。そんなこと可能なんですね……。

When いつ留学する?

卒業直後に渡米!
臨床研修をアメリカで始めるエネルギーの源

小児精神科

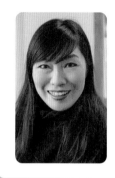

Uchida Mai
内田　舞 先生

マサチューセッツ総合病院/ハーバード大学　小児精神科

2007　北海道大学医学部卒業

レジデンシー
2007　イェール大学　精神科

フェローシップ
2011　マサチューセッツ総合病院/ハーバード大学　小児精神科

2013　現職

インタビュー
動画はこちら

北原：この前、学会発表中に先生のお子さんが壇上に登場した動画を見かけました（笑）。

内田：1つ目の発表では観客席に座っていたのですが、2つ目の発表では「ママと一緒に発表する」と言うので（笑）。アットホームな雰囲気の学会だったので、「いいよ」と答えました。舞台上にいましたが、大きな声も出さなかったし、危ないこともしなかったし、見えないところに行ってしまうこともなく、自分の時間を自由に楽しく過ごしていて、よかったと思います。

北原：アメリカっぽくて自由でいいですね！

医学部在学中に精神科レジデンシーにマッチし、卒業後すぐに渡米

北原：ほとんどの人が初期研修2年を終えたあとに渡米しています。多いのは卒後5年目くらいで、10年目以降に渡米する人もいます。先生は北海道大学医学部を卒業後、日本で初期研修を受けることなく、アメリカで臨床研修を始めていますよね。このような経歴の先生はほかにいないと思います。詳しく教えてください。

内田：生まれは東京で、小さいころはアメリカ、スイスに住んでいたこともあります。高校は東京学芸大学附属高校で、その後北海道大学に入学しました。

北原：北大といえば救急科の今村先生と一緒ですね！

内田：今村先生は私の1つ上の学年ですね。

北原：いつから留学に向けて勉強を始めたのですか？

内田：5年生の夏休みごろに First Aid を初めて開いて、「こんなのできないよ」とくらくらしました。ですが、アメリカに行かないという選択肢はなかったので、**自分の幸せのために勉強しなければ**と思いました。5年生の秋ごろから本気で取り組み始め、6年生のときに Step1、2CS、2CK と4カ月間で取り終わりました。この時期はとにかく机にしがみついて猛勉強でしたね。トイレにも小さな机を置いて勉強していましたし、お風呂に入っている間も勉強でした。本当につらかったです（笑）。Step3 は研修を受けないと受験資格が得られませんので、イェール大学の研修医時代に取りました。

今村先生の
インタビュー
はこちら
➡P.047

USMLE に
ついては
こちら
➡P.044,
052

今村先生のインタビューはこちら ➡P.047

USMLE についてはこちら ➡P.044, 052

しずかちゃん＝理想の女性像であることに絶望。
能力を発揮することが、
魅力的に捉えてもらえる環境へ

北原　いつからアメリカに行きたいと思ったのですか？

内田　漠然とアメリカの研修制度はいいなと思っていたのですが、「行かなければ」と思ったのは5年生のときですね。日本の文化のなかの女性の立場に絶望したことが大きかったです。「医師は体力勝負だから女性には向かない」「女性が働くから少子化が進んでしまった」「キャリアがほしければ、家族や子どもは諦めるべきだ」ということを何度も言われましたし、それを覆せるようなロールモデルが何人もいるわけではなかった。自分が日本でどうやってプロフェッショナルとなり、患者さんや同僚に信頼される立場となり、家庭も築いて幸せになれるのか、まったくイメージできなかったのです。
私がこの話をするとき、よく引き合いに出すのが「ドラえもんのしずかちゃん」です。ドラえもんの話は面白いですし、漫画も大好きなのですが、引っかかるのはしずかちゃんの描かれ方です。**しずかちゃんはやさしく、いろいろな能力をもっているのに、物語のなかでリーダーシップを取ることは少ないし、のび太やスネ夫が困ったときにしずかちゃんを頼りにすることもない。**そのように能力をもちながら、男性の後ろに隠れて支える女性が，日本の女性の理想像として描かれているように感じたのです。もちろんしずかちゃんがそのような役割になりたいと能動的に選択したのならいいのですが、日本では画一的にこの女性の理想像を皆にあてはめる無言のプレッシャーを感じます。しかし、この理想像に自分は当てはまらないし、無理に当てはめることはないと思ったのです。それを実現できるのは日本ではなく、アメリカだと思いました。

北原　僕は何も考えずにぼーっとドラえもん見てました。

内田　気づかないのは、無意識にすりこまれているからかもしれないですね。私は幼少期にアメリカやスイスで過ごした経験があったから、習慣や日常生活のなかに潜んでいる先入観が気になったのかもしれません。こういったことは日本のなかから変えていけたらいいのですが、私がこのなかに飛び込んで変えていくのは非常に難しいと思いましたし、20代前半〜30代前半はキャリアのうえでも、私生活でも、大事な選択が詰まっている時期なので、自分のためには自分らしく過ごせるところに行きたいと思ったのです。

大学在学中のマッチはどうして成功した？
人との強いつながりと真摯さ、誠実さ

北原　6年生のときにイェール大学にマッチしたのですよね。在学中にUSMLEを取得する人はいると思いますが、マッチというのはほかに聞いたことがありません。在学中のマッチは、臨床を知らない、コネクションもない、アメリカの医学部8年を卒業した人たちと同じ土俵で評価されるということですから、かなり難しいと思います。どう攻略したのですか？

内田　マッチでは、特に外国籍の場合、突出した経験がないと採用されないと思います。私はsocial justice（社会正義）への意識が強くて、医学部1年生のころから新聞や雑誌などいろいろな媒体で、フェミニズムや、小児患者さんへの説明と同意などについて

寄稿していたので、そういった活動が評価されたのだと思います。

北原　すごい！　38歳の今の僕よりも、18歳のときの内田先生の考え方のほうが進んでる（笑）。ほかには何かありますか？

内田　春休みや夏休みにいろいろなところに実習に行っていました。4年生のときはWHOに学生インターンとして行きましたね。インターンに行くたびに知り合いができましたので、そこで次の機会を作っていきました。コネクションというと日本ではネガティブな響きがありますが、採用する立場になった今思うことは、「応募者に関して、私が一緒に働きたいと思うか」が大事なのです。一緒に活動して、指導したときによい働きをしてくれたら、部下や研修医として採用しやすい。ただ知っているだけ、知っていてもよい働きをしてくれなければ採用には至らないので、それはまったく使えないコネクションです。**真摯に、真剣でなければならない。**それが評価されたのだと思っています。5年生になる前の春休みにはイェール大学で実習をしています。それも、そこまでに知り合った人たちに推薦してもらえてできたことです。

北原　大学などが用意している短期留学のプログラムに応募したわけではないのですね。

内田　そうですね。**自分で「やりたい」と言ってやってきたことです。**実習先では、医学生がこんなにも責任をもっていろいろとやらせてもらえるのかと感動しました。4年生で日本での実習も受けていないときでしたから。知識としてはほかの実習生よりもなかったと思うのですが、しっかりやろうとする姿勢については評価してもらえました。私は人が好きで、人から学ぶことも好きなので、患者さんと時間をかけて対話し、関係性を築けたこともよかったと思います。時間がなかなかとれない主治医が聞き出せないようなことを患者さんから話してもらえましたし、それについて主治医と話すことができました。また、「舞がいてくれて本当に助かった」と周囲に言ってくれた患者さんが何人もいて、それも評価されていたようです。

北原　単純に「コネクション」という言葉では言い表せないものですね。もっと強いつながり、縁ですね。

内田　その通りだと思います。**自分の役割のなかで、どうやったら人の役に立てるか、コツコツやっていくのがいいと思います。**

 ## 人生で一番つらかった研修医時代

北原　レジデントになってからはどうでしたか？

内田　人生で一番つらかったです（笑）。先ほど北原先生がおっしゃったように、年齢的にも周りのアメリカ人より若いし、アメリカの医学部と日本の医学部で得られる経験がまったく違うので、実践的な経験が不足していて、周囲から相当遅れている状態でした。学生のときとは違って患者さんへの責任がありますし、責任を果たしているか厳しく評価されます。学ばなければならないことがすごく多くて、USMLEの勉強が楽に思えてくるぐらい、大変な時期でしたね。1～2年目でなんとか追い付いて、3～4年目は優等生になれたと思います。ハーバードにフェローで入ったときは、絶対にレジデントのときのようにつらい思いはしたくない、とにかく優等生で最初から飛ばしていこうと思いました。頼まれたこと、やらなければいけないことは130％で取り組みました。小児精神科のフェローシップは2年間ですが、1年目が終わる前に、ハーバードとマサチューセッツ総合病院のファカルティになってほしいというオファーを受けました。

北原	先生は英語も話せるし、アメリカのこともよくわかっていたと思うのですが、何がそれほど大変だったのですか？
内田	いろいろあるのですが、一番大きかったのはカルチャーだと思います。日本で医学教育を受けていますから、研修医としてどの程度意見を言ってよいのか、どの程度自分で進めるべきで、どのタイミングでアテンディングに確認しなければならないのか、まったくわかりませんでした。指示を待っていたら、「まだやっていないの」と言われたり、指示を待たずにやったことが「これは確認してほしかった」と言われたりが毎日何十回とありました。
北原	ルールがあるわけではないから、誰がやっても大変なところですよね。
内田	医学的に「鑑別診断は何ですか？」と聞かれれば答えられるのですが、「この症状だったらこの薬を出して経過をみる」というような実践的な知識も欠けていました。周りの研修医たちはそういう知識をみんなもっていましたね。薬の商品名や、医学用語の略語もわからず、グループの会話のなかで完全に置いて行かれることもありました。聞かないとわからない、でも聞いてよいのかわからない、今が聞いてよいタイミングなのかもわからないという逡巡は日本人らしい考え方だと思いますが、指導する立場になってみると、「ちょっとしたことでも絶対に聞いてほしい」と思います。 何か大きな問題が起こったわけではないのですが、もっとうまくやれたのにという思いがあります。**アメリカの医学部は入ることがゴールではなく、次々に課題をクリアしていかなければ躊躇なく切られます。**そして、私自身も切られそうになったことがありました。これだけ頑張ってアメリカに来たのに、このままではいけない、変わらなくてはならないと思いました。知識を増やし、同期と勉強会をしたり、アテンディングに聞かなくてもこの人に聞けば大丈夫という仲間をみつけたり、とにかくコツコツ頑張りました。

アメリカではすべてのキャリアがつながっていく

北原	どんな医学生に、内田先生のようなキャリアをおすすめしますか？
内田	結構大変でしたのでおすすめはできないキャリアパスです。ですが、私にとってはすべて今につながっていると思います。ここまで頑張れる人はなかなかいないのではないかとも思っています（笑）。
北原	やってきたことがすべて先生の自信になっているということですね。では、いつが留学するのに最適な時期だと思いますか？

内田先生の
SNS等は
こちら！

Twitter

Instagram

 🇺🇸 心臓外科医
たはら

初心者のための留学用語解説④

 🇺🇸 小児神経科医
わばら

大学職員の名称（ファカルティ）

ファカルティは日本人にはなかなか馴染みのない言葉ですね。大学の教職員という意味です。アテンディングとよく混同されますが、ファカルティは大学に関係がある人を指しますね。

大学とつながりがない一般病院で働いている人はアテンディングであっても、ファカルティではないのですか？

その通りです。

内田 ：こうしなければならないということはないと思います。自分が幸せかどうかが大事なので。ただ、**アメリカでは一つのキャリアが次につながっていく**というところがあると思います。レジデントとしての評価がフェローにつながり、フェローとしての評価がアテンディングにつながりというように、積み重なっていきます。各所でいい成績を残す必要がありますので、キャリアだけのことを考えるのであれば、アメリカでいい成績を残しやすい状態で留学するとよいのではないでしょうか。

北原 ：ある程度走れるようになってからレースに出るとよいということですね！

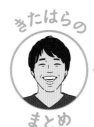

きたはらの まとめ

スーパーエネルギッシュドクターの内田先生。今まで YouTube でたくさんの人と話をしてきて、僕もまぁまぁ喋れるほうになったなぁと思っていましたけど、内田先生の前ではまったく通用しない、圧倒的パワフル度でした。そして、留学医師 LIVE のゲストで唯一の日本で初期研修をやらずに渡米した医師です。

内田先生は自身が歩んできた「日本で初期研修をやらずに渡米する道」をおすすめはしていませんでしたが、こういった情報に encourage されて同じ道を進みたいと思う人はきっと現れてくると思います。次に同じようなキャリアを歩む人がどんな人なのか、どんなエネルギッシュ度なのか、いつか会える日がくるのが楽しみです。

続いては「How どうやって留学する?」です。留学するために具体的にどのような準備や心構えで臨んだのか、その極意を聞いていきます。

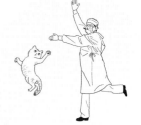

「みなさんこんにちは！ 🇺🇸 心臓外科医のきたはらです」

日本にはない挨拶「ハウアーユー」への 返し方　見つけました

ハウアーユーへの返し方

ハウアーユー。直訳すると「調子どう？」ですが、留学初期はこれに対する返し方がなかなか難儀でした。聞いた本人たちはもちろん本気で「調子どう？」なんて意味を含んで聞いてないのですが、聞かれた方としては「あー、うん、まぁそうね、まぁどっちかって言うと、まぁ普通かな」とか思ってしまい、そうこうしているうちに聞いた人はもう目の前からいなくなっています。**中学生の英語の教科書に書いてあったあいさつの基本は、「How are you?」に対して「I'm fine thank you, and you ?」でしたが、もちろんそんなの使っている人はいません。**今の教科書はどうなっているのか気になります。中学生で英語の勉強をストップしてしまった僕は、この教科書のついた嘘により、米国留学最初のころは随分下手くそなあいさつの返し方をしていたと思います。

同僚のフェロー「ハウアーユー」
僕「あーあー、ファイン（グッドよりなんかネイティブっぽいと思ったから）」
可愛いレジデント「ハウアーユー」
僕「あー、イエス（緊張して返し方間違っている）」

2年間悩んだ末に出した僕の最終的な「How are you」への返し方、それは「**グッドハウアーユー**」です。
下手に考えることをやめ、反射的に「How are you」に対してこの言葉が出るよう頭のなかにプログラムされています。「グッドハウアーユー」は僕のなかで一つの単語化してお

り、グッドとハウアーユーの間はありません。あいさつの言葉には「How are you」以外にも「What's up」や「What's going on」などがありますが、これらいずれが来ても「グッドハウアーユー」での対応が可能です。

気をつけて！　挨拶の返し方の意外な落とし穴

「グッドハウアーユー」は現行僕が知りうる最強のあいさつの返し方ですが、注意しなければいけないことがあります。たまに「How are you?」を先に僕のほうから繰り出してしまったときなどです。アメリカこなれ感を出したい、かなり調子乗ってるときについ魔がさしてやってしまいます。そうすると当然向こうから「○○, How are you?」が返ってくるのですが、そこでいつもの「グッドハウアーユー」が発動してしまうのです。これはもはやパブロフの犬化しており、「How are you?」が聞こえるとこの単語が自動的に出てしまうようにプログラムされているのです。すると向こうは再度「グッド」と言うのですが、おいまたかよ、みたいな空気がごくごくわずかに漂います。突然あいさつされて、「あ、おおよう（おはよう）」みたいなよくわからない言葉を繰り出したときの空気に似ています。あと気を付けたいのは、病棟ナースに笑顔で「What's going on」と聞かれたのでただのあいさつかと思い「グッドハウアーユー」と返していたら、「いや、患者がなかなか帰ってこないから、オペ室で何が起きているか知りたいんだけど」と、普通に質問をされている場合とかがあります。そういうときの病棟ナースはさっきの笑顔どこにいっただろと思うくらいの真顔をしています。

日本もアメリカも「こんにちは」「ありがとう」「さようなら」が基本

「ハイ」は最も簡単かつ普遍的なあいさつの仕方、返し方かもしれません。朝だろうが夜だろうが、偉い人だろうがなんだろうが、「ハイ」と言っとけば間違いないです。スーツで食事会に行っておけば間違いないことに類似します。病院での僕の1日の生活は「ハイ」、「グッド」、「サンキュー」、「オーケー」だけで問題なく終えることができます。よくよく考えてみると、これは日本にいたときとそんなに変わりません。日本の病院で働いていたときは「おはようございます」「ありがとうございます」「さようなら」「すいません」で仕事の9割は乗り切れると思っていました。米国との違いは「すいません」があるところくらいですかね。

言語はコミュニケーションツールの一つでしかない

言語はあくまでツールの一つであり、伝えたいことやコミュニケーションを取ることのほうが大事です。コミュニケーションの上手・下手は、英語の得意・不得意や、米国・日本だからというのとはあまり関係ないことのようにも思います。また、面白いもので、周りとのコミュニケーションの取り方というのは言語の壁を越えて自然と同じようになっていくみたいです。僕は現在英語しゃべれないキャラとして病院内で働いていますが、よくアシスタントなどから「いつになったら彼女できるの？」とか、「休みは誰と過ごすんだい？」などと皆の前で話題にされ（辱めを受け）、当の本人は特に面白いこと言えずヘラヘラしながら「ノー」とだけ言ったりしています。日本にいたときと変わらないスタンスに落ち着いていることに気づきました。米国にいるからカッコ良く英語で気の利いたコメントを言う、それは憧れでしたが、日本でできなかったら米国でもそんなことできるわけありませんね。

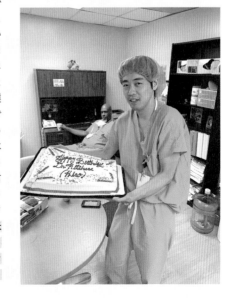

戦略と交渉！
相手の求めている自分になる

消化器内科

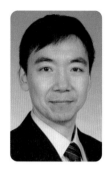

Tomizawa Yutaka
冨澤 裕 先生
ワシントン大学 消化器内科

2002 東京医科大学卒業
2002 三井記念病院内科 消化器科
2007 横須賀米海軍病院 インターン

2008 メイヨークリニック リサーチフェロー
2014 シカゴ大学大学院臨床疫学・統計学修士

レジデンシー
2010 ピッツバーグ大学 内科

フェローシップ
2013 シカゴ大学 消化器内科
2016 ペンシルベニア大学 治療内視鏡

2017 現職

インタビュー
動画はこちら

  小さいころからの憧れのアメリカ！

北原 いつから留学を考えていたのですか？

冨澤 小さいころからアメリカへの憧れはありましたね。僕は横須賀で生まれ育ったので、近くに米軍基地があり、アメリカを身近に感じて育った影響も少なからずあると思います。英語は一番好きな教科で、基地のラジオや NHK の英会話を聴いたり、当時日本でも放送されていた「ビバリーヒルズ高校白書」などの海外ドラマを見たりして「アメリカに住んでみたい」という思いはますます強くなりました。
また、研修医のときに学会で発表する機会が多くあり、データを集め発表しているうちに、「アメリカの臨床研究はどういうものなのだろう」という興味がとても湧いてきました。そういった興味をもちながら、横須賀海軍病院でのインターンを経て、臨床研究でのリサーチフェローとして渡米することになりました。渡米前に USMLE の Step1 と 2CS は取得していましたので、研究中の時間があるときに Step2CK と Step3 を取得して内科レジデンシーに応募したいと考えるようになりました。妻も応援してくれましたし、**挑戦は1回限り**と決め、ダメだったら日本に帰ろうと思っていました。マッチしたのは卒後9年目のことでしたね。

USMLE についてはこちら ➡ P.044, 052

レジデンシー開始当初の苦しさ

冨澤 リサーチフェローとして米国にすでに居住していたとはいえ、臨床で求められる英語力はリサーチで求められるそれよりはるかに高度なもので、最初の6カ月間ほどは、英語にとても苦労しました。日本との医療システムの違いもありますから。

北原 当時のことでよく覚えていることはありますか？

冨澤 インターン初日のことは今でも鮮明に覚えています。患者のアクセントのある英語が

IMG に
ついては
こちら
➡P.022

聞き取れず、まったく使い物にならなかったのです。IMG で慣れていないといっても誰も手加減してくれません。当然ですが、初日からアメリカ人と同じ働きをすることを求められます。上級レジデントに助けてもらって初日はなんとかなったのですが、その日の帰り道は一生忘れられません。当時、妻とまだ小さい息子と病院の近くに住んでいて、その短い帰り道に夕日が差していて、「俺はこのままやっていけるのかな」と思いながら家路を歩いていました。でも妻を不安にさせてはいけない、家庭に自分の感情をもちこんではいけないと、気持ちを懸命に落ち着かせて、自分を奮い立たせたことはよく覚えています。

北原　翌日からはどうだったのですか？

冨澤　2 日目からは「どうしたらみんなと同じようにできるのだろう」ということを常に考えながら行動するようにしました。**電話をとっても 100% は聞き取れないので、病棟まで足を運んで看護師さんと対面して話をするようにしました。**看護師さんもわざわざ足を運ぶ人をむげには扱いません。僕の顔を覚えてもらい、何をしなければいけないのかを教えてもらいました。それをメモして、一つ一つレジデントに確認し、とにかく間違いがないようにしました。

　もう一つは、**ほかのレジデントや医学生がどういうフレーズを使って患者とコミュニケーションをとっているのかを聞き、メモ**していました。研究留学した際にはこのようなコミュニケーションの機会はありませんでしたので、とにかく地道に実臨床で使える口語のフレーズを増やしていきました。半年後には、皆と同じことができるようになってきたという自信がつき、これならやっていけそうだと思えるようになりました。

なぜアメリカの消化器内科だったのか？

北原　日本人の消化器内科の先生はアメリカにどのくらいいるのですか？

冨澤　**日本の医学部を出て、IMG としてアメリカに来て消化器内科専門医を取得したのは、僕を含めて 6 人です。**2 人はすでに帰国しているので、現時点（2021 年）でアメリカで臨床をしているのは 4 人ですね。アメリカの高校や医学部を出ておられる方を含めるともう少しおられます。

北原　アメリカの消化器内科は日本とどう違うのですか？

冨澤　アメリカの消化器内科は内科他科同様に consult service です。主治医から依頼を受け、必要な検査や手技をします。アメリカでは腫瘍内科が確立されていますから、消化器内科では癌の治療は行いません。その代わり、消化器内科でみるものは一般消化器内科、機能性疾患、肝臓病、胆膵臓病、炎症性腸疾患、栄養学、一般内視鏡、治療内視鏡と多彩です。アメリカは人種もさまざまですので、疾患の種類も多く、病態も複雑です。

北原　日本で消化器内科医をすることは考えなかったのですか？

冨澤　この質問はよく受けますね。僕の場合は、日本が嫌だからとか、日本に何かを還元したいから渡米したわけではありません。純粋に日本より進んでいるアメリカで、医師としてさらに成長したいという理由です。**「後悔するなら挑戦したほうがいい」**というのが僕の端的な答えです。アメリカに行かなくて将来後悔したときに「家族がいたから」とか、自分以外のところに理由を求めてしまうのは本当に嫌でした。

　アメリカに来ると、良くも悪くもいろいろなことが起こります。アメリカに来ることに特別な目的がなかったとしても、最初は日本に帰国するつもりだったとしても、ア

メリカに残っている先生はたくさんいます。また、医療というのはその国の文化や保険制度によって成り立つ「地場産業」です。アメリカで学んだことを日本に還元したいと志す先生もいますが、そんなに深く考える必要はないと個人的には思います。**考え方は変わっていくものですから、最初から自分を縛る必要はないと思います。理由はなんだっていい、自分を突き動かす熱いものがあるなら行けます**と言いたいです。その過程での成功も失敗も人生を豊かにしてくれます。

戦略が大事！
面接では相手がほしいものを見極める

北原 先生は1回の挑戦で見事内科レジデンシーにマッチし、今があるということですね。マッチには足切りがあると思うのですが、UMSLEの点数は高かったのでしょうか？

冨澤 低いですよ。3-digitでStep1が208点、2CKが228点でした。卒後年数も経っていましたし、正攻法では勝てないということはわかっていました。相手がほしいものを見極めて戦略を練る。「数打ちゃ当たる」はよくないと思いますし、**戦略が大切**です。戦略の一つはコネクションです。上司や教授の知人、Nプログラムなど、知り合いを介してアプライすることです。もう一つは、**日本人をよく知っているプログラムを選ぶ**ことです。Nプログラム以外にも、過去に日本人レジデントがいたプログラムは結構あります。僕が在籍したピッツバーグのプログラムは手稲渓仁会病院と以前提携していて、何年かに一度、マッチ外からも採用していました。僕がアプライしたときはすでに提携は解消されていましたが、僕を面接してくれた先生達は、日本人は英語が追いつくまでに少し時間がかかるが、努力して必ず大丈夫になると知ってくれていました。この二つを狙うと確率が上がると思います。

Nプログラムについてはこちら
➡P.057

北原 具体的かつ真似できそうな戦略ですね！　先生は横須賀海軍病院を経ていますが、横須賀と沖縄のどちらを選ぶとよいとかあるのでしょうか？

海軍病院についてはこちら
➡P.060

冨澤 当時は、横須賀は既卒、沖縄は新卒を採用する傾向がありましたが、今は初期臨床研修制度がありますので、この傾向はないと思います。僕は自宅から通うことのできる横須賀しか受験しませんでした。このときも1回だけチャレンジしよう、受かればアメリカ行きに舵を切ろうと思っていました。

北原 海軍病院も内科レジデンシーもストレートで採用されるのはすごいことだと思います。

冨澤 エクスターンに行ったときに知ったのですが、横須賀海軍病院は沖縄よりも規模が小さいため、患者の搬送が沖縄よりも多いのです。横須賀近郊の病院に電話をかけたり、患者に付き添ったりする必要があり、**これは横須賀で生まれ育ち、地理やどこにどんな病院があるかも知り尽くしている僕には、ほかの人にはない強力な武器になる**と察知しました。面接で「僕を採用すれば搬送には困りませんよ」と言ったら、僕の思惑通り大喜びしてもらえました。

北原 これも相手のほしいものを見極めることが大事ということですね。

冨澤 はい、自分の個性や強みを分析して、戦略的にアピールしていくことですね。具体的な例で言うと、日本人は基本的に控えめなので、**「声の大きさ」と「自己主張」は強めぐらいでちょうど良い**と思います。

アメリカは個人の世界

北原 : アメリカと日本でトレーニングに違いはありますか？

冨澤 : **アメリカのトレーニングは先にゴールが決まっているところが好きですね。**トレーニングの期間が決まっていて、その期間にやるべき課題（診なければいけない症例、手技の内容や数）も決まっている。トレーニングを受ける側からすると、できない人はクビになります。トレーニングをする側からすると、この期間に習得すべきことを習得させなければプログラムに傷がつきます。ですからどちらも真剣です。これはアメリカのトレーニングの良さであり、大きな特徴だと思います。また、システムでいうと、**医局はありませんし、アテンディングは「自分の患者を診る」という個人商店を各々が営んでいる感覚です。**

北原 : たしかに日本では医局の人事で病院を移るということが当たり前のようにありましたが、アメリカでは誰かの指示で働くところを決められることはないですね。アメリカのいいところだと思います。

冨澤 : 教授や division chief はいますが、あくまで同僚で、人事権はありません。このシステムはみんな快適だと感じると思います。

北原 : 快適ですね（笑）。反面怖いところでもありますが。

交渉しないなんてありえない

北原 : 先生は何 VISA で来られたのですか？

冨澤 : H1 VISA です。レジデンシーの採用が決まった後に、プログラムに J1 ではなく H1 を出してほしいと交渉しました。絶対に H1 がいいと勧めてくれる人がいたので、向こうが折れるまでしつこく交渉しました。**アメリカは交渉の世界**ですから。

北原 : J1 Waiver でみんな苦労していますから、これは貴重な情報ですね。

冨澤 : 注意すべきなのは、フェローシップのプログラムでは、H1 VISA を嫌がるところがありうるということです。実際に「H1 から J1 に変えてくれれば採用したい」と言ってくるプログラムもありました。ただ、**フェローの後もアメリカに残ることを考えているのだったら、H1 にすべき**だと思います。

北原 : 日本人は「採用してくれてありがとうございます。もうどんな条件でも頑張って働きます！」という風に考えがちですが、これはアメリカとの大きな違いですよね。こちらでは交渉しないなんてありえないといった感じ。これも大事なメッセージだと思います。戦略と交渉ですね！

VISA については
こちら
➡P.027,
029

冨澤先生の
SNS 等は
こちら！

大学 HP

チーム WADA
Blog

マッチング面接のポイント

Q　レジデントの面接とフェローの面接は違いますか？

レジデントの面接は「**オーディション**」で、フェローの面接は「**お見合い**」だと思います。この 2 つは大分意味合いが違います。

レジデントの面接は採用者が絶対的に優位で、**減点法**で評価されていきます。日本人は言語の時点ですでに減点されていますから、ほかのところでも減点されてしまうと、アメリカ人に勝つことはできません。フェローの面接では、日本人もレジデントを経て英語はアメリカ人と遜色なくなっていますし、文化にも社会にも慣れています。採用者が求めているものと、自分が求めているものをすり合わせる「お見合い」なのだと思います。自分の強みを**加点法**でアピールできます。レジデントの面接とは逆に、こちらが優位になりうる面接であると思います。

Q　臨床見学・実習に行くときに注意することはありますか？

自分が本当に行きたいところに見学に行くときは少し注意が必要です。見学の時点でマイナスの印象をもたれてしまうと、採用の可能性がなくなってしまいますから「**諸刃の剣**」なのです。アメリカの医学生は本当に行きたいプログラムには見学に行かないようにしていることもあります。減点を作らないようにしているのだと思います。

Q　ではどうやって自分をアピールすればいいのですか？

うまくみせようとする必要はありません。 能動的に何かを吸収しようとしている実習生・研修生は必然的によく見えるからです。1 年後、2 年後自分がレジデントやフェローになったときに何をしなければならないか、今の自分には何が足りないのかを考えて行動してくれれば、それでいいのではないかと思います。あと、アテンディング以外の同じチームのメンバー（フェロー、レジデント、医学生）と協調して仲良くなることはとても大切です。アテンディングは多くの場合、実習生や見学生がどうだったかとチームメンバーに意見を聞きます。当たり前ですがアテンディングだけにいい顔をしてはダメです。臨床見学・実習に行っても、英語もわからないし、どうすればいいかわからないまま終わってしまったという話をよく聞きます。こういう心構えを事前に知っていれば、短期間の実習でも有意義なものにできると思います。

NRMP については
こちら➡P.022
LoR については
こちら➡P.067

インタビュー
動画はこちら

🇺🇸 心臓外科医
⬛ たはら

初心者のための留学用語解説⑤

ややこしい略語たち（USMLE、ECFMG、ACGME）

🇺🇸 小児神経科医
◀ わばら

ⓚ　ややこしい言葉を集めてみました。

Ⓚ　**USMLE** は United States Medical Licensing Examination、米国医師国家試験ですね。**ECFMG** は Educational Commission for Foreign Medical Graduates。アメリカ国外の医学部卒業生が USMLE に合格するともらえる米国医師国家資格で、アメリカで臨床を行うには必須で、レジデンシープログラムへの応募条件にもなります。

ⓚ　**ACGME** というのは？

Ⓚ　Accreditation Council for Graduate Medical Education、レジデンシーやフェローシップのプログラムの質を評価・監視する非営利団体です。大学やプログラムから独立した第三者機関であるというのがポイントです。ACGME にプログラムの資格を剥奪されて、翌年からプログラムがなくなるなんてことも過去に実際にありました。それぐらい力のある団体です。

ⓚ　では、プログラムディレクターはレジデントやフェローの満足するトレーニングをしなくてはならないのですか。胃が痛くなりそうですね。

Ⓚ　レジデントもプログラムの評価を ACGME に送ることができます。**相互評価システム**ですね。

ⓚ　お互い胃が痛い。

USMLE については
こちら➡P.052

留学医師100人のデータから読み解く！
マッチング

最新のデータは
チームWADA公式 HP へ➡

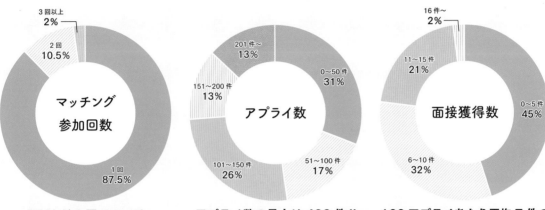

87％が1回でマッチ　**アプライ数の最大は400件‼**　**100アプライあたり平均7件の面接を獲得している**

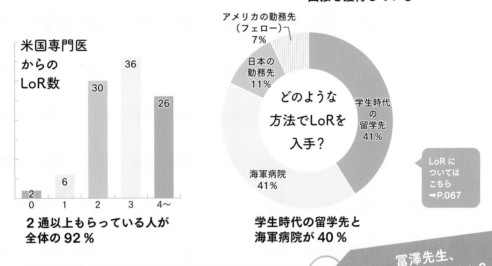

2通以上もらっている人が全体の92％　**学生時代の留学先と海軍病院が40％**

LoRについてはこちら➡P.067

冨澤先生、この結果どうですか？

"マッチ"はレジデンシーとフェローシップでは趣がまったく異なります。基本的に日本から挑戦するレジデンシーマッチに比べて、レジデンシー後に臨むフェローシップマッチでは、プログラムから受ける信用度に格段の違いがあります。アメリカ人と同じくレジデンシーを無事にこなし米国のシステムに順応していることで、**もはや IMG であることはさして問題にはなりません。**87％の人が参加1回でマッチしている事実は、これから米国を目指す皆さんを勇気づけるデータだと思います。"1回"でマッチを目指すには100くらいは応募する必要があり、6前後のインタビューがあるとマッチする確率が高いことを暗示しているのも National Residency Matching Program（NRMP）のデータとおおむね相関しています。私も100強のレジデンシープログラムに応募しました。米国の専門医に書いてもらう **Letter of Recommendation（LoR）** は、プログラム側の信用を得る一つの手段であるため、多くの方が2通以上はもらっているというデータも頷けます。私がアプライした当時は海軍病院で LoR をもらうのが多くの人の目指すところでしたが、学生時代の留学先で LoR を書いていただく機会を得ている先生が多いのが印象的です。学生時代からアンテナを張り、近い将来の目標に向かって積極的に行動に移す学生さんが成功を掴んでいる事実は、これから挑戦する方への勇気となるでしょう。

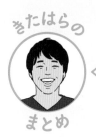
冨澤先生とは僕がシカゴ大学でフェローをしていたときに初めて会いました。その後チームWADAに Advisor として参加していただき、消化器内科での留学を目指す若い医師・医学生のために、その貴重な経験をブログにまとめてもらっています。Advisor にはほかにも小児科の桑原先生、循環器内科の平井先生、緩和医療科の中川先生、薬剤師の江面先生、この本の編集さんなどが参加してくれていますので気になる方は HP を参照ください。

留学には戦略がとにかく大事というメッセージがヒシヒシと伝わりました。留学データの結果から導き出される戦略は、
・海軍病院などで LoR 3 通を獲得し、
・100 以上のプログラムにアプライ、
・面接に呼ばれたら自分の価値を相手がほしがる形に変換して最大限に伝え、
・相手のほしい自分になる、
これです！　この戦略でいきましょう。ちなみに、400 以上のプログラムにアプライした医師がいますが、申請料だけで 100 万円以上かかったみたいです……。お金も留学するのに非常に重要なファクターですね。

この後は、USMLE の点数、海軍病院、PhD の有無、と続きます。先輩留学医師のインタビュー・データを参考にして、自分にあった戦略を立ててみましょう。

「みなさんこんにちは！ 🇺🇸 心臓外科医のきたはらです」

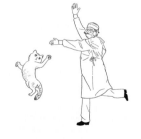

臨床留学中は常に日本に帰りたいと思っている

毎日のように日本に帰りたいと思っていますが、アメリカで働いているのでそう簡単には帰れません。日本食が食べたいというのがその大きな理由でしたが、最近ではこちらでも結構おいしいものが食べられます。そのため日本でラーメンや焼き肉を食べてもそれほど感動しなくなりました。少しさみしいですね。

日本の魅力はお風呂や銭湯ですね。アメリカはシャワーですし、バスタブがあっても自動でお湯張りしてくれたりはしません。日本に帰ると、遠出して温泉に行ったり、よくわからない近場のスーパー銭湯に行ったりしました。身体の疲れが取れて、リラックスできる空間はアメリカにはなかなかないものです。
また、フェスティバルはアメリカにもありますが、日本のいわゆる「お祭り」はないですね。ソースせんべいやあんず飴、ヨーヨーすくいやくじ引きの出店が並ぶあの感じはたまらなくいいですよね。**夕暮れ時にオレンジ色の明かりにふらっと誘われる、日本の風物詩です。**

点数がすべてじゃない！
背水の陣ですしざんまいを選べる人間力を磨く

救急科

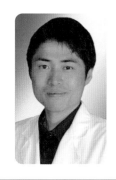

Imamura Taichi
今村 太一 先生
クイーンズメディカルセンター　救急科

2007　北海道大学医学部卒業
2007　湘南鎌倉病院　初期研修
2009　湘南鎌倉病院　救急医療科
2013　横須賀海軍病院　フェローシップ

レジデンシー
2014　コネチカット大学　救急医療科

2017　現職

インタビュー
動画はこちら

 1年間休学して地球を自転車で一周！

北原　どんな学生時代だったのですか。

今村　医学生時代はスキー部で、雪上のマラソンといわれるクロスカントリー部に所属していました。荻原健司さんがやられていることで知られている競技です。スキー部というと遊んでいるイメージがあると思いますが、北海道大学のスキー部はリア充とは対極にあるようなバリバリの運動部でしたね。ほとんど部活中心の生活で、学業はからきしやっていませんでした。典型的な大学生です（笑）。

こんな生活を送っていましたので、医学部6年生のときに「このまま医者になっていいのか」と思い悩むことになりました。そこで何を血迷ったのか、「**1年間休学して地球を一周自転車で旅行しよう**」と思いついたのです。しかし、それでも自分は変わりませんでした。ただ、「**たとえ世界を一周しても自分は変えられないんだな**」という実感を得ることはできました。日本に帰ってきたのは、医師国家試験の直前でしたので、すぐさま死に物狂いで勉強して、何とか合格することができました。

自転車世界一周旅のおもしろ話を教えてください！

ウズベキスタンのタシケントで自転車を盗まれました。当時中央アジアには自転車屋がなかったので、わざわざパリまで飛行機で戻って自転車を購入し旅を続けました。そのために資金が枯渇して、ますます貧乏旅行をすることに。今から考えるとなぜそんなムキになってまで旅を続けたのかと思います。

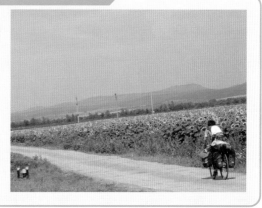

USMLE の Step1 を突発的に受験！

北原　いつから留学を志したのですか。

今村　医師国家試験の後に時間がありましたので、USMLE の Step1 を受験したところ、最低点で合格しました。Step1 は合格・不合格だけでなく、できるだけ高い点数で合格することが大事な試験です。この点数が後々足を引っ張るのですが、このときはほぼ衝動的に受験していました。大学を卒業した時点ではアメリカに行くなんてことは考えてもいなかったので。学業以外のことが百パーセントを占めている学生時代でしたね。ですから、学生時代に遊んでいた分、**「初期研修では忙しいところに行かなくては、ちゃんとした医者になれない！」** と思い立ちました。

USMLE については こちら ➡P.044, 052

 湘南鎌倉総合病院で救急に開眼！
ER の本場アメリカを目指すも、いったんは諦める

今村　湘南鎌倉総合病院という、忙しくて有名な施設で初期研修をすることに決めました。そこで2年間初期研修をして、「どちらかというと、僕は頭で考えるよりも、体を動かして成長していく人間なのだ」と気づきました。救急が充実している施設でしたし、自分の性分にもあっていてすっかりハマり、「ER 型救急の本場であるアメリカに行ってみたい」と思うようになりました。

北原　そこから留学に向けて本格的に動き出したのですか？

今村　そうですね。そして、医学部6年生のときに遊び半分に受けた Step1 の点数が、ここで足かせになってきたんです。あまりに低い点数でしたので、救急レジデンシーになるのは難しいだろうと思いました。アメリカに行きたいという思いはもちつつも、いったんその計画は保留し、湘南鎌倉総合病院に後期研修医として残りました。

湘南鎌倉総合病院のここがすごい！

僕がいた当時の話で、現在では変わっているところもあると思いますが、湘南鎌倉総合病院には2ついいところがありました。
一つは、初期研修医を頑張ると、ご褒美旅行といいますか、アメリカやヨーロッパの有名研修施設に1週間のツアーを組んでくれたことです。費用は病院もちです。自分の目で海外の施設を見られるというのは大きな経験でした。
もう一つは、ジョエル・ブランチ先生です。イギリスで訓練を受けられた先生で、湘南鎌倉総合病院の内科スーパーバイザーをしておられました。英語を学ぶにもとてもいい環境でした（現在ブランチ先生は退任されました）。

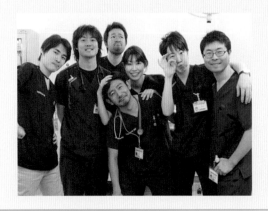

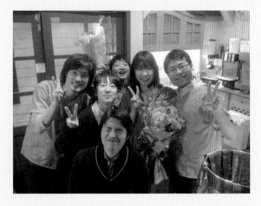

湘南鎌倉総合病院は「爆弾が落ちてこないだけラッキー」と揶揄される、野戦病院のような忙しさで、ここで培ったスピリットは今でもすごく大事にしています。今アメリカで自信をもって診療できているのも、ここで学んだおかげだと思います。現在ではすごくいい研修教育病院にもなっていますので、心の底からおすすめしたいです。

いざ、横須賀海軍病院へ
自転車世界一周がここで活きる！

今村　後期研修を終えると、ますます救急の本場、アメリカに行きたいという思いは強くなりました。いったんは点数が低いと諦めたのですが、あたってくだけろという気持ちが芽生えてきたんです。このころには結婚していましたので、妻にこの話をしてみると、「やってみたら」と後押ししてくれました。
横須賀海軍病院に応募することに決めましたが、日本全国から海外を目指すやる気十分な医師が、横須賀6つ、沖縄6つのインターンの椅子を目指していましたので、たいへん厳しい状況です。しかし、**幸運が空から落ちてきたのです**（笑）。
横須賀の研修でお目にかかった先生が自転車がすごく好きで、僕も自転車で世界を回っていましたから、それだけで話が盛り上がりました。英語も得意ではなかったですし、大学の成績もいまいちでしたが、それが功を奏したのか運よく拾ってもらえることになりました。

北原　自転車世界一周がここで活きたんですね！

海軍病院についてはこちら
➡P.060

まさかのオファーゼロ！
それでも逆転のカギは必ずある

今村　海軍病院の間は日本の研修病院と比べると時間が十分にありましたので、アメリカの救急レジデンシープログラムすべてにマシンガンのように応募しました。どれか一つでも引っかかってくれたらと思いましたが、一つも引っかかりませんでした。**ものの見事にゼロ**です。ここでも、大学のときに受けたUSMLEの点数が足かせになりましたね。大学の成績がよくなかったのもあります。面接ぐらいは受けられると思っていましたが、本当にゼロでした。たいへん落胆しまして、妻と「アメリカ行きは諦めて、家でも買うか」と話していましたが、ここで**第二の幸運が空から降ってきたのです**。

北原　おお！

今村　2013年の日本救急医学会が東京で開催され、そこにアメリカから特別講師としてリチャード・レビタン先生がいらしていました。アメリカの救急医で知らない人はいないくらいに有名な先生です。ビデオ喉頭鏡を開発した先生です。

北原　なんかすごそうな先生ですね〜。

今村　その先生が講演後に「東京を観光したい、誰か案内してくれないか」と言うのです。僕は二つ返事で東京まで行き、築地や浅草などを案内しました。築地を歩いているとレビタン先生が「僕はお寿司が好きなんだよね、マンハッタンでも有名なところはかなり食べたんだよ。東京に来たからには絶対に本物のお寿司が食べたいんだ」と言ってきたのです！　僕もかなり、かなり迷ったのですが、**思いついたのがすしざんまいしかなくて**（笑）。

北原　ちょっと待ってください（笑）。応募しても返事はゼロで、最後の頼みの綱、先生にとっての蜘蛛の糸なわけじゃないですか、もうちょっとほかの選択肢があるでしょう。

今村　ですよね（笑）。でも、でもですよ。**すしざんまいで一番いいコースを、ちょっと高**

	めのやつを頼みましたよ。
北原	(笑)。
今村	そうしたらレビタン先生が、「なんじゃこりゃ」みたいな反応で。あんまり美味しくなかったのかなと思ったら、「こんなに美味しいお寿司は食べたことないよ」と大喜びしてくれました。食に厳しい先生ですし、ニューヨーカーはお世辞を言わないと思うので、本当に美味しかったのだと思います。 それで先生が「今村君、君、アメリカに行きたいんだって」と突然聞いてきたんです。僕は「行きたいんですけど、面接のオファーが一つも来なくて、さっぱりなんです」と言いましたら、湯呑みを持つ手の反対の手で携帯を取り出して、「僕はプログラムディレクターを何人も知っているから、今から連絡してあげるよ」といってすぐに電話してくれました。**その日、東京から神奈川の自宅に戻る電車のなかで、面接のオファーの連絡が来ました。**ほかにもお世話になった先生のご紹介でいくつか面接を受けることができました。本当に感謝しています。
北原	すごい……。

 ## 「点数だけでは計れないもの」を見てくれるプログラムは必ずある！

北原	漫画みたいな展開ですね。ちなみに、USMLE の点数が低いって言ってましたが、何点だったのですか？
今村	点数を言うのは全然恥ずかしくないんですけど（笑）。
北原	ちょっと恥ずかしそうですね（笑）。
今村	Step1 は 180 点台です。合格最低点数だと思います。ちなみに、僕の救急レジデンシーの同期の平均点は 240 点でした。Step2 は 250 点くらいでしたが、同期はもう少し高かったです。Step2 も低ければさすがにダメだったと思います。皆さんにお伝えしたいのは、90% ぐらいのプログラムは点数で切っていると思うのですけど、**残りの10% は点数以外の何かを見てピックしている**ということです。諦めないことが大事だと思います。僕みたいに滑り込めることもあるので。
北原	先生にとっては、それがすしざんまいだったのですね。
今村	もちろん、レビタン先生のレターが目を引いたと思うのですが、点数が低くても、自転車で世界一周したとか、日本で臨床経験があったとか、何か目を引くものがあったらピックしてくれるプログラムはあるということだと思います。運がよかったです。**空から落ちてくる幸運をキャッチする準備さえできていれば、アメリカに来ることは難しくない**と思います。

留学医師 100 人のデータから読み解く！
USMLE

最新のデータは
チームWADA公式 HP へ→

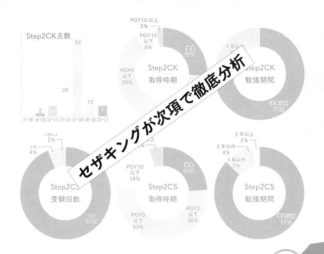

セザキングが次項で徹底分析

今村先生、
この結果どうですか？

しっかりと準備をして、遅くなりすぎないように、という二つのバランスを取るのが大事だと思います。現在テストがどのような形式で行われているのか存じませんが、とにかくテスト時間が長くて集中力、精神力、体力を要したように思います。頑張ってください。

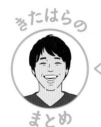

きたはらの
まとめ

学生時代にノリで USMLE を受けたり、自転車世界一周をしたけど何も変わらなかったり、アメリカの偉い先生をすしざんまいに連れていったり、話を聞いていると真面目なようでそうでないような、とても面白い先生でした。余談ですが、インタビュー中に自宅から臨むハワイの自然を見せてもらったら、ハワイ感がありすぎて最高に羨ましかったです。今村先生にはハワイ生活も含めて、「第 2 章 救急科アテンディングの 1 日」でも話をしてもらってます。

SNS などをみていると、Step2CK で 250 点やら 260 点やら高得点を取ったという話がたくさんでてきます。それをみて「そんな高い点数が必要なら、臨床留学なんて無理じゃん」と思ってしまう人もたくさんいると思います。今村先生はそんな人たちに**「USMLE の点数は超絶大事だけど、それで諦めることはないよ」**という自分の経験を元にした大切なメッセージをくれました。めちゃくちゃ説得力ありますよね。

USMLE はできるだけ高い点数をとったほうがいい。ただ、もし低い点数をとってしまったら、それはもう変えることはできないので、それ以外のところで自分の価値を高める方法を探していくのがいいというところでしょうか。留学を本気でしたいと思ったら、決して点数だけで諦めないでください。

留学医師の USMLE データは項目がたくさんあったので、次のページで詳しい人に解説してもらいます。

USMLE 攻略の最適解は？
留学医師 100 人のデータから徹底分析

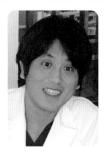

Sezaki Tomoyuki
瀬嵜 智之 先生
精神科医・USMLE コンサルタント・合同会社 U-Consultant 代表・
ポケモンマスター

2012　山形大学医学部卒業
2012　国立国際医療研究センター　初期研修
2014　亀田総合病院心療内科・精神科　後期研修

　ハイ！ナイストゥミーチュー！　世界唯一の（？）USMLE コンサルタントのセザキングです。今回は USMLE のデータを分析し、臨床留学を夢見る医師・医学生の方々にとって有益となるような情報を提示できればと思っております（USMLE に関するより詳細な情報を知りたい方は、僕のブログや書籍、YouTube も参考にしていただければ幸いです）。

Step1 が Pass/Fail 制に！

　最初に Step1 のデータに注目してみましょう。実はすでに 2022 年 1 月 26 日より Step1 のスコア制が廃止され、合否だけの結果になる **Pass/Fail 制**（以下 P/F 制）になりました。しかし、過去のスコアデータを考察することで USMLE の今後の展望が見えてきますので、今回はあえて最初に Step1 のスコアに関して言及していきます。

Step1 の平均スコアはなぜ上がった？

　Step1 では 10 年単位で区切ってデータを算出していただきました。その理由としては「ここ数年間で Step1 の平均スコアが 10 以上も上昇しており過去のデータと単純比較できないため」です。実際に新旧のデータを比較すると、その平均スコアがなんと 17 以上も違います。これは CK でも同様の傾向があり、やはり 11 以上もの乖離があります。

　果たしてこのギャップはいかなる理由によるのでしょうか。「受験生のレベルが上がった」という考え方もできますが、僕は本当の理由は「**教材の充実化**」にあると考えています。

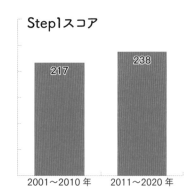

Step1スコア

217　（2001〜2010 年）
238　（2011〜2020 年）

USMLE は情報戦の時代へ

　僕が受験した 2011 年当時と 2022 年現在とでは利用可能な教材の充実度が大きく異なります。10 年前は **UWorld**（以下 UW）が出現したばかりであり、かつ問題数も今の半分強でし

た。USMLE-Rx（以下 Rx）は存在せず、いわゆる暗記アプリなどもありません（まだガラケーの時代でした）。さらに一昔前に遡れば（今では使用率の低い）Kaplan Qbank が唯一のオンライン問題集という時代もあったのです。

　ここで少しショッキングなことを言いますが、実は UW は「USMLE の過去問集」です。これを事実と断定するのはなかなか難しいのですが、受験生であれば UW で解いたものとまったく同じ問題に本番で遭遇するという経験をしているはずです。つまり、UW という「過去問バンク」に問題がどんどんと蓄積されていき、後学の方々はその恩恵を受けているという状況になっていると考えられます。

　さらに、USMLE に関する情報もかなり得やすくなりました。それにより勉強方法もより効率的なものになってきています。もちろんどの時代でも臨床留学される方々は優秀ですが、**単純に学力が上がっているわけではなく、情報戦の要素が多分にある**ことを知っておくことも大事かと思われます。

「スコアが重要」と改めて認識する

　次にその全体の平均スコアが約 230 であることに着眼してみます。以前より受験生の間では「**臨床留学を本気で目指すなら 230 を最低目標にすべき**」という噂（？）が広がっていましたが、このデータはその信憑性を裏付ける結果となっています。スコアの重要性は主に二つの理由により説明できます。

　一つ目は**スコア自体がマッチングでのアピールポイントになる**ということ、そしてもう一つがプログラムによっては**面接に呼ぶための足切りスコアが設定されている**ということです。スコアの高さとマッチ率は相関するといわれていますが、受験勉強のようにスコアが高ければ必ずしもマッチするというものではありません。しかし、足切りスコアが 220 や 230 のように設定されている場合、余程のコネがない限りはそれを超えなければマッチする可能性は限りなくゼロに近くなるので、230 というスコアが重要視されていたというわけです。

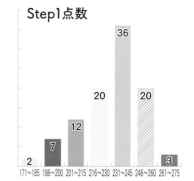

Step1点数

平均 **234 点**

　これらの展開から導き出される結論は、やはりスコアは重要であったということでしょう。至極当然の結果かもしれませんが、「**スコアは重要**」という事実を改めて認識しておくことは、臨床留学を志す方が今後 Step2CK の準備をしていく心構えにとっても重要になります。

スコアが振るわなくてもできること

　スコアが重要と話しておきながら、185 というスコアでマッチされている方がいることに違和感を抱かれた方もいるのではないでしょうか。「ハイスコアじゃなくてもマッチしてるじゃん」というのが自然な反応であり、人によっては「はて、最低スコアは 194 だったのでは？」と首を傾げたかもしれません。

　実は Step1 を含めたすべての USMLE の試験の合格最低スコアは上昇傾向にあり、Step1 では 10 年以上前（2010 年くらいまで）は 185 が最低スコアでした。その後徐々にそのハードルが上がっていき、2022 年 1 月 26 日にスコア制が廃止されると同時に 196 まで上昇しました（受験生側から見られないだけで内部スコアは存在する）。**スコアは重要である一方で、合格最低スコアでもマッチされた方がいる**ことも非常に重要なポイントとなります。

　本書でも言及されていますが、USMLE のスコアは重要ではあるもののあくまでも指標の 1

つに過ぎず、あらゆる要素のなかで**最も重要なものはコネクション、日本人風にいえばご縁と**いうことです。強いご縁さえあれば、スコアは関係なくマッチすることも可能です。したがって、Step1 のスコアが振るわなかった場合でも、**スコア以外の要素を伸ばしていくという柔軟な発想の転換が肝要**といえます。

Step1 取得までは約 1〜2 年

次に勉強期間について分析していきます。平均勉強期間は 10 カ月とありますが、これは学生と社会人のデータが混合されていることに注意が必要です。現実的に比較的忙しい医師が 10 カ月で 230 までもっていくのはかなり困難です。もちろん海軍病院に所属してある程度の勉強時間を確保できればその距離はぐっと縮まりますが、普通に医師として働きながら勉強するのはとても大変です。

ここは僕の肌感覚になってしまいますが、学生であれば受験までに最低半年、平均で 1 年かかる印象であり、**医師の場合は 1〜2 年が相場**です。よってこの 10 カ月はかなり短い印象であり、臨床留学を実現する方々はたいへん短期集中で勉強されていると考えることもできます。

Step2CK 取得までは約 1 年

続いて Step2CK（以下 CK）に関するデータをみていきます。ここではその勉強期間に注目したいと思います。やはり予想通り Step1 と比較するとその期間は約半分になっています。この理由について言及していきましょう。

単純に期間のみを比較すると「CK のほうが楽」という印象をもたれてしまうかもしれません。ただこれはある種の印象操作に近いです。このデータでは言及されていませんが、基本的に多くの方は Step1 合格後に CK を

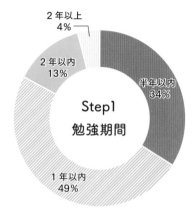

Step1 勉強期間

- 2 年以上 4%
- 2 年以内 13%
- 半年以内 34%
- 1 年以内 49%

勉強期間は
平均 10 カ月

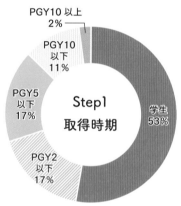

Step1 取得時期

- PGY10 以上 2%
- PGY10 以下 11%
- PGY5 以下 17%
- PGY2 以下 17%
- 学生 53%

半数以上が医学生時代に取得

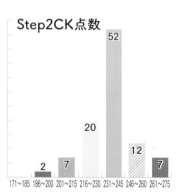

Step2CK点数

点数	人数
171〜185	
186〜200	2
201〜215	7
216〜230	20
231〜245	52
246〜260	12
261〜275	7

平均 238.5 点

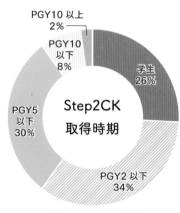

Step2CK 取得時期

- PGY10 以上 2%
- PGY10 以下 8%
- PGY5 以下 30%
- PGY2 以下 34%
- 学生 26%

平均 PGY2 で取得

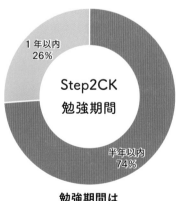

Step2CK 勉強期間

- 1 年以内 26%
- 半年以内 74%

勉強期間は
平均 6 カ月

受験します。この流れであれば、Step1 受験の過程で医学英語はほぼ問題なく読めるようになりますし、違う観点でいえば Step1 の出題範囲と CK のそれとで重なり合う面があることも有利に働きます。

　また使用が推奨される教材が少ないことも勉強期間が短い要因です。基本的に **CK の教材は UW のみで OK** です。大半の方が UW のみで準備されていると思います。

　このような解釈なしにこのデータを鵜呑みにすると、CK から受験を開始される方は面食らってしまうかもしれません。仮に CK から受験を開始された場合には、やはり Step1 と同様に準備に 1 年くらいは必要、という認識でいたほうが精神衛生上よいと思います。

CK のスコアは重視される？　されない？

　また Step1 の P/F 化に伴い、CK のスコアが注目を浴びています。Step1 においてスコアという客観的指標がなくなった今、CK のスコアが重視されると予測されるからです。そもそも、Step1 が P/F 化された背景には「受験生が Step1 の準備にあまりにも時間・労力を割いてしまっているから」です（これはあくまで公式の発表です）。

　USMLE は国家試験であり、受験生の合否を判定するのが目的です。そんな試験のスコアが過度に重視されるようになってしまったことに警鐘を鳴らし、その本来の目的に回帰しようとなったわけです。そのため、「Step1 が P/F 化されたから CK のスコアを重視する」となっては本末転倒なわけです。ただ、しばらくは CK のスコアが重視される時期が続くと思いますが、いずれはそのいびつを解消すべく、**CK も P/F 化になるのではないかと予想**できます。これらの予測もぜひ頭に入れておいていただき、各人で戦略を練ってもらえればと思います。

CS に合格できる英語力は必要

　次は Step2CS（以下 CS）のデータです。すでに廃止されてしまった CS ですが、もともとは USMLE 受験生を苦しめまくった試験の 1 つでした。このデータからは多くの方が短期間の準備で、かつ 1 発で合格されているような印象を受けますが、実際の受験生全体のデータとはかなりの乖離があるように思われます。もちろんこのデータは臨床留学を達成された方からのみ収集されているので、受験生全体のものとは偏りが生じます。

　「なぜ乖離があると予想されるのか」と問われたら、そもそも「**CS に一度でも落ちるとマッチ率がぐっと下がるから**」です。つまりマッチしているという事実だけで「（多くの場合）CS に一度で合格しているという条件を満たしている」と予想できます。僕は USMLE コンサルタントという立場上、さまざまな方をみてきましたが、CS に苦労されている方を本当にたくさ

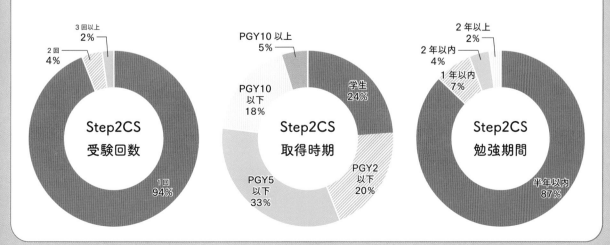

んみてきました。不幸にも 3 度落ち、4 度落ちとなってしまった方もたくさんいましたし、結局合格できずに Step1 のスコアが失効してしまうケースもありました。

またこの対象者の**約 2 割は帰国子女**ということも見過ごせない事実です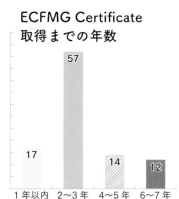→P.078 グラフ。正直、帰国子女にとって CS は難しい試験ではありませんでした。よって、その 2 割を除いたものが純ジャパの受験生のデータとなります。受験生全体はもっと苦労しているということは、逆にいえば「マッチするためには最低限 CS に 1 発で合格できる英語力が必要」ということになります。

2021 年現在 CS が廃止され OET というテストに置き換わっていますが、正直言って OET のほうが大分簡単です（もちろん内容も異なりますが）。これにより、OET には合格できるけどマッチには至らない英語力の受験生が多く発生するという事態になってしまうことを僕は懸念しています。事実、臨床留学中の多くの知り合いより「働き出すと英語には本当に苦労するから最低限 CS には合格できる英語力は欲しいし、何より CS の経験が役に立っている。」という声を聞きます。願わくば、今後旧 CS に置き換わる新たな試験が、受験生の英語力を磨く絶好の機会になってほしいと思っています。

臨床留学を志す方は 3〜4 年は必要

最後に Step3 のデータをみていきます。まずスコアについてまったく触れられていないのは、そもそも Step3 のスコアはマッチングでは重要ではないということでしょう。Step3 のハイスコアがマッチの決定的な要因になる可能性は低く、ほとんどの方は「とりあえず合格」を目指します。またここには「Step1 から ECFMG Certificate 取得までの期間」のデータもあり、平均 2.8 年となっています。データ通り解釈すれば、残り 2 つの試験の準備期間の合計となります。これに Step1 の平均準備期間の 10 カ月を足すと、**勉強開始から取得までに平均 3.5〜4 年かかる**という計算になります。この期間は僕の大方予想通りです。Step3 も含めたら約 4 年でしょうか。

これから臨床留学を志す方は 3〜4 年は必要ということを覚悟する必要があります。ただもっと短い期間で達成されている方もいますし、**OET の今後の行方次第ではもっと短距離で取得が可能になる**かもしれません。

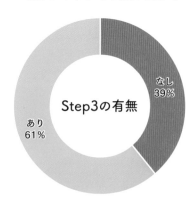

ECFMG Certificate 取得までの年数

1 年以内	2〜3 年	4〜5 年	6〜7 年
17	57	14	12

取得までの平均年数は 2.8 年

Step3 の有無
なし 39%
あり 61%

USMLE の知識は臨床に役立つ！

　まとめになりますが、最後に「USMLE の勉強は臨床で役に立っているか」というデータをご覧ください。**何と約 9 割の方が Yes と答えています。** これは刮目すべきデータでしょう。つまり試験がただの合否判定のハードルとしてだけではなく、将来にも役立つ教材として存在しうるということです。

　USMLE で得た知識は決して無駄になりません。今本書を手に取っている方の多くはその多寡を問わず、多少なりとも臨床留学への興味があるのだと思います。案ずるより産むが易し。まずは「**将来役立つ知識が得られる USMLE**」**の問題を 1 問でも解いてみる**という一歩から歩きだしてみましょう！　繰り返しになりますが、「もっと USMLE のことを知りたい！」って方は、僕のブログや書籍、YouTube 動画もぜひ参考にしてください。それではまた！しーや。

USMLE の勉強は臨床で役に立っているか？

- 役に立たない 14%
- 役に立っている 86%

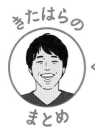

きたはらの　まとめ

セザキングはポケモンが好きです。

瀬嵜先生の
SNS 等は
こちら！

YouTube　Twitter

Blog　書籍

🇺🇸 心臓外科医
きたはら

初心者のための留学用語解説⑥

🇺🇸 小児神経科医
くわばら

臨床留学に役立つプログラム
（海軍病院、N プログラム、野口医学研究所）

（く）**海軍病院**は特集をお読みいただくとして、簡単にいうと、**臨床留学へのプラチナチケットが得られる施設**ですね。

（き）おお、すごい（笑）。**N プログラム**は何ですか？

（く）米国レジデンシープログラムに若手日本人医師を派遣する、民間のプログラムです。当時ベス・イスラエル病院の院長であった Newman 先生、New York、そして Nippon の N をとって名付けられたそうです。アドバイザーである西元慶治先生のイニシャルも N ですね。内科とのコネクションが強いプログラムです。

（き）なるほど。N プログラムを経ると、マッチの確率が高くなるんですね。

（く）そうですね。N プログラムにも試験があります。**N プログラムに合格できれば、ゴールデンチケットを手にしたも同然**です。

（き）プラチナチケットにゴールデンチケットですね（笑）。では**野口医学研究所**は？

（く）アメリカでの臨床研修を希望する医学生と医師に対して、エクスターンシップを提供している団体です。ハワイ大学、トーマス・ジェファーソン大学、フィラデルフィア小児病院に数週間派遣してもらえます。自分でエクスターンシップを交渉すると煩雑な手続きが必要になり、渡航費・滞在費を抜かしても 100 万円単位の費用がかかるといわれていますが、これを肩代わりしてもらえます。

（き）これも試験があるのですよね？

（く）ありますね。僕も試験を受けたことがあって、面接では厳しいことをたくさん言われました。その面接官のなかで、感染症領域で名高い青木眞先生だけが「**He is ready to go.**」と言ってくれて、とても感激した思い出があります。

（き）なんかすごい話！

海軍病院についてはこちら➡P.060

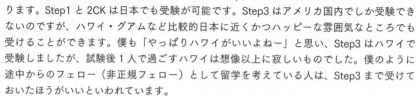

「みなさんこんにちは！ ■■ 心臓外科医のきたはらです」

USMLE 突破に必要なものはお金と時間

USMLE は米国で医師をするために必要な試験で、日本でいうところの
いわゆる国試的なものです。現在 3 つのパート Step1・2CK・3 から成
ります。Step1 と 2CK は日本でも受験が可能です。Step3 はアメリカ国内でしか受験でき
ないのですが、ハワイ・グアムなど比較的日本に近くかつハッピーな雰囲気なところでも
受けることができます。僕も「やっぱりハワイがいいよねー」と思い、Step3 はハワイで
受験しましたが、試験後 1 人で過ごすハワイは想像以上に寂しいものでした。僕のように
途中からのフェロー（非正規フェロー）として留学を考えている人は、Step3 まで受けて
おいたほうがいいといわれています。

USMLE に受かるにはやはり勉強が必須です。感覚的には勉強（苦行）を続けるだけの気合い
が必要でこれが最も難しいのですが、そのほか、実質的には「お金」と「時間」が必要です。
「お金」は教科書やネット問題集に数 10 万円、受験費が 1 試験 10 万円を計 4 回分、アメ
リカに最低でも 2 回は渡航しなくてはならないのでその渡航費、それら諸々含め僕の場合
は全部で 130 万円＋α くらいかかりました。**USMLE 受かったらなんかかっこよくな**
い？　くらいのテンションで手をつけるにはやや大きな額だと思います。

お金より大事かつ働きだしてからはなかなか取れないと思われがちなのが「時間」です。
僕の場合、研修医 1 年目から勉強を始めて医師 7 年目で USMLE の勉強をすべて終えました。
もちろん忙しい期間は勉強を一時休止し、比較的時間のある年度（研修医時代や関連
病院に出張中などの比較的暇なとき）で集中して勉強する、というような形でやっていま
した。研修医のときは最も時間があったので（＝不真面目であったので）、無理やり仕事を
朝のうちに終わらせて朝 10 時くらいから夜までずっと図書館にこもって USMLE の問題集
をやっていました。その間、ほかのことは一切勉強しませんでした。大変でしたが、働き
ながらも勉強していくことはそんなに無理なことではないのかなとも思いました。

「働きだすと時間がなくなりそうなので、学生のうちから勉強しておいたほうがいいですか？」
という質問をよく医学生から受けます。そもそも学生のときにちっとも勉強していない僕
が答えられる質問ではないのですが、そんなときはさりげなく**「時間は作るものだからね」**
となんかかっこよさげにつぶやき、渋い大人の医師像を演出しようと努めています。

First Aid はインテリア

ほとんどすべての USMLE を勉強する人がまず手に取るのが、First Aid という本だと思いま
す。そんな僕も医学生のころ、ほかの多くの医学生と同様に「よし、USMLE を勉強するぞ」
みたいなふわっと浮かんだ謎の目標を立てて First Aid を購入しました。しかし、この First
Aid、表紙のポップさとは裏腹に中身の意味わからなさ具合がえぐめで、ほかの多くの医学
生と同様に勉強が大嫌いだった僕はすぐに挫折しました。その後、First Aid には、女子が
家に遊びに来たときに「**あ、これ、アメリカの医師国家試験の参考書なんだ**」とかっこつ
けるためのインテリアとしての重要な役割を与えることになりました。結果としては女子
が家に遊びに来ることもなかったので、名実ともに真なるインテリアと化していましたが。
とにかく、英語もわからないし、内容もわからないですから、Step1 から勉強を始めて心
くじける人は僕だけではないのではと思います。より臨床問題に近い Step2CK のほうを先
に勉強しようと方向転換して乗り切る人もいるみたいですが、もともとの動機が不純（な
んか受かったらかっこいいかも）であったため、僕はそこまでの気力もなく、医学生とし
て本来進むべき道（なんとなく部活とバイトして暇な時間を過ごす）へと戻りました。

一発逆転を狙うにはもう USMLE しかない……

そんな感じで一瞬だけ Step1 に触れた学生時代は終わり、そのまま研修医として働きだし
ました。僕は学生時代、周囲が勉強していないのと同じくらいの勢いで勉強してこなかっ
たと思っていたのですが、働きだすと自分が明らかに同学年の研修医より何も知らないと

いう事実に気づき、「こりゃこのままいくとやばいな」という感覚を覚えました。何かをして一発逆転を狙わないと、理想としていたモテる医師には一生なれない。僕の動機は変わらず不純なままでしたが、その禍々しい不純度が周囲の成長により感化・洗練され、ついには純粋なものへと昇華した瞬間、僕のUSMLEの本格的な勉強がスタートしました。

Step1の勉強方法は至ってシンプルで、ネットの問題集をやる、インテリア（First Aid）に書き込む、問題集をやる、書き込む、の繰り返しでした。日本の国試の勉強方法と同じです。もちろん最初はそもそも単語がわからないので、辞書片手に単語を一つ一つ調べ、覚え、覚えては忘れ、また覚え、忘れなくなるまで調べ続け、忘れ続け、を繰り返しました。おそらくこの**知らない単語を一つ一つ調べていく段階が最も苦痛**であったような気がします。逆にここを乗り切ってしまえば、後はひたすら問題をだらだらとやり続け、覚え、忘れ、また覚えしていくだけなので比較的楽です。

模試もネットで受けられるので、そこで自分の立ち位置を理解し、さらに問題集をやる、という形でやっていました。問題をやればやるだけ、その分いろいろなことを覚え、そしてもちろん忘れますが、全体的に点数は上がってくるので若干楽しかったのを覚えています。ひたすらこの問題やって、覚えて、忘れる、を無限の時間繰り返し続けます。基本的には**自分の記憶力にまったく信用を置いておらず、忘れることを前提に勉強を進めていた**ため、あまりストレスを感じずに勉強を続けられました。「あ、また忘れてたぜ」的な感じで。

低い点数でギリギリを走り抜ける！

1年くらいずっと病院の図書館にこもって勉強をして、もはやStep1の申し子と化していた僕は、いい点数でStep1に合格しました。しかし、結果的にはいい点数は僕にとってはめちゃくちゃ必要ありませんでした。いわゆる正規のルート、すなわち米国でレジデントから始めるためには高得点が有利に働くのですが、僕のように途中からフェローとして留学する人にとっては、USMLEの点数は関係なく、ギリギリで合格するほうがより効率的だったのです。僕はそこら辺のことがよくわかってなかったのでとにかく勉強していましたが、USMLEで勉強した内容はそのうち完全に忘れていく事柄ばかりなので、合格ギリギリの点数で受かることがコスト的にも時間的にも僕にとっては最も合理的であったような気がします。**ハードル走でハードルの高さギリギリで走るのが最も速く走れる**のに似ています。

Step2CKは臨床に近い問題が出題されるのですが、これも結局とにかくつらいだけです。Step1との大きな違いは問題文が長くて読むのがすごく大変というところだと思います。試験時間は同じなので制限時間内にすべての問題を読むことすらできない、なんてこともありました。Step2CKもやはりネットの問題集がほとんど勉強のすべてで、2CK用のFirst Aidも買って使ってはいましたが、あまり有効でなかったような感じがします。ただ、このころには「知らない単語を調べる」という最大の苦行は必要なくなっていたので、ただダラダラと問題集を解き続けるだけでよく、勉強はあまり苦ではありませんでした。英語に対する苦手意識が薄れてきている、英語が読めるようになってきている、自分の成長を実感した研修医2年目の夏でした。

思い出すのは、ねずみの園

USMLEの勉強の話をするときはいつも、勉強の気晴らしにねずみで有名な遊園地にグループデート的な感じで遊びに行ったときのことを思い出します。ワイワイと楽しく遊園地内を回っていたところ、Pさんのハニーハントという乗り物の壁に英語が書いてあるのを見かけた一人の看護師さんが「先生、アメリカの試験の勉強しているんでしょ。あれなんて書いてあるの？」と無邪気な質問を投げかけて来ました。USMLEの勉強により培われた英語読解力を今ここで発揮せん、と意気揚々と壁を見上げましたが、「これは（ん？）、あれだね（あれ、なんだ、この単語）、昔の言葉だから難しめだね（あーもうちょい時間欲しい）。そうだね、Pさんが滝から落ちるって書いてあるね（とりあえず絵がそんな感じだからそう言っとこ）」とまったく読解できなかったのですごく誤魔化しました。聞いたほうも僕の返答が今ひとつだったことに気づいたのか、「うん、なんか古い物語だし、文法とか違うのかな。でも、先生すごいねー」とすごくフォローしてくれ、なんだかとてもつらい感じでした。

このように、**USMLEの勉強は成長と挫折の繰り返しにより成り立っている**のですね。

留学への登竜門！　どうやって入る？　何が学べる？
誰も教えてくれなかった

海軍病院 超詳解

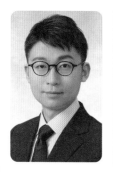

Takajo Daiji
髙城 大治 先生
ミシガン小児病院　小児科

2015　防衛医科大学校卒業
2015　防衛医科大学校病院　初期研修
2017　自衛隊札幌病院　小児科
2018　横須賀海軍病院　フェローシップ

レジデンシー
2019　ミシガン小児病院　小児科

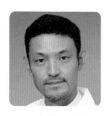

Kuwabara Noromitsu
桑原 功光 先生
ミシガン小児病院　小児神経科

2009　沖縄海軍病院　チーフインターン

インタビュー
動画はこちら

▶本項目に掲載の情報は刊行時のものです。
　最新の情報については、海軍病院のホームページ等をご覧ください。

沖縄　　横須賀

 ## 海軍病院はどうやってできた？

桑原　横須賀のほうが沖縄よりも歴史が長く、戦後間もない 1952 年に日本人医師を採用する在日米軍病院プログラムが発足しました。日本の医療レベルを上げることが当時の主目的だったと思われます。その後に、1991 年に沖縄、2015 年に横田空軍病院、2016 年に三沢空軍病院にもプログラムができました。**アメリカ国籍の患者を在日米軍病院内で治療しきれないときに、地域の病院との連携が必要になってきます。その連携に言語や文化の壁が立ちはだかりますので、それをできるだけ少なくするのがフェローの役目です。**例えば、沖縄からレベルの高い集約的治療を行っているアメリカの病院に搬送しようとすると、一番近いのがハワイです。しかし、ハワイまでの飛行機での搬送費用などを考えると、日本の病院と連携するほうが効率がよいと判断されたのだと思います。米国基地は世界各地にありますが、現地の医師を医療通訳・搬送に活用しているのは日本のみです。

＊在日米軍病院のうち、沖縄・横須賀が海軍病院と呼ばれています。

北原　横田と三沢は新しいですね。

桑原　私も入ったことはありません。

髙城　僕は横田空軍病院には入ったことがありますよ。どちらもクリニックベースで、15 床ほどの規模です。沖縄海軍病院ができたころは環太平洋の米軍の患者は沖縄に集めて

治療しようという方針があり、86床と大きな規模の施設として立ち上げられました。現在、米軍の予算は削減の流れにあり、維持費がかかるようなこと、例えばICUを稼働させたり、手術をたくさんやったりすることは難しくなっています。日本の病院にできるだけ患者を搬送するために、横田と三沢にもフェローシッププログラムが立ち上がったのだと思います。

 ## 横須賀と沖縄、どちらを選ぶ？

北原 髙城先生は2018年に横須賀に行ってますから、横田・三沢も候補にできたと思うのですが、そうしなかったのはどうしてですか？

髙城 横田・三沢はまだ新しいプログラムだったので、海外留学した卒業生は少ないと思いました。**横須賀・沖縄には歴史があり、海外留学された先輩方が多くいますので、人とのつながりをより多く得られるのではと思い決めました。**横須賀に決めたのは、沖縄は一つの病院として十分に機能しますが、横須賀は47床と小規模で、地域の病院に搬送する機会が多いため、日本人フェローの役割が必然的に大きくなると思ったからです。関東にあるという立地も魅力的でした。

北原 桑原先生はどうして沖縄に行ったのですか？

桑原 Step2CSに落ちたことで英語に向き合う必要性を強く感じたことが、海軍病院を目指す大きな動機になりました。私はどちらでも行ければ行きたいと思っていました。1年目（2008年）は横須賀に落ちて、沖縄が補欠合格となり、結局は枠が空かず不合格となりました。2年目（2009年）は日程の都合で沖縄しか受けられず、それも補欠合格となって諦めかけましたが、その年は運良く枠が空いたため、かろうじて合格することができました。

北原 横須賀と沖縄はどちらが留学に適しているのですか？

桑原 どちらを選んでもよいと思います。

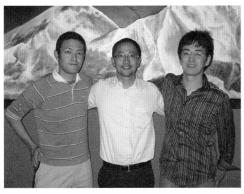

2009年4月
歴代の沖縄海軍病院チーフインターンたち
右側：宮田真先生（2007-2008、第17期チーフインターン）
中央：現 信州大学 総合診療科 特任教授 関口健二先生（2008-2009、第18期チーフインターン）
左側：桑原（2009-2010、第19期チーフインターン）

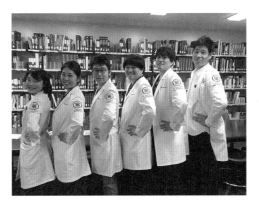

横須賀海軍病院の同期（髙城）

どんなふうに募集している？

高城　横須賀と沖縄はどちらも受験する方が多いからか、面接の日程は1週間ほどずれていました。4月にホームページに募集要項が載って、実際に面接があったのは8月ごろでした。スケジュールは明確に決まっていないので、ホームページをチェックする必要があります。要項はもちろん英語です。

桑原　夏にはエクスターンも受け付けています。期間は1週間くらいですね。

高城　横須賀は沖縄とは違うかもしれません。横須賀でもエクスターンは基本1週間ですが、医師が1週間休みを取るのは難しいということから、3日間などフレキシブルに対応していました。また、横須賀では1日目内科、2日目産婦人科のように、日によって行く科が違っていましたが、沖縄では1週間同じ科に行きましたね。

北原　エクスターンに参加したほうが海軍病院に入りやすくなるのですか？

桑原　エクスターンに参加しても、それだけではマッチ率は高くなりません。しかし、**エクスターンの間に自分の良い面を相手にアピールすることは、マッチに有利に働くかもしれません。ただ、悪い面を見られてしまうと、デメリットにもなります。**

 海軍病院のフェローはどんなことをする？

高城　海軍病院のプログラムディレクターがおっしゃっていたのは、
①英語での医学教育
②日本の病院への紹介・搬送業務
③海外でのキャリア形成支援
の3つがフェローシップの柱だということです。
①は、教科書で学ぶ英語とはまったく違う、病棟で実際に使われている英語が学べます。英語でレクチャーも受けられますし、ケースディスカッションも行われています。
②は、日本の病院に搬送するときに、適切な病院を探して紹介する業務です。患者を救急車に乗せて連れていったあとは、紹介先の医者と患者の間の通訳をします。
③は、例えば、アメリカだったら推薦状を書いてくれる、コネクションとなる人を紹介してくれるなど、さまざまなシーンで支援してもらえます。ただし、海軍病院に来られる先生方みんながアメリカでのキャリアを求めているわけではありません。オーストラリア、イギリス、アジアなど英語圏で働きたいと考えている先生方にもできるだけ多くのチャンスを与えてくれます。

北原　すばらしいですね。留学を志す人にとっては、非常に力が付く一年になるだけでなく、コネクションも作れるということですね。

 ローテーションはフレキシブル！
だからこそチームワークが大事

桑原　沖縄と横須賀の1年のコアローテーションは表のようになっています。4週と6週という期間の差はありますが、実質的にほぼ同じです。私がいた当時はありませんでしたが、沖縄にはNeurology-Psychiatry（精神医学/神経医学）が4週間あります。
ローテーションしなくてはいけない必須科以外に、選択科もあります。私は小児科医なので、沖縄の新生児集中治療室（NICU）をローテーションしました。NICUは横須賀にはないのですが、希望すれば沖縄でローテーションすることが可能です。ま

横須賀海軍病院と沖縄海軍病院ローテーション

横須賀		沖縄	
内科	6 週	内科	4 週
家庭医療	6 週	家庭医療	4 週
小児科	6 週	小児科	4 週
産婦人科	4 週	産婦人科もしくは公衆衛生	4 週
一般外科	4 週	一般外科	4 週
救急	4 週	救急	4 週
		精神医学/神経医学	4 週

＋elective では海外ローテーションも認められる。

た、海外の施設でローテーションすることも可能ですが、ほかのメンバーとのスケジュールの調整が必要です。

北原　選択の期間は決まっているのですか？

桑原　4 週間ぐらいは可能だったと思います。

髙城　プログラムディレクターは 2〜3 年に一度変わるのですが、その人の考え方でそういった部分（選択期間やローテートする科）は変わるのかもしれません。**基本的にはフレキシブルなプログラムなので、ローテーションの変更は可能**です。アメリカ人の患者さんの紹介・搬送業務は当直制で、24 時間 365 日をフェロー 6 人でカバーする必要があります。自分がいないときは、ほかの 5 人で当直を回さなくてはなりません。2 人が外に行っていれば 4 人ですし、3 人のこともあるかもしれません。メンバーがみんなハッピーな形に調整できるのであれば、1 カ月以上外でのローテーションも可能だと思います。ただ、チームワークが取れない人はなかなか難しいですが。

桑原　プログラムディレクターとフェロー同士のコミュニケーションも重要ですね。

北原　話はずれますが、フェローの 6 人は 1 年でみんないなくなるのですよね。引継ぎはどうするのですか？

髙城　1 週間くらいオーバーラップする期間がありますので、その期間に急いで引き継ぎます。そもそも 1 年でフェローが変わることを前提で病院が回っていますので、業務に慣れた先輩たちが新しい人たちに丁寧に教えてくれます。

北原　全国各地から年代も違うさまざまな人が集まってくるのですよね。海軍病院に集まる人はどんなキャラクターですか？

髙城　僕はチームの最年少だったのですが、卒後 12 年目の指導医の先生もいましたし、5 年目の若手の先生もいました。みんなバラバラですが、上の先生方が目線を下げてくださって、みんな研修医 1 年目のようなすごく楽しい雰囲気でした。「みんなで留学しよう！」という、チームワークを強く感じました。

桑原　私は卒後 9 年目で、結婚して子どももいて、一番年上でした。ローテーションや割り当てを決めることが多かったのですが、みんなが意見を尊重してくれて、非常にやりやすかったです。「海軍病院に来る人はみんな自己主張が強いのですか？」と訊かれますが、そんなことはないです。**医師のキャリアは多様化していますので、海軍病院もいずれキャリア形成の一つと当たり前に捉えられていくのではないでしょうか。**

北原　髙城先生は最年少チーフ、桑原先生は最年長チーフですね。最年少チーフってすごいじゃないですか！！

髙城　すごくないです、みんなの話し合いで決まりました（笑）。

桑原　いや、髙城先生はすごくデキる男ですよ！

横須賀海軍病院では入職式のようなものがあり、そこで出し物をしました。卒後 4 ～12 年目の医師であるフェロー 6 人が一緒にドンキで衣装を買って、ネタ合わせをし、練習用のスタジオまで借りて夜まで本気で練習しました。今までにない経験でものすごく新鮮でした。出し物は卒業式でもやりましたね（笑）。

フェローとは毎日顔を合わせて、たわいない話から、搬送されてきた患者の話まで、いろいろと話しました。卒業して 2 年経ちますが、そのころに作った LINE グループがほぼ毎日稼働していて、毎日近況報告しています。僕にとってはこの 6 人のグループが一番の財産だなと思います。（髙城）

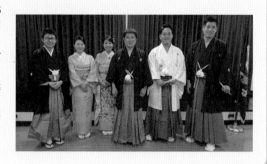

 ## 海軍病院の指導医はどんな人？

桑原：大まかにいって、3 つに分かれると思います。①米軍からの奨学金を返済するため一定期間軍に従事する医師、②米軍関連の医学校もしくは米軍関連病院でトレーニングを終了して、そのまま軍に従事する医師、③海外出身で、Green Card の取得目的に一定期間軍に従事する医師、です。①②の先生にお世話になることが多かったと思います。

北原：日本で小児科医としての経験のあった桑原先生は、指導医とどのように関わっていたのですか？

桑原：私は当時すでに小児科専門医であり、小児科患者の搬送のときなどは、私の意見を尊重してくれたことが多かったです。

 ## どんな人が採用される？
コミュニケーション能力の高さは重要！

桑原：フェローは 6 人なので、6 日に一度は 24 時間のオンコールでした。夜は基本的に自宅待機なのですが、夜に呼ばれるのは急性冠症候群（急性心筋梗塞・不安定狭心症）が圧倒的に多かったです。横須賀はどうでしたか？

髙城：横須賀も急性冠症候群が多かったです。横須賀は電話を受けてから 30 分以内に到着するというルールがありまして、敷地内に割り当てられた自室か、30 分以内にある自宅で待機していました。

北原：オンコールで呼ばれる頻度はどのくらいですか？

桑原：週に 1 回はありましたね。緊急搬送以外にも、アメリカ人が地方の病院で治療を受ける必要がある場合には、通訳として付き添うこともありました。

北原：紹介・搬送に苦労するケースなどはありましたか？

桑原：軍人の場合、医療費は軍が負担します。ところが、米軍基地の内部もしくは周辺で働いているアメリカ人、例えば建築関係の方などは軍には必要ですが、軍人ではありませんので、軍は医療費を負担しません。そういった方のなかで、無保険のまま日本に来ている方もかなり多くいました。そのため、搬送する前に患者の医療保険を必ず確認するようにしていましたね。心筋梗塞の場合、治療費が数百万かかりますが、患者は退院したら病院に戻ってきませんので、日本の病院には医療費が支払われないことになってしまいます。基地周辺の日本の病院もそのことをよく知っていますので、**フェローが間を取り持つ必要があります。**

髙城	紹介・搬送業務は楽しくもあり、大変でもあります。**楽しい面は、海軍病院の業務に積極的に関われることですね。**日米の医療に差があり、アメリカの医療では治療適応があるのに、日本の医療では適応でないことなどもあります。そこを調整するのが面白くもあり、大変なところでもあるなと。
北原	日本語でも難しいのに、英語で説明するのは大変ですね～。
桑原	私のときのプログラムディレクターは「ある程度医療経験のある人が望ましい」と話していましたね。アメリカ側が求めている医療的な判断を理解できる必要があります。そういった意味では、卒後すぐに海軍病院で働くのは難しいかもしれません。
髙城	横須賀には NICU/PICU がありませんので、搬送は沖縄の 3 倍くらいありました。それだけ周辺病院に依存しているということですので、横須賀海軍病院の代表として、円滑にコミュニケーションがとれることが重視されます。沖縄よりも横須賀のほうが、この面を重視しているように思います。
北原	バランス感覚とコミュニケーション能力が求められますね。難しい！

 ## 海軍病院卒業後のキャリアはやはり留学！

桑原	沖縄海軍病院の約 30 年の統計では、**卒業生 4 人に 3 人は留学しており、留学したい人が海軍病院に来る**といえます。
北原	横須賀のほうが歴史があるので、沖縄の倍ぐらいの卒業生がいますよね。そうすると、200 人、300 人が留学している可能性がありそうですね。
髙城	初期の卒業生は留学後、すでに日本に戻ってきていたりします。なので「留学経験がある」といいかえると、もっと多くなると思います。

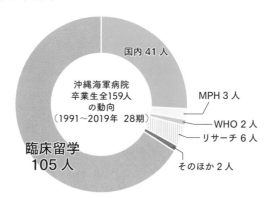

国内 41 人
MPH 3 人
WHO 2 人
リサーチ 6 人
そのほか 2 人
臨床留学 105 人

沖縄海軍病院
卒業生全159人
の動向
（1991～2019年　28期）

 ## 試験内容はどんな感じ？

北原	桑原先生はミシガン小児病院でレジデンシープログラムの面接官をされていますが、どういったところが面接において大事だと思いますか？
桑原	CV や PS はもちろん大事ですが、それ以上に**私自身が「この人と一緒に働きたいか」を考えながら面接しています。**患者のみならず、現地の方々を尊重する心の姿勢も大事ですね。例えば沖縄海軍病院に関していうなら、先の大戦から戦後にかけての沖縄の歴史を理解しておくことは最低必要条件です。「相手に興味がある」ことを示すことは、コミュニケーションにおいて最重要ポイントの一つですから。
髙城	横須賀の場合、書類と面接でシンプルです。4～5 つの面接ブースを順番に回ります。プログラムディレクター、副プログラムディレクター、チーフフェロー、副チーフフェロー、海軍病院の医師・フェローのブースです。面接後、みんなで話し合って候補者のランキングを決めていきます。横須賀と沖縄はマッチングシステムを採用して

CV, PS については
こちら
➡P.067

いきます。沖縄1位にランキングし、横須賀でも1位にランキングした場合、沖縄に希望があれば沖縄にマッチし、横須賀にはマッチしないようになっています。ですから、どちらを志望するかによって、ランキング8位ぐらいでも合格することはあります。

北原　沖縄と横須賀の合格率はどのくらいですか？

髙城　僕の年の話しかできませんが、40人ぐらいの応募者でした。立地の関係から、沖縄より横須賀のほうが応募者が多い可能性はあります。沖縄はどうしても飛行機での移動を必要としますので。

北原　40人は多いですね。日本全国から集まってくるのですね。

髙城　アメリカでリサーチをされている先生が、面接のためだけに帰国することもありましたし、受験者は幅広いですね。

 ## 試験対策できることはありますか？

桑原　インタビューで聞かれることは大体予想できると思うので、インタビュー対策は決して怠ってはいけませんね。

髙城　面接に関わらせてもらったなかで、応募者がどう自己アピールするのかを見ているととても勉強になりましたし、その後のミーティングもいい経験になりました。そこで思うのは、「**海軍病院でどんな1年を過ごして、最終的にはどうなりたいのか**」、**短期的・長期的なプランを話せる人はとても目立ちます**。「推薦状がほしいから」とダイレクトにおっしゃった方もいましたが（笑）。

北原　それ僕、言っちゃいそうです（笑）。

 ## 海軍病院の利点と欠点

桑原　留学したいと考えている方には間違いなく利点があります。私を含む同期6人は卒業後に全員留学しています。**一つのドアを開けると、その次のドアも開いていく運命の瞬間がある**と思います。私も海軍病院に行ったことで、そうした運命のドアが次々と開いていきました。また、沖縄で家族との時間をもてたことも大きかったです。夜泣きする長男を抱いて妻と二人で夜道を歩いた記憶は、この先もずっと忘れることはないですし、次男が妻に宿ったのも沖縄でした。欠点は思いつきませんが、沖縄は交通費と家賃が高いことぐらいでしょうか。

髙城　こんなに楽しかった1年はないです。「アメリカのキャリアを目指す」と声を大にして堂々と口にして行動できるというのはとても大きかったです。日本の病院にいると、留学を目指すというのはマイノリティで、忙しい日常業務のなかでUSMLEを勉強しているというのはなかなか理解されにくい。**海軍病院ではフェロー6人が同じ目標をもっていて、病院もそれを支援してくれます**。あとは、横須賀海軍病院は米軍基地のなかにあるので、スーパーマーケットやボウリング場・映画館など、アメリカの町の文化や雰囲気が味わえてすごくよかったです。欠点というと、学生・研究生のような立場に戻ることになるので、もどかしい場面に出くわすこともあり、フラストレーションがたまることもあると思いますが、それぐらいです。

髙城先生のSNS等はこちら！

Blog

Dr.Andrea Donalty の思い出

沖縄に行ってよかったなと思うことの一つに、小児科部長の Dr.Andrea Donalty との出会いがあります。Dr.Andrea Donalty の存在なしには、私はアメリカに辿り着くことができませんでした。

ある重症患者さんを沖縄の小児病院に搬送する際、Dr.Donalty と 2 人で車に乗って向かっていました。Dr.Donalty が美しい青い海と空を見ながら、ぽつりと一言。「ノリ、人生で起こることには何か意味があるのよ。そのときにはその意味がわからなくても」。Dr.Donalty はきっとその小児患者と家族のことや、アメリカ人である自分が沖縄にいる意味をいろいろ考えていたのでしょう。この言葉は今でもずっと心に残っています。

Dr.Donalty は包容力のあるとても優しい方で、いつも私を励まし続けてくれました。Dr.Donalty の言葉は、医者として、1 人の人間として、今でも忘れられません。（桑原）

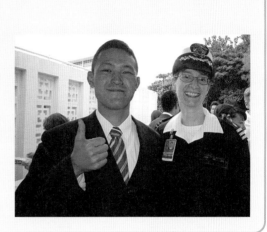

🇺🇸 心臓外科医
🅺たはら

初心者のための留学用語解説⑦

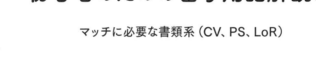

🇺🇸 小児神経科医
🅺わばら

マッチに必要な書類系（CV、PS、LoR）

🅺 マッチ時に必要になる書類について教えてください

🅚 CV や PS、LoR があります。**CV は履歴書のことですが、**ラテン語では Curriculum Vitae で「**人生の行路**」という意味です。

🅺 そうなんだ！

🅚 トリビアですよね。学歴、職歴、論文、出版物、受賞歴などを、長めの文章でつぶさに描出します。マッチに限らず、アメリカでは進学や就職活動の際に提出を求められます。混同されやすい言葉に**レジメ Resume** があります。これは CV を短く簡潔にまとめたもので、アメリカではこの 2 つははっきり区別されています。

🅺 CV には何を書くといいのですか？

🅚 **自分を売り込むための材料なので、できるだけ内容を詰め込みます。**先ほどの内容以外にも、資格、査読経験、またボランティア経験も記載すべきでしょう。

🅺 チームWADAインターンもボランティアとして書けますか？　僕の YouTube は？

🅚 チームWADAインターンの経験はぜひ書くべきです。YouTube も多分大丈夫なんじゃないでしょうか（笑）。私は自分の CV に、テネシーでのアイスホッケーチームの

コーチ経験や、ミシガンの地方紙での育児相談コラム連載経験なども、ボランティアとして加えました。

🅺 自分の売りを何でも書くのですね。PS というのは？

🅚 **PS** は Personal Statement 志望動機書です。僕は「**自分との対話**」と説明しています。自分と向き合い、今後成し遂げたい夢や希望を具体化して、面接官に自分の熱意をわかってもらうための書類です。**いかに熱量を伝えるか！が重要です。**

🅺 僕も昔書いたはずなんですが、何も覚えていません（笑）。LoR とは何ですか？

🅚 **LoR** は Letter of Recommendation 推薦状ですね。**米国の専門医をもつ医師に書いてもらうと効果的**といわれています。最近面接官の立場で LoR を読んでいて思うのが、日本人医師の書いた LoR のフォーマットはアメリカ人のものと違っていて、なかなか思いが伝わってこないことがあります。そういった要素がマイナスに働くことは十分あると感じています。それもあって、現在 LoR をうまく書くための本を執筆中です。

🅺 それは楽しみです！

> チームWADAインターン
> 募集はこちら➡P.186

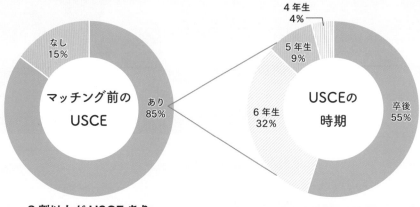

マッチング前の USCE
なし 15%
あり 85%

USCEの時期
4 年生 4%
5 年生 9%
6 年生 32%
卒後 55%

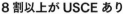

8 割以上が USCE あり

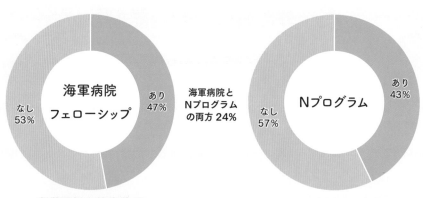

海軍病院フェローシップ
なし 53%
あり 47%

海軍病院と
Nプログラム
の両方 24%

Nプログラム
なし 57%
あり 43%

**留学医師の約半数が
海軍病院卒業生**

高城先生、
この結果どうですか？

マッチングのときに各プログラムが求める USCE が異なる可能性があるので注意が必要です。1カ月間のオブザーバーシップでよいというところもあれば、1年間の実習を最低条件にするプログラムもあります。医学生にとっては、大学などを通じた 1カ月程度のエクスターンシップ・オブザーバーシップが現実的に可能な USCE だと思いますが、**医学部卒業後海軍病院で 1 年間研修しておくことが USCE という観点では安全です**。ただし、USCE を得ようとして卒後年数が経ってしまうとマッチングにはマイナス要素になりかねないため、卒後年数と USCE のバランスが最も重要だと思います。
内科の先生にとっては N プログラムでの合格がマッチを意味し、留学への近道ですが、ほかの科では違います。診療科によって N プログラムの重みが変わってくることに注意が必要です。内科の先生は海軍病院で USCE を積むことよりも、N プログラムを優先する傾向にあるかもしれません。N プログラムは卒業生を中心に幅広いネットワークがありますので、コネクションを広げるためにはどの診療科の先生にとっても貴重な機会になります。

米国でマッチするには、どんな科であっても、USCE の経験が必須になりつつあります。米国で勤務した経験がないか、もしくは有力な医師からの推薦状がないと、面接にすら呼ばれません。このアンケート結果では、マッチ前の USCE は 85％ ですが、この割合は今後さらに増えていくことでしょう。

志願者に USCE がないと、マッチした後にプログラムで能力が発揮できるかどうか保障もなく、雇用者側としては採用しづらいでしょう。私もミシガン小児病院で小児神経科レジデントの面接に携わっていますが、**書類選考から面接に呼ばれる志願者はほぼ間違いなく USCE があります。**何度も申し上げますが、マッチを考えるのであれば、その前に USCE を何とかして得ることを目指しましょう。私は Step2CS に 1 回落ちた際に、当時の英語力では臨床留学を目指すには難しいと思い、海軍病院を目指すことにしました。ただ、応募した最初の年は沖縄・横須賀海軍病院いずれにも合格できず、その翌年に沖縄海軍病院にかろうじて補欠合格。たまたま合格者のひとりが沖縄・横須賀両方に合格しており、その方が横須賀に決めたため、運良く繰り上がって合格となりました（棚ぼた合格です（笑））。今はさらに横田空軍病院、三沢空軍病院にもプログラムが拡大され、これから海外を目指す方にはさらに選択肢が広がりました。うらやましい限りですね。

海軍病院で勤務する理想の時期は、人それぞれ異なります。卒後 5 年以内でないと志望科やプログラムによっては足切りになることもあり、理想的には卒後 3〜4 年目で勤務できれば理想です。しかし、卒後 3 年目で勤務するとなると、忙しい臨床研修医 2 年目の間に休みを取り、海軍病院エクスターンや面接に行かなくてはいけません。臨床研修医 2 年目の間にその時間が取れるかどうか、それは勤務先にもよるでしょう。また、私が卒後 12 年目で沖縄海軍病院に勤務したように、30 代半ばになっても臨床留学する方も少なくないので、**本当に臨床留学をしたければ何より「諦めない」ことが大事ですね。**

私が医学部を卒業した 2001 年ごろには臨床留学の情報は本当に限られていました。一部の出版社による留学書籍のみが唯一の情報源でした。その当時と異なり、現在の医学生や医師はインターネット上で（留学医師 LIVE を始めとして）臨床留学の情報にすぐにアクセスできて、さらに医学部在籍中からエクスターンシップ・オブザーバーシップに参加できるので、本当に恵まれていますね。そうした機会を有効に使って、ぜひ若いうちからアメリカに限らず、海外の医療を経験されるのがいいでしょう。将来、留学するにせよ、しないにせよ、**そうした海外経験はグローバル化が進む医療界において人生の大きな糧となるはずです。**

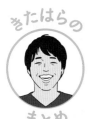

きたはらの まとめ

安定の桑原先生と、超がつくほど優秀な小児科医の髙城先生コンビに解説してもらいました。2 人が同じテーマについて話をすると、どちらも遠慮してあんまり話さなかったり、1 人が話しすぎてもう 1 人が話さなくなったり、同じ話題が被ったりとうまくいかないことが多いのですが、この 2 人と話したときはそれがまったくなく、事前に 100 回くらいリハーサルをして臨んだかのごとく完璧に分担して話をしていました。さすが海軍病院卒業生、ピシッとしてます。

インタビューからはとにかく海軍病院から得られるものが多いことがわかります。アメリカの病院には軍の関係者や昔働いていた人がかなり多くいるので、海軍病院で働いていた経歴が話題になったり、いい印象をもたれたりして面接や就職活動で有利に働くこともあるみたいです。

まとめると、**海軍病院のフェローシップは可能な限り入り込むことがおすすめ。**ここで USCE や推薦状を獲得することを作戦に組み込んで戦略を立てるといいですね。

「How どうやって留学する？」の最後は、あまり話題に挙がらない PhD と留学についての話を聞いていきます。

意外とレア？
PhD を武器にする！

内科

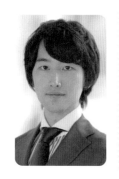

Nishimura Yoshito
西村 義人 先生
ハワイ大学 内科

2015　岡山大学医学部卒業
2015　岡山大学病院　初期研修
2018　厚生労働省（G20 保健大臣会合担当）
2019　岡山大学病院　総合内科・総合診療科

レジデンシー
2020　ハワイ大学　内科

インタビュー
動画はこちら

 PhD・MPH を取得してから渡米！

北原　留学のきっかけはなんだったのでしょうか？

西村　昔から腫瘍内科に関心があり、腫瘍内科のトレーニングはアメリカが確立されていそうだなと思ったことですかね。医学生時代から USMLE を受け始めて、日本で学位も取りつつ、医師 6 年目に渡米しました。

USMLE については こちら ➡P.044, 052

北原　さらっと言われていますが、簡単じゃないですよ！

西村　もうちょっと大変そうに話したほうがいいですか？

北原　そのほうが共感できます！（笑）。留学してからの生活はどうですか？

西村　内科 1 年目は病棟管理などをしていて、朝 5 時半には病院にいます。ハワイは日本人が多いですが、病院内にはいろいろな人種がいて、みんな早口で英語を話しますので、初めの 2〜3 カ月は慣れなかったですね。英語のチューターを雇って、病院外でも英語の勉強をするようにしていました。日本にいるうちからチューターと話す機会を定期的に作っておけばよかったなと、渡米後に思いましたね。最近はオンラインでどこにいても英語を勉強できますし。

北原　ハワイ大学の特徴みたいなのってあるのですか？

西村　ハワイならではの特殊な感染症があったり、アメリカ本土でもあると思うのですが、薬物中毒（特にメタンフェタミン）が多かったりしますね。マーシャル諸島やサモアなどから医療を求めてくる人も多く、患者の人種は非常に多様です。オアフ島内の複数の病院をレジデンシー中にローテートしていきます。

西村先生の SNS 等は こちら！

北原　先生はなんか完璧にみえるから、人生において「あちゃー」って思ったこととかあるのですか？　なさそうですけど。

西村　僕の人生まだそんなに長くないんで（笑）。リスクヘッジはしてますけど。

Twitter

北原　うーん、なんか答えもスマートだ。
ここからは PhD が留学に有利に働いたのかどうか教えてください！

Instagram

—— \ もっと教えて！ / ——

PhD・MPH 取得と留学

Q 日本で PhD を取得するのにどのくらいかかりましたか？

大体 4 年くらいです。僕は初期研修とほぼ同時に大学院を始めました。初期研修中は忙しくてあまり進まず、後期研修医になってから本腰を入れました。ここで学んだ研究手法は今でも役に立っています。ただ、基礎研究・臨床研究どちらにもいえることですが、研究に 24 時間命をかけている人間には敵わないなぁとも感じました。

Q PhD があるとよいことはありますか？

アメリカに来ても、「何かの分野を極めた人」と認識してもらえますし、インタビューで「どんな研究をしているの？」と話が盛り上がったりします。日本では「PhD をもっている」といってもあまり話題になりませんが、アメリカでは「どうして取ろうと思ったのか？」「どうやって取ったのか？」ととても関心をもってもらえます。**PhD 取得者はとても少ないので、激レアです。**

Q ハワイ大学に PhD をもっている内科レジデントはどのくらいいますか？

学年 20 人程度のうち 1 人いるかいないかです。

Q PhD があるとマッチングに有利ですか？

マッチングの際に PhD の有無でスクリーニングをかけることはないと思いますので、インタビューに呼ばれやすいかという点では役に立たないと思います。マッチとアンマッチで PhD 取得者の割合はほぼ変わらないです。PhD が有利に働く分野がないかみてみても、そもそも PhD をもっている人の数が少ないので、断定的なことを言うのは難しいですね。ただ、**研究ができるということは、インタビューにこぎ着けさえすれば役に立ってくる**と思います。

US IMG vs. non-US IMG におけるマッチ・アンマッチの背景

指標	US IMG		Non-US IMG	
	マッチ (n=2,442)	アンマッチ (n=1,932)	マッチ (n=3,484)	アンマッチ (n=2,615)
1. 志望するスペシャリティでランクしたプログラム数（平均）	7.6	2.3	6.6	2.4
2. 志望外のスペシャリティでランクしたプログラム数（平均）	1.4	1.5	1.2	1.4
3. USMLE Step 1 スコア（平均）	223	213	234	223
4. USMLE Step 2 スコア（平均）	234	223	240	230
5. リサーチ経験数（平均）	2.0	2.9	2.5	2.6
6. アブストラクト、プレゼンテーション、パブリケーション数（平均）	3.3	4.5	6.6	7.0
7. 実務経験数（平均）	4.3	5.6	6.1	6.4
8. ボランティア経験数（平均）	4.7	4.2	4.1	3.9
9. PhD の取得者（%）	1.2	1.9	3.0	3.0
10. そのほかの学位保持者（%）	20.7	30.0	20.6	26.0

（THE MATCH® National Resident Matching Program®. Charting Outcomes in the Match: International Medical Graduates. Characteristics of International Medical Graduates Who Matched to Their Preferred Specialty in the 2018 Main Residency Match 2nd ed. https://www.nrmp.org より引用）

Q MPH（公衆衛生学修士）を取得するのにどのくらいかかりますか？

大体 2 年くらいですね。アメリカに行く予定が少し延期されたので、その間にできることはないかと思ったとき、先輩に教えてもらったのがきっかけでした。

UC バークレーで履修し、ほぼオンラインの講義でした。なので仕事しながらでも取得が可能です。あとは年に 2 回スクーリングがあります。要領よくやれば時間は圧縮できますが、バークレーが公的に設定している授業時間は 15〜16 時間/週です。

お金でいうと、ジョンズ・ホプキンスは 3 年間で 900 万ぐらいかかると聞きます。バークレーはその半分以下です。

お金と時間はかかりますね。

インタビューに呼ばれやすくなるかという点では役に立たないと思いますが、臨床留学後に周囲と研究、疫学・統計などで差をつけたいというのであれば、大いにありではないかと思います。

一方、臨床留学をしようと思うと、卒後年数での足切りが気になると思います。PhD を取るために時間を使ってしまい、機会を逃すのは本末転倒だと思います。

また、日本の大学で一定以上の役職に就くためには“取って当たり前”という雰囲気はありますので、**いつか日本の大学に戻ることを考えているのであれば、取得しておく必要はある**と思います。

留学医師 100 人のデータから読み解く！
PhD・リサーチ・論文

最新のデータは
チームWADA公式 HP へ➡

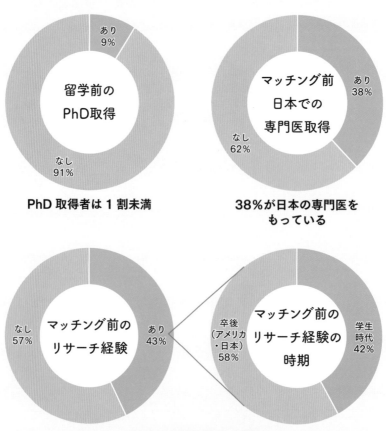

PhD 取得者は 1 割未満

**38％が日本の専門医を
もっている**

**リサーチ経験者は 4 割
そのうち 4 割が学生時代に研究を行っている**

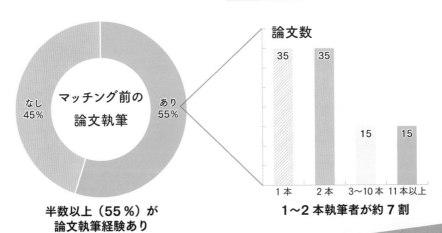

マッチング前の論文執筆

なし 45%　あり 55%

半数以上（55 ％）が
論文執筆経験あり

論文数

1本	2本	3〜10本	11本以上
35	35	15	15

1〜2 本執筆者が約 7 割

西村先生、
この結果どうですか？

PhD取得者は10%未満ということで、National Resident Matching Program（NBME）の公式データに表れてはいませんが、ほかと差をつける武器の一つにはなるのかもしれません。「リサーチ経験の有無」については、"医学生時代" という回答が半数程度を占めており、これはおそらくどの医学部でもあるだろう学部生時代の「研究インターンシップ」などをリサーチ経験として回答されている方が多いのかなと感じました。"医学生時代" を除くと「リサーチ経験あり」となるのは全体の約 20% 程度ということになりますね。「論文数」については、"症例報告・ピクチャーペーパー" と "原著論文" では非常に大きな差があります。今後論文のカテゴリーについてもデータがとれれば面白そうです。最近、同僚の論文執筆・研究を支援する機会が非常に増えました（現在 30 プロジェクト程度）。**レジデンシー後にフェローシップを目指す場合、研究・執筆はマッチ率を上げる非常に重要な要素になるため**、AMG・IMG にかかわらず皆 2 年目あたりから真剣にその機会を探し出す傾向があるようです。マッチをした後も見据えると、研究・執筆経験は大きく活きてくるのかもしれません。

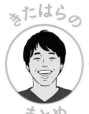

きたはらの
まとめ

西村先生は見た目、話し方、考え方などスマートガイですが、実は筋トレ、しかもウェイトリフティングをやっていたムキムキガイでもあるんです。文武両道のスーパーバージョンですね。

基本的にはどんな資格をもっていても損をすることはないのだから、**PhD だろうがなんだろうが取れれば取っておくことはいいこと**だと思います。ただ、大事なのはそれを得たうえで何をやっていくのかです。そこが空っぽだと意味の少ないものになってしまいます。西村先生のように明確な理由をもったうえで取得することで相乗効果的に留学における一つの強みになっていくのかと思いました。もし仮になんとなく PhD を取った人がいたら、せめて「空っぽじゃないよ。意味あるよ」と意味を作り出して面接などに臨むのがいいでしょうね。あと、アメリカで PhD 取るのものすごく大変そう（取った人知らないから詳しくは知らないけど）なので、日本で取れるならとったほうがいいと思います。取りたい人は。

論文に関しては、もちろん原著論文を書くのがベストですが、ケースレポートでもなんでも書くことが大事だと思います。1 と 0 だとだいぶ印象が違います。**医学生から始められる留学の準備の一つとして、論文執筆を強くおすすめします。**

続いては「Who どんな人が留学する?」です。今まで 100 人以上の留学医師にインタビューしてきましたが、その個性的な集団のなかでも「この人はちょっと普通と違う」と思った 2 人の先生の話です。特殊なケースですよ。

アイスホッケーが意外な強みに！
好きなものを選び続けていたら
思い描いた未来に辿り着いていた

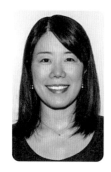

Nakajima Yuko
中嶋 優子 先生
エモリー大学　救急部

2001	札幌医科大学卒業
2001	沖縄米国海軍病院　インターン
2003	浦添総合病院　麻酔科・救急総合診療部
2005	都立墨東病院　麻酔科

レジデンシー
2010　イェール大学　救急医療科

フェローシップ
2014　カリフォルニア大学サンディエゴ校（UCSD）　救急医療/災害医療
2015　UCSD Clinical Research Scholar

2017　現職

インタビュー
動画はこちら

 どの道を選んでも目標に辿り着ける！
アイスホッケーに熱中していたインターン時代

中嶋　札幌にいた学生時代の6年間、アイスホッケーにすごくハマっていました。帰国子女なので、いずれは海外に修行しにいこうと小さいころから漠然とは思っていました。卒後すぐ、USMLEの勉強やコネクション作りをする目的で沖縄海軍病院のインターンになりましたが、沖縄にもアイスリンクがあったことで、その予定はだいぶ疎かになってしまいました（笑）。沖縄はアイスホッケーの競技人口がまだ少なかったので、毎日のようにアイスホッケーをすることができました。そのころちょうど沖縄県のアイスホッケー連盟が初めて女子チームを作りたいとのことで私に白羽の矢が立ち、それを喜んで引き受けました。卒後2年目は昼間は検診医をし、夜はほぼ毎日アイスホッケーという生活でした。沖縄県初の女子チームは弱かったのですが九州大会にも出場し、沖縄県では話題になりました。

海軍病院については
こちら
➡P.060

USMLEについては
こちら
➡P.044,
052

北原　面白いですね〜。大学時代に戻れるのであれば、何をしたいですか？

中嶋　同じような学生時代を送りたいですね。USMLEを卒後数年経ってから勉強し始めたときは結構苦労しましたし、もっと早くやっておけばよかったとも思ったのですが、**後悔はまったくないです**。思いっきりアイスホッケーをやって、仲間を作って、すごくよかったと思います。

 「合わない」と思ったらすぐに次の道へ

北原　海軍病院インターン、検診医の後、東京大学胸部外科に入るも嫌になって3カ月で辞めたということですが、その経緯を教えてください（笑）。

中嶋　言っていいのかな（笑）。まず入局して1番驚いたのが、オペに入っても第5、6助手くらいで、オペの様子が全然見えなかったことです。これでは10年目になってもほ

とんど経験が積めないのでは……と衝撃を受けました。思ったより長年にわたる相当な忍耐が必要だと悟り、1 カ月で辞める決心をしました。

北原　早いですね（笑）。辞めるのもなかなか大変だと思うのですが、どうでしたか。

中嶋　あまりに早すぎて、教授にも「史上最短だね、君」と驚かれ、意外と怒られず、「3 カ月はやってみたら」と説得されました。ほかの先生方にも「辞めてどうするの？」と心配されました。辞めた後の計画も全然立てていなかったのですが、とにかく辞めることが最優先でした。

3 カ月ほどはスポットで検診などのバイトをしてフラフラしていましたが、あるときそのスポット勤務の会社から「沖縄の浦添総合病院が救急総合診療部を立ち上げるにあたって若手の医者を探しているのでどうですか」と誘われました。実際に入職してみると救急総合診療部はまだ始動しておらず、しばらくは麻酔科に在籍することになりました。でも麻酔科も面白くて、救急総合診療部ができてその初期メンバーとなってからも、救急と掛け持ちしていました。

北原　新しいことにチャレンジすることは不安ではなかったのですか？

中嶋　実は胸部外科でオペが何も見えないときに麻酔科を見ていて、手技が結構あって楽しそうだなと思っていました。麻酔科にとりあえず派遣されたときにも抵抗はなくて、むしろ嬉しかったです。救急も昔から興味はありました。**求められるところでやってみようと飛び込んでみるのもいいと思います。**

マッチングではユニークな経歴が有利に

北原　USMLE はいつ受験したのですか？

中嶋　麻酔科医として勤務しながらの勉強は私にはできませんでしたので、常勤を辞め、受験生のように勉強に集中しました。ECFMG が取れるまで 1 年半〜2 年かかりました。その時点でマッチングに応募したのですが、時期的にほとんどが締め切った後で、唯一空いていた施設に応募したもののダメでした。もう 1 年待つことにし、その間にStep3 も取りました。救急レジデンシーのプログラムに 100 カ所ほどアプライし、インタビューのオファーは 8 つほどでした。

留学に向けて動いたのは遅かったのですが、その間のいろいろな経歴がプラスになったんだと思います。施設やプログラム、プログラムディレクターにもよりますが、リサーチの実績や経歴がユニークな人を採用したいと考えるところもあります。もちろんアメリカ人の「まっとう」系の医学生を好むプログラムも多いですが、当時のイェール大学救急科はユニークな経歴の人を年に 1 人は採用するプログラムディレクターでした。**そのプログラムディレクターは沖縄県初のアイスホッケー女子チームを作ったというエピソードにすごく反応して、気に入ってくれた感触でした。**

ECFMG については
こちら
➡P.044

北原　ここでアイスホッケー（笑）。

憧れだった国境なき医師団での活動

北原　そのころ国境なき医師団での活動も始めたのですよね。どうしてこのタイミングだったのですか？

中嶋　高校生のころからかっこいいと思っていて、大学入学時は国境なき医師団が 1 番の目標だったのです。でも医学部中はほかのものに興味が出てきたこともあり、卒業時に

はすっかり忘れていました（笑）。マッチングのころに少し時間ができたことで思い出し、応募しました。

レジデンシー2年目になると、1年間に1カ月の選択期間が与えられるようになります。その期間を使い、麻酔科医として海外派遣に行っていました。レジデンシーとフェローシップ中は毎年のように1カ月間*の短期海外派遣に行っていました。

＊現在は外科系派遣でも最低で6週間要求されます。

日本人初の EMS 専門医取得！

北原 エモリー大学ではどのような仕事をしているのですか？

中嶋 救急部のなかでもプレホスピタル災害医療（病院前救護）セクション所属で、災害医療よりもプレホスピタル EMS（Emergency Medical Service）をやっています。エモリーでの仕事は臨床業務が80%、民間の救急搬送組織での Medical Director 業が20%です。救急隊・パラメディックのトレーニングや、組織のプロトコルの見直しや改定、薬剤・機材の決定、また、組織の代表として州全体のプレホスピタル関係者達との定期的な会議に出席したりしてます。また、日本とのコネクションや国境なき医師団のバックグラウンドにより、グローバルヘルスセクションにも所属しています。EMS 関連のリサーチにも細々と取り組んでいます。

北原 国境なき医師団での活動も継続しているのですよね。

中嶋 入職時に交渉をして、年に1カ月は派遣のために休めるように契約しました。12カ月分の臨床ノルマを11カ月でこなすという条件です。そこに自分の有給などを繋げて6週間くらいまとめて時間が取れます。

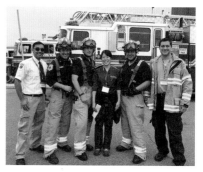

やりたいことにつながる道はいくらでもある

北原 先生のお話を伺っていると、どの道に進んでもやりたいことに辿り着けるんだなと思いました。本当にいろいろな道がありますよね。職場を変えることや転科すること＝キャリアを閉ざす、と感じている人は多いと思いますし、僕も先生の話を聞くまではそうでした。

中嶋 東大を辞めて進路がまったく決まっていないときは、不安といえば不安でした。同級生は皆バリバリ頑張って急成長している時期でしたし。でも、**医師の資格があれば何とでもなります**ので、そこまで不安でもなかったです。

卒後20年目になった今振り返ってみると、迷ってフラフラしていたころの経験の点と点がつながり、現在に至っている状況がみえてきました。アイスホッケーも、胸部外科も、イェール大学でのマッチングもすべてです。

北原 学生が自分の進みたい道がわからないとき、どうやって見つけたらよいですか？

中嶋 まず、外科系・内科系・精神科系の大きく3つのうち、自分に合うのはどれかを学生のときに漠然とでもわかっていればいいといいますが、初期研修でいろいろな科を回ると、「これはなんか好き」とか「これはなんか違う」と感じるものがあると思います。かなりフラフラした私でも最終的にはしっくりくる分野に落ち着けたので、みなさん大丈夫だと思います！

中嶋先生のSNS等はこちら！

Twitter

Instagram

—— \もっと教えて！/ ——

国境なき医師団

インタビュー
動画はこちら

Q　入団審査と合格率は？

専門医を有し、所定の手技などができたり教えたりできたりすることが条件です。私が応募した12年前は、書類審査後、派遣前研修といって、ほかの応募者と1泊2日の共同生活をしました。現在は新型コロナウイルス感染症の流行を受け、2日間のオンライン研修になっています。実際の派遣を想定したロールプレイなどのグループワークにより、適性、英語力と協調性などを評価されます。当時の合格率は約50%でした。

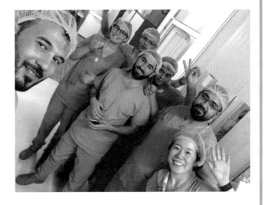

Q　日本人は何人くらい？

国境なき医師団のアソシエーション会員といって、海外派遣に行くような会員は約220人で、私もその1人です。ほかに国境なき医師団日本の事務局で働いているスタッフは80人くらいです。

Q　派遣期間の平均は？

外科系は6週間〜3カ月、内科、小児科系はもう少し長くて、最低6カ月〜です。

Q　給料は？

自国での家賃が払える程度の生活費が支給されます。派遣期間中の移動費や生活費などは全額賄われます。この期間の支出はほぼないです。

Q　何科の医師を募集している？

産婦人科や麻酔科、外科系、救急、集中治療、小児科や内科、感染症科医などを募集中です。時期によって多少変動があるので、国境なき医師団のWebサイトを参照してください。

国境なき医師団
Webサイト

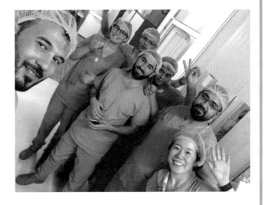

Q　国境なき医師団は危ない場所に行く？

本当に危ない場所でのプロジェクトは実際にはあまりなくて、セキュリティもしっかりしています。酷い目に遭った患者さんたちにアクセスできるくらい近く、安全が保てるような場所が確保されています。国境なき医師団には凄腕のロジスティシャンがそろっていて、心おきなく医療を提供できるように環境を整備してくれています。どんな辺鄙な場所でもwi-fiはつながりますし、電気も通っています。普通ではアクセスできないようなところでも、医療物資が十分に届くようなルートもちゃんと確保されています。ワクチンなどもきちんと質を担保しながら運ばれますし、保存保管も万全です。

プロジェクトはさまざまです。紛争地でのテントやプレハブ使用のプロジェクトもあれば、野戦病院感のない感染症系のプロジェクトもあります。

Q　治療戦略はどう決める？

WHOと大体共通するようなガイドラインがあります。ただ、さまざまな国の、さまざまなバックグラウンドの医師がいますし、患者さんも皆それぞれです。そして、医療は必ずしもガイドラインやプロトコル通りに当てはめられるものでも、するべきでもないのが現実です。

Q　最も印象的だった派遣場所は？

初めての派遣先だったナイジェリアの外傷プロジェクトは衝撃的でした。外傷のレベルがそれまで見たこともないような、酷い銃創、ナタのようなものでグッサリと切られた裂創、骨がズタズタになっているような交通外傷などでした。教科書でしか見たことがないハロタンというものが全身麻酔で使われ、ケタミン麻酔もたくさん行われていました。日本とは症例も医療もまったく違い学ぶことがとても多く、たくさんの出会いや発見があり、やりがいがあり、楽しかったのです。それからほぼ毎年、派遣に行くようになりました。

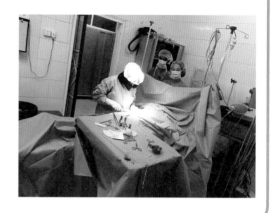

留学医師 100 人のデータから読み解く!
学生時代にできること

最新のデータは
チームWADA公式 HP へ→

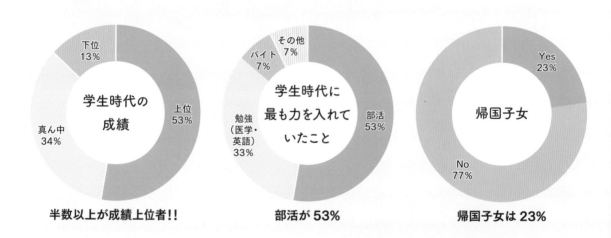

学生時代の成績
- 下位 13%
- 上位 53%
- 真ん中 34%

半数以上が成績上位者!!

学生時代に最も力を入れていたこと
- その他 7%
- バイト 7%
- 部活 53%
- 勉強（医学・英語）33%

部活が 53%

帰国子女
- Yes 23%
- No 77%

帰国子女は 23%

学生時代にやっておいてよかったこと
1 位	英語の勉強（USMLE 含む）	30%
2 位	部活	
3 位	留学・短期留学	

学生時代にやっておけばよかったこと
1 位	勉強（特に英語）	52%
2 位	研究・論文	
3 位	なし	

中嶋先生、
この結果どうですか？

とっても面白いアンケート結果ですね！ 自分の大学時代の知り合いで臨床留学をした人はいないので、ほかの留学ドクターがどんな感じなのかわかってよかったです。大体みんな部活を一番頑張っていて、もっと英語の勉強をしておけばよかった……というパターンが多いのですね（笑）。でも逆に、部活を頑張っていた基盤ってやっぱり役に立つのかなと納得いたしました。**好きなことに一生懸命打ち込むという心意気**が留学を成し遂げられることにも大いに関係あるのですね。また、帰国子女といっても期間と年齢、場所などによってレベルがかなり多様だと思いますが、帰国子女が約 1/4 は意外に多いなと感じました。そして 3/4 以上は帰国子女でもないことはやはりすごいことだなと思いました。このようなアンケートは今までになく、これから留学を目指している皆様にも私たち海外で臨床をしている医師にも興味深いと思います。

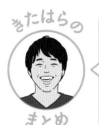

きたはらの
まとめ

中嶋先生は本当に面白い。経歴が面白いし、話も面白い。いろいろな経験がそうさせているのか、もともと面白かった人がいろいろな経験をしているのかわからないですが、もう最高に面白いです。

恥ずかしいことなんですが、僕は医局や診療科を短期間で辞めてしまう人をみると、その人はダメな人って決めつけていたんですよね。ましてやその人に留学なんて絶対無理だろって思ってました。それこそ中嶋先生に会って話を聞くまでは。中嶋先生はそんな僕がもっていたダサい先入観や偏見みたいなものをきれいに取り払ってくれました。中嶋先生は過程よりもその人がもつ考え、やりたいことを目指して頑張る力、みたいなものが、なりたい自分になるために必要なものだということを教えてくれました。これは留学に限った話ではなくて、すべてのことにつながる話だと思います。**自分がやりたいことがあったら、どこに所属しているとか、科や職業を変えるとか、そんなことはめちゃくちゃ小さいこと**なんですよね。

留学医師の学生時代のデータをみていきましょう。意外にも 53% の人が学生時代部活に最も時間を注いでいたっていうのが、自分と似ててすごい親近感を覚えました。一方で、成績上位者は結構多いですね～。レジデントから留学している人は僕なんかからするとかなり英語ペラペラなのですが、そんな先生たちの約 5 割が「学生時代にやっておけばよかったこと」に「英語」と回答しているのにはびびりました。僕は迷わず「合コン」って回答しましたね。帰国子女が 23% と意外と少ないのも驚きです。みんな元の英語力は一緒で、そこから努力して上手に話せるようになっていったことがわかります。「学生時代に何をしたらいいですか？」とよく質問を受けますが、答えは簡単、英語ですね。

続いては最難関のアメリカ小児外科医のポジションを獲得した唯一の日本人医師の話です。しびれます。

フェローシップ面接のためにフランス語を習得！
「できると信じること」が不可能や限界を覆す

小児外科

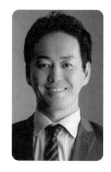

Miyata Shin
宮田　真 先生
セントルイス大学・カーディナル・グレノン小児病院　小児外科

2003　岡山大学医学部卒業
2003　手稲渓仁会病院　初期研修
2005　松山市民病院　外科
2007　沖縄海軍病院　インターン

レジデンシー
2008　プロビデンス病院メディカルセンター　外科
2009　メリーランド大学メディカルセンター　外科

フェローシップ
2013　チルドレンズ・ホスピタル・ロサンゼルス　外科集中治療
2018　CHU Sainte-Justine　小児外科

2014　ロサンゼルス　一般外科医
2020　現職

インタビュー
動画はこちら

奥が深い！　小児外科の世界
どこにも答えがないことも

北原　セントルイス大学では毎日どんなことをしているのですか？

宮田　朝5時から医学生やレジデントがプレラウンドしていますので、僕たちアテンディングはそれに7時ごろ合流します。7時半〜8時には最初の手術が始まるので、それまでにできるだけたくさんの患者さんを診ます。手術は基本的に週2日ですが、それ以外に緊急手術が入りますね。手術の約半数は緊急・準緊急手術で、新生児の手術や腫瘍・外傷の手術もあります。多いのは虫垂炎・ヘルニア・胃瘻造設・留置型中心静脈カテーテルです。外来は週1回やっています。

北原　小児外科のなかで、先生の専門はあるのですか？

宮田　外傷や内視鏡外科です。ただ、セントルイス大学には今僕を含めて常勤外科医が3人だけなので、3人で全領域を診ているという状態です。もっと大きい病院だと専門で棲み分けしているところもありますが、僕は総合的に診られる病院を希望してここに入りました。小児外科は「最後の一般外科」といわれるように、general に診られるところが魅力的だと思います。数百グラムの新生児から肥満手術まで、サイズも症例もバラエティ豊かです。

北原　それだけバラエティがあると、たくさんの経験を積む必要がありますね。

宮田　一生フェローのようなところはあると思います。症例もレアなものが多いので、ケースレポートや過去の論文を常に調べています。僕がカナダでフェローをしていたときのことですが、新生児の先天性横隔膜ヘルニアで、縦隔に肝臓がキノコ上に裂孔しているというとても珍しい症例が運ばれてきたとこがあります。卒後30年目ぐらいのアテンディングですら診たことがない。それぐらい珍しい症例を診ることがあるんです。

北原　典型的な症例ばかりではないというのは大変だと思いますが、刺激的でもありますね。忙しさはどうですか？

宮田　治安の関係上、外傷、なかでも銃創の患者さんが十代〜なかには幼児まで運ばれてくるので、緊急手術が多く、忙しい面はありますね。

日米の小児外科の違いは、守備範囲と症例数

北原　日米の小児外科の違いって何ですか？

宮田　まず、守備範囲が違います。小児外科に限らず日本の外科医は1人の患者さんに対し、手術とその前後の管理に加え、検査、ときには終末期までフォローする方法を学ぶことが多いように思います。北米（アメリカ＋カナダ）だと例えば放射線科・消化器内科など他科が受けもつような検査・治療もカバーしたりしますし、NP/PAや秘書たちが大幅に助けてくれている仕事を受けもっていることも無視できません。また北米の外科レジデンシーでは、外傷・移植外科・小児外科など、全外科領域に渡って手技や考え方を学んでいきますので、例えば移植外科の経験がまったくない「外科医」が誕生することはありません。「アメリカの外科医は手術だけやっていればいいんでしょ」と言われることがありますが、半分は正しくて、外科医は手術を主にやります。もう一つは症例数ですね。アメリカ・カナダでは2年間のフェローシップの期間に800〜1,400症例を経験します。僕がセントルイスにアテンディングとして来て2カ月ですが、すでに100症例を超えています。日によりますが、手術日は1日5〜6症例ですね。小さな手術も多いです。このペースでいくと、年間500〜700症例ぐらいのペースです。

NP, PAについてはこちら
➡P.085
152

アメリカでオンリーワンの日本人小児外科医はどうやって誕生した？

北原　手稲渓仁会病院で初期研修したのですよね。留学に有利でしたか？

宮田　僕がいたのは十年以上前になりますので変わっているところもあると思いますが、アメリカ人の常勤医がいましたので、モーニングレポートで英語のプレゼンをする練習ができましたし、アメリカ人の考え方を知ることもできました。内科にはアメリカの病院とのコネクションがあったのですが、外科には残念ながらありませんでしたので、コネクションという意味で有利ということはありませんでした。アメリカでレジデント・フェロー・アテンディングを経て日本に帰ってきた先生に手稲で出会い、その影響を強く受けて、外科医の道を選んだところもあります。

北原　外科レジデンシーにマッチしたときの流れを教えてください

宮田　海軍病院1年目のときに外科レジデンシーにアプライしたのですが、その結果が出る前に、ミシガンの市中病院からプレマッチのオファーをもらいました。ただ、小児外科は有名大学病院や小児外科フェローシップのある病院でレジデントをやっていないと入るのが難しいところがありますので、市中病院に行っていいのか悩みました。当時の上司に相談したところ、「外科レジデンシーでさえ入るのは難しい。小児外科はいったん諦めて一般外科レジデンシーに潜り込むことをまず考えるべき」とアドバイスをもらい、その市中病院に行くことを決めました。そして、2年目に運よく大学病院に移ることができました。大学病院勤務初日に小児外科をローテーションしたのですが、すべてが面白く、「これしかない！」と思いました。

北原　日本で5年間の一般外科の経験を積んでいますが、外科レジデンシープログラムに物足りなさを感じることはなかったのですか？

宮田　僕は物足りないということはまったくなかったですね。ベッドサイドの手技などにはアドバンテージがあるので簡単には感じることはありましたが、良性疾患の知識ですとか知らないことも多く、毎日学ぶことだらけだったので同じことの繰り返しという感覚はなかったです。

フェローシップ面接のためにフランス語を習得！

北原　アメリカで小児外科に入るにはどうしたらいいと思いますか？

宮田　正攻法としては僕がやった方法ですね。外科レジデントを5年、研究を2～3年やってから、フェローシップにアプライするという方法です。毎年北米で40～45程度のポジションの募集があります。倍率はおおよそ2倍くらいだと思います。1,000症例ぐらいが経験でき、米国小児外科専門医の資格も取れます。ただこの方法は難易度がとても高いです。

　　　もう一つは、北米には外国人のためにインターナショナルフェローシップというプログラムがいくつかあるのでそこから入る方法です。自国で一般外科のトレーニングを受けている人が経験のために1～2年フェローシップができるというもので、研修後は基本的には自国に帰ることが前提です。ただ、アメリカ人正規フェローが優先的に症例を取ることになりがちなので、必ずしも自分の思うままに症例を経験できないことも考えられると思います。

北原　正攻法でいくのはとても難しいのですね。先生はどうしてできたと思いますか？

宮田　しつこく頑張ったということでしょうか。能力的に優れていたとかではないと思います。ミシガン小児病院の桑原先生がおっしゃっていた「望めば行けるよ。ただ、どれだけ望むかだよ」、それに尽きると思います。アメリカ人のエリートが応募するなかでどうやったら自分が行けるかを考え、いくつかの方法を思いつきました。一つは、外科集中治療のフェローシップを経験すること、さらに、筆頭著者の論文をできるだけ多く書くことです。そして、40～45の小児外科フェローシッププログラムのなかにカナダのモントリオールにあるフランス語圏の病院があったので、フランス語が話せれば採用される可能性が高くなるのではと考えたのです。**それだけのためにフランス語の勉強を始めました。**実際、面接の最後に「フランス語はどうなの？」と聞かれたので、ERでコンサルトを受けたとき用のケースを事前に準備しておいて、それをフランス語でプレゼンしました。それが功を奏したのかと思います。もともと語学は大好きでしたし、ロサンゼルスで一般外科をしているときは渋滞が多く、通勤に50分はかかっていたので、その時間にひたすらフランス語を勉強しました。

北原　それはすごいですね。先生は能力が高いだけでなく、工夫して、戦略を立てて、それがものすごい効果を発揮している。なかなかフランス語を一から勉強しようという発想にはならないと思います。そのあとどれだけフランス語が活きてくるかもわからない状況で、です。先生はさらっと言いますけど、すごいことだと思います。

不可能や限界は自分の頭の中で作られたものでしかない

宮田　もし小児外科での留学を目指すなら、「**腹を括れ**」というのが一番大事だと思います。

キャリアにおいても、それ以外でも、**なんとなく過ごしていて、素晴らしいところに行き着くことはまずないです。**行くと決めたのなら退路を断って、10：0で挑んでほしい。「アメリカでのレジデントはおすすめですか？」「フェローシップをやってよかったですか？」とよく聞かれるのですが、そういう質問する方はアメリカに来ることはまずありませんね。躊躇しながらアメリカに来る人を僕は見たことがないですから。先生はロジャー・バニスター効果というものをご存知ですか？

北原　？？

宮田　ロジャー・バニスターは医学生で陸上選手でもあったのですが、彼はそれまで何十年も不可能とされてきた1マイルを4分以内で走ることを達成しました。面白いのは、彼が達成した直後、23人もの選手が同じように1マイル4分を切ったのです。つまり、**不可能や限界は自分の頭の中で作り出したことにすぎない**ということです。僕が外科レジデントになるときも、「無理だ」「やめとけ」という人はたくさんいました。でもやってみれば不可能でもなかった。僕にできたのだから、自分にもできると思ってもらえればと思います。

あとは自戒を込めていうのですが、成功にあぐらをかいてはいけない、ということです。僕はジュニアレジデントとしてはすごくいい外科レジデントだったと思います。日本人に多いと思うのですが、文句も言わず黙々と働く。それでいい評価を得ることができたのですが、レジデントの学年が上がるにつれて、それだけではだめだということがわかってくる。自分が一生懸命働くことだけではなく、人を動かすことも大事だということもわかってくる。**課題を見つけて乗り越えて、また次の課題を乗り越えて、その繰り返し**だと思います。僕も超難関だという小児外科フェローシップを終えましたが、ここで止まってしまってはクビになるという覚悟で、**常にベストを尽くさなくてはならない**と思います。

宮田真先生のSNS等はこちら！

Blog

Twitter

缶ジュースと医学書

日本に行くときに楽しみなことの一つが、毎回新しいものがあり、華やかで種類豊富な缶ジュースや缶コーヒーを見ることです。アメリカにはこのような華やかさも新しさもなく、種類も「コーラ」「スプライト」「ドクターペッパー」「レモネード」「水」と、潔いものです。
医学書の世界でも同様な日米の違いがみられます。日本では「Dr. ○○が教える××」「絶対わかる△△」と、タイトルもキャッチーで自由なものが並びます。分厚い正書はあまり好まれないように思います。
一方アメリカでは、前述のようなちょこまかとした本もありますが、日本ほど乱立しておらず、外科でいえば「Sabiston」「Schwartz」「Cameron」といったデーンとした成書をコツコツと読んでいくスタイルを取る人が多いように思います。
どちらも読む利点はありますが、ちょこまかとした本の利点は、持ち運びやすい、気軽に読める、著者によって違った切り口があることがわかる、などが挙げられます。一方成書を読む利点は、絶対的情報量が多いことのほかに、アメリカの場合ほかの人もだいたい同じようなソースで学んでいるので、同じような思考回路・知識を身につけられることで、ほかの医者と「**共通の言葉**」が喋れるようになることがあると思います。これは、「Dr. ○○が教えるXX」のような本をいくら読んでも、同じ本を読んでいる人が少なければなしえない利点です。
「共通の言語」の存在は、日本よりもアメリカで働いているときのほうが圧倒的に強く感じます。アメリカの医者のトレーニングは、スーパースターを生み出すことではなく、安全で標準的な医療を提供できる医師を育てることに重きを置いています。「誰も知らないコツ」などを多く身につけるというよりは、「共通の思考回路・知識・言語」を必要とする土壌があるのだと思います。

なぜマッチング時に自分が選ばれたと思いますか？（強み）

1位	強いコネクション・推薦状	31%
2位	研究実績・論文	
3位	日本での臨床経験	
4位	USMEL の点数	
5位	人柄・個性・ユニークな経歴	
6位	英語力	

宮田先生、
この結果どうですか？

アメリカ人がレジデントに求めるものを知っている人からの推薦が重要だというのは納得の結果です。そういう意味で、自分の働きを1年間しっかり見てもらえる海軍病院は大きな助けになりえます。レジデンシーに関していえば、医学生と競うわけなので臨床能力や論文の数というよりは、**USMLE の点数や英語を問題なく使えるかのほうが重視される**と僕は思います。アメリカの医学生は日本以上に年齢のばらつきがあります。なので年齢をみて「この人は歳を取りすぎている」と差別されることはあまりないでしょう。一方、卒後年数（PGY）に関してはあまりに多いと敬遠されることはあり、なかには PGY5 以降は採らないなどと明記しているプログラムもあります。
USMLE Step1 の点数化が廃止され、合否発表のみになったことは、基礎医学から遠ざかっている人からすると有利になるのかもしれません。
英語の能力は面接で評価されることになります。よくある質問に対する答えを作って丸覚えする人がときどきいますが、良くないと思います。自分の言葉で喋っていないことがどうしても伝わりますし、そもそも丸覚えに頼らざるをえない英語力であれば渡米してもまともに仕事ができません。かといってまごついて何も言葉が出てこないのでは最悪です。**「何を喋るか」はあらかじめ決めておき、「どう喋るか」は臨機応変に自分の言葉で表現できるだけの普段からの努力が重要です。**

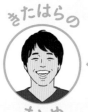

きたはらの
まとめ

もうとにかくすごい。この人がアメリカで唯一の日本人小児外科医だといわれてもめちゃくちゃ納得できます。日本代表って感じです。
フランス語習得の話は**留学における「戦略」の究極の形**だと思いました。腹括ってます。データでは自分がマッチした理由について留学医師に自己分析してもらっていますが、やはりコネクションと答える人が圧倒的に多かったですね。研究論文や臨床能力に関しても挙げている人がいましたが、そのために日本で数年間過ごすことを考えると、これは完全にPGY をとるか、研究論文・臨床能力をとるかのトレードオフの関係にありますね。また、英語力を強みだと回答している人がいましたが、語学にめちゃくちゃ精通している宮田先生も「語学が大事だ」と言っています。いやー**英語めちゃ大事ですね**（汗）。

続いては「Why なぜ留学する？」です。アメリカで小児外科医になる、という夢があるように、留学を目指すのにはさまざまな理由があります。まずは、ハワイに住む夢を叶えるために留学した医師の話です。

「みなさんこんにちは！ 🇺🇸 心臓外科医のきたはらです」

オペ室のフィジシャン・アシスタント（PA）って何？

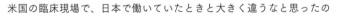

米国の臨床現場で、日本で働いていたときと大きく違うなと思ったのが、フィジシャン・アシスタント（PA）の存在です。PAは手術の助手や簡単な手技をしたり、病棟で患者管理をしたり、外来の手伝いをしたりしてる人達です。要はフィジシャン（医師）の仕事をアシスト（助ける）してるということです。シカゴ大学フェロー時代には4人の手術室PAにとても助けられました。

ジョン・G（仮名）は白髪で恰幅のいい紳士的なPA。 彼は優しく、気が利いてシカゴ大学で最強のPAでした。彼が1人いるだけで、おそらくどんなに難しい手術でもなんとか完遂できるような気になれます。もちろん、技術でいったら僕なんかより格段に手術が上手です。彼がすごいのは、恐ろしく高い技術と心臓外科疾患に関する知識をもっているのにもかかわらず、決して術者に対して不満などを言わず、黒子に徹し圧倒的なサポート力を注いでくれるところです。シカゴ大学から誰か1人だけ連れていっていいよと言われたら、間違いなくジョン・Gを引き抜くと思います。あるいは、可愛い麻酔科レジデントのティファニー（仮名）を引き抜きます。

ジョン・S（仮名）はお調子者。 年はジョン・Gと同じくらいで技術もかなり高いですが、多少自由気ままなところがあります。割とシリアスな状況でも、術野から離れたと思ったら流れてる曲に合わせて歌いだしたりしていました。手術室で助手をしている人が歌うなんて日本では考えられないことですよね、特に緊迫した場面では。日本ではシリアスな状況になったらあんまり関係なくても皆その空気感を共有し、というか共有しないと「こいつは協調性がないな」とか思われてしまいがちです。それが結構ストレスだったりするのですが、それがない自由さ、というか他人にどう思われようと気にしない感が米国のいいところであり悪いところでもあるのかもしれません。僕は結構好きです、手術室で勝手に歌いだす人。しかも、結構いっぱいいます。

ティム（仮名）は最も若手のPA。 イケイケの若手外科レジデントみたいな感じで、隙あらば開胸、第一助手などの手技をやろうとしていました。フェロー時代は手技のとりあいみたいになることもありました。術前の準備も本来はPAの仕事なのですが、僕は手術が早く終わるようにできることはなんでもしようと考えていたので、PAを積極的に手伝って早く終わらせるようにしていました。ティムに一度、「そういうところが俺らPAがヒロのこと好きな理由だぜ」と言われたことがあります。英語や技術力が足りないときでも、そういった細かい仕事に向きあう姿勢みたいなところは確実に見ている人がいて、評価してくれているのだな、となんだか嬉しくなりました。基本的には早く終わらせたいだけだったのですが。

マッケンジー（仮名）は僕と同い年の女子PA。 ロボット手術の助手を担当していました。彼女はロボット専属で普通の心臓手術には入りません。主にロボットのアーム交換や機械の調整ですが、もはや彼女なしではロボット手術が回らないくらいコミットしていました。いずれのPAも一定以上の技術をもっており、というか上の2人のPAは確実に僕なんかよりも手術が上手です。そんな人を助手において冠動脈バイパスとかやっていると「もう、ジョン（G or S）やってよ」と思ったりします。数年前に上司が一度ジョン・Gに「手術、ジョンがやったほうがいいんじゃないの？」と聞いたことがあると言っていました。それに対してジョン・Gは、本心かどうかはわかりませんが、「助手をするということと、手術をするということは違うよ」と返したみたいです。

彼らと僕らの違い、それは経験なのか、責任なのか、知識なのか、なんなのかはわかりません。が、逆に僕ら外科医は、技術はもちろん大事なのですが、それ以外の要素である手術をマネージメントする考え方や、知識、感覚を身につけていくことが大事なのかな、と思うようになりました。

そこにハワイがあるから！
好きな土地で、好きなときに働く

麻酔科

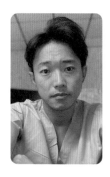

Nagai Ryotaro
永井 遼太郎 先生
Honolulu 麻酔科グループ　麻酔科

2010　獨協医科大学卒業
2010　千葉大学医学部附属病院　初期研修
2012　永井クリニック
2014　帝京大学医学部附属病院　麻酔科

レジデンシー
2016　メイモナイズ・メディカル・センター　麻酔科

2020　帰国。麻酔科フリーランスとして、20 以上の施設で勤務

2021　現職

インタビュー
動画はこちら

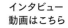

留学の動機はハワイ！？
USMLE Step1 に落ちる……でも諦めない！

北原：どんな学生時代だったのですか。

永井：中学受験では結構真面目に勉強したのですが、偏差値 40 台ほどの私立中高一貫校しか受かりませんでした。大学受験では自分なりに一生懸命勉強し、結果獨協医科大学に拾ってもらいました。学部 1 年目の成績も振るわず、100 人中 90 番台と後ろから数えたほうが早かったです。

北原：ほかの留学している先生と少し違いますね（笑）。いつから留学を志したのですか？

永井：もともと海外やハワイに住んでみたいという漠然とした夢はありました。医学部 5 年生のときに海外研修でサンディエゴに行ったのがモチベーションとなり、その思いはいっそう強くなりましたね。初期研修 2 年目に USMLE の勉強を始めましたが、Step1 で落ちちゃったのです。フルタイムで仕事をしていては受からないと思い、バイト医になって勉強に専念することにしました。2 週間バイト＋2 週間喫茶店に缶詰で勉強する 1 カ月を 2 年間続けて、なんとか USMLE をすべて取り終えました。
その後、帝京大学で 2 年間の期間限定で麻酔科を勉強し、遅めですが卒後 7 年目で渡米しました。友達ができなかったり、英語ができなかったり、最後は COVID-19……といろいろありましたが、2020 年に麻酔科レジデンシープログラムを卒業できました。

USMLE については
こちら
➡P.044, 052

北原：おもしろいですよね、先生。Step1 落ちちゃったとか。

永井：お恥ずかしい話ですけど、誰よりも落ちている自信があります（笑）。Step3 までの 4 回の試験のうち、トータルで 3 敗しています。バリバリ負けてきたので、失敗して、ロースコアな先生でも留学できると伝えたいです。

ハワイ移住の夢が実現
フリーランスの麻酔科医に

北原：ハワイでの仕事について教えてください。

永井：フェローシップをしてないので、一般的な麻酔科医として働いています。ハワイ麻酔

科グループの１つで雇用され、週５日勤の月と、４夜勤の月を交互に勤務しています。レジデンシーでは週 60〜80 時間働いたと思いますが、ハワイではスローダウンして週 40 時間前後に落ち着けたいと思っています。でも、じっとしていることは苦手なので、余った時間は講演活動の準備に充てています。

北原　日本では病院に属するのが基本な気がするので、フリーランスの麻酔科というのは初めて聞きました。時間の使い方などが自由になるのですか。

永井　フリーランスだと休日の概念がなくなりますね。働けば働くだけお金になりますが、逆に働かなければ収益もない不安定さはあります。ただ、金銭面でも優遇されますし、スケジュールも自分で組み立てられます。働きたいときだけ働く、個人的にはそういう形が性に合っているので、いいかなと思っています。僕の所属する麻酔科グループはフリーランスとは異なり、勤務時間や契約内容によって、年収が調整できる仕組みになっています。グループ内の麻酔科医のなかで、選択肢があるのがいいですね。

北原　最高じゃないですか！

USMLE の低スコアはどうカバーする？

北原　麻酔科のレジデンシープログラムに入るには USMLE の高得点が求められると思うのですが、先生はどのようにそこをカバーしたのでしょうか。

永井　僕は苦戦を強いられました。おっしゃる通り USMLE のスコアがとても大事なんですよね。落ちるとか論外です（笑）。落ちたなかで１つ考えたのが、まず「やるかやらないかを決めないといけない」ということです。諦めるというのも勇気ある選択だと思います。留学に本格的に挑戦するのはものすごくエネルギーも時間もお金もかかるので。そして、やる！　と決めたら一度冷静に自己分析をするといいと思います。最低限かかる時間を見積もって、自分が改善できる点と重要なものを照らし合わせていくんですね。僕の場合、スコアがよくなかったので、PS や CV などを見栄えよくするために上の先生にしっかりと添削していただきました。帝京大学麻酔科での研修中、２年という時間をかけ、貴重なコネクション（人とのつながり・ご縁）を育みました。最終的にはそれがご縁になり、ポジションを紹介いただくことにつながりました。皆さんよく勘違いされますが、**ラッキーで生まれるコネクションは本当は少なくて、自分で取りにいって信頼を得てできるものです。まずは多くの人に会う。そこで自分の良い印象や熱意を伝えて、それを維持していく**。それが信用につながり、「推薦してもいいかな」と思われるようになる。これが、僕なりのつながりの作り方、育て方です。

PS, CV についてはこちら ➡P.067

> ### 失敗して落ち込んだときはどう切り替えていますか？
>
> 普段はあまり落ち込まないのですが、研修医２年目に USMLE に落ちたときは流石に落ち込みましたね。それを見た親が済州島に連れて行ってくれて、昼はゴルフ、夜はカジノ三昧の生活をしたらすぐに回復しました（笑）。
> リラックスするときはガッツリして、そして、また頑張ると決めたら、失敗の要因を分析して新しいプランを立てていけばよいです。「**ゴール（頂上）は変えないけど、戦略（山の登り方）を変えていけばいい**」と自分に言い聞かせるといいのではないでしょうか。

自作名刺で自分を売り込む!

北原　具体的にどうやってコネクションを作ったのですか？

永井　人に会わないと始まらないので、まずはアメリカの学会に行き、将来性のある人を見つけたいプログラム側と、自分を売り込みたいレジデント側をマッチングする Meet & Greet に参加しました。そこで、**自作の名刺（カラーでリバーシブル、顔を覚えてもらえるように Facebook の写真も掲載したもの）をひたすらセールスマンのように頭を下げて配り回りました。**そのうちの 1 枚が知り合いの先輩が行っていた病院に渡り、そこから 1 件のインタビューのオファーを受けたのです。それくらいやっても 1 つですが、何も行動しなかったら 0 だったでしょうね。

あとは、麻酔科にかかわらず、アメリカでの臨床経験やトレーニング経験をもつ先生方に、東京から沖縄まで「ちょっとお話を聞かせてください」とアポを取って会いに行きました。**良いご縁になればまたさらに次の方を紹介してもらい会いに行く、**というのを 2 年間ずっと繰り返していました。

北原　それは、USMLE のスコアが振るわなかったときに必死に考えて、この戦略で行くしかないと決めたのですか。

永井　そうですね。スコアに関してはもうどうにもなりませんので、「**スコアは仕方がない。では変えられるところは何か？**」と考えました。Step1 を受ける前であれば、5 年 10 年かけてスコアを上げる戦い方もあるのだと思いますが、**戦い方は人それぞれ違うと思います。**

 お願いはプレゼントのようにラッピングする。そうして掴んだハワイへの切符

北原　ハワイでの仕事はどのように獲得したのですか？

永井　レジデンシーのときのアテンディングの 1 人がハワイ出身で、歳が近かったこともありとても可愛がっていただきました。ラッキーなことにこの方がハワイに戻ってきており、知り合いを紹介してくれました。そのうちの 1 つが実を結ぶ結果になり感謝しかありません。ラッキーを引き寄せる運の正体はやはり人とのつながりだと思うのです。**自分がやりたいことを相手に伝えておくと、言霊のように後々効いてきます。**夢を追って最初の 2、3 年は惨敗でしたが、諦めかけたときは「ハワイで働きたいと言っていたけど、その後どうなったの？」と夢のリマインダーのようにいろいろな人が思い出させてくれたり、助けてくれたりしました。

北原　なるほど。周りの人に自分の思いを認識させていくことが、結局実現の確率を高めていく、それが運の正体だということですか。

永井　そうですね。あとは具体的にどうお願いしていくのかも大切です。もちろんハワイにコネクションがある人にお願いしなくてはなりません。また、相手がこちらの言っていることに耳を傾けてもらえるタイミングで、いつ、どこに行きたいか具体的に伝えなくてはなりません。**プレゼントはただあげるよりも、綺麗にラッピングしたほうが絶対に喜ばれますよね。**それと同じで、相手が開けたくなるようなお願いの仕方をすること。僕はこの方法をラッピングとよんでいます。そして最後はちゃんとお礼と感謝で締める。このステップをすべて踏むことが頼むということです。

北原　プレゼントのようなお願いをするってことですね。

永井　そうです。例えば、推薦状を書いてくださいとお願いしても、なかなか返事がもらえないときがありますよね。そういう場合にどう相手に気持ちよく返信してもらえるようにするか、という場面にも応用できます。

北原　すごくわかります。「留学に行きたいです」ってただ言っていても、耳を傾けてくれる人は少ないと思います。でもその先に、例えば「麻酔科をやりたい。ハワイの〇〇病院で麻酔科がやりたい。なぜならこういう理由があって……」という具体的な目標やプランを語ることができれば、その人の熱量や本気度がわかるので、手助けしてあげようと思うのだと思います。まさに、永井先生がされてきたことですね。

永井先生の
SNS 等は
こちら！

Instagram

= \もっと教えて！/ =
ハワイの日常生活

Q　留学の動機は何ですか？

小さいときにハワイへ家族旅行する機会があり、気がついたらなんとなく「ハワイに住もうかな」って思っていました。高校生くらいのころから 10 年くらい、周りの人にその目標を言い続けてましたね。「なんでハワイ？」って聞かれると答えるのが難しくて、「なんとなくいい感じで好きだから」としか答えられません。

ずっと記憶に残っていることが一つあります。たしかマウイ島の港で小さい女の子とすれ違ったときのことです。小学生の僕に、その子が「Hi」って声掛けしてくれたのです。ハワイの人々はオープンで、初めてすれ違う人にも気軽に挨拶するフレンドリーな文化があるんだなって思いました。それから、僕もハワイ滞在中は、あちらで「Hi」、こちらでも「Hi」とすれ違う人々に挨拶しまくっていましたね。挙げるとすれば、そんなフレンドリーな文化が心に刻まれた動機かもしれませんね（笑）。

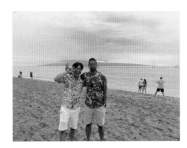

友人とマウイ島にて

Q　ハワイの暮らし・食生活はどんな感じですか？

北原先生同様、恋愛面はうまくいっておりません（笑）。そのほかは最高ですね。気候も人々もいい。仕事も朝 7 時〜午後 3 時までの 8 時間なので、帰宅時間になってもお日様がまだ空にあるので、直帰することは少ないかも。ハイキングしたり、海辺を散歩したりしております。夜勤のときも夜 9 時〜朝 6 時までです。レジデント時代に比べたら、はるかにシフトは軽くなりましたね。この 10 年間は下っ端として割と体を酷使してきたので、36 歳になり、健康を重視したライフスタイルへ切り替えています。食事はニューヨークよりも僕には合ってるかな。ロコモコやポケなども好きです。でも、食事に関しては、日本は本当にすごいと改めて感じています。

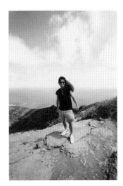

ハイキングでよく行くココヘッド山頂

Q　お休みの日の過ごし方を教えてください。

島巡り。カフェで講演の資料作り。近所でテニス。夕陽を見るため、ビーチや山を散歩。

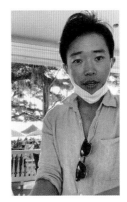

ワイキキのホテルにて

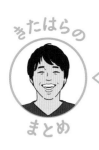

永井先生は留学の動機が高尚なものではない仲間として、一方的に親近感をもっています（と勝手に僕が思っているだけですが）。永井先生は何かを表現する能力だったり、見せ方だったりが絶妙なんですよね。**自分の売り込み方がとてもうまい。**最近 Web インタビューばかりやっているので、画面への映り方や明るさなどでその人がどれだけ映り慣れしているかがわかるのですが、永井先生は完璧でした。ちなみに Web インタビューが多くなってきたこのご時世、映り方ってとっっっても大事なので、ちょっと工夫してみることをおすすめします。ちょっと気をつけるだけで簡単に改善できます。

大事なのは 3 つ、

・ライトや窓からの光を使って顔を明るく写す、

・背景が綺麗に見えるように片付けをする、

・顔が近くて大きすぎたり逆に遠くて小さすぎたりしない画角で写る、

です。僕がこの本で教えられる唯一のことなのでしっかり持ち帰って実践してください。

学校の成績が悪かった、USMLE に落ちたこともある、それでも今は夢のハワイで生活している、永井先生が留学するために行った戦略から多くのことが学べると思います。そして、**留学の動機なんてものはなんだっていいんだ**ということもわかります。「そんなの留学する意味ないじゃん」とか「そんな動機じゃ留学なんてできっこないよ」とか、つまらないことを言われたりしますが、まじで無視したらいいと思います。**自分の人生ですから、自分がやりたいことをやればいいんです。**

続いてはアメリカで Clinician Scientist を目指した先生の話です。そもそも Clinician Scientist って何でしょうね。

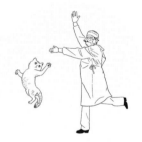

「みなさんこんにちは！🇺🇸 心臓外科医のきたはらです」

僕の情報発信の根底にあること

医学生 1 年生のころに、early exposure program という、看護師さんの仕事を 1 週間見学するプログラムがありました。大学 1 年生なんて高校 4 年生ぐらいの感覚なので、看護師さんと仲良くなれないかな、見学は早く終わらないかな、ということ以外、何も考えていなかったです。

1 週間のプログラムのあと、レポート提出がありました。みんな「医療というものに触れてどうだったか」とか「看護師さんの仕事は大変だと思った」とか、ちゃんとした文章を書いていました。それが医学生のあるべき姿なのかもしれませんが、恰好をつけて本心を言っていない、綺麗事を言っている感じがしてなんとなく嫌で、自分はできるだけ素直に思ったことを書きたいと思いました。

当時の文章は残っていないのですが、「〇〇が汚くて衝撃的だった」とか「こんなきつい仕事はやりたくない」とか、医療従事者以前の生の声を書いた覚えがあります。たまたま僕の文章を読んだ同期に「こんなことを書いて大丈夫なのか」と驚かれました。そのとき、僕の書いた素直な感想に反応してくれた人がいたことが、なんだかとても嬉しくて、そういった気持ちが僕の今やっている情報発信の根底にもあるのだと思います。さすがに大人になりましたので、少しはオブラートに包むことは覚えましたが、**思ったことをできるだけストレートに伝えるよう心がけています。**

耳鼻科レジデンシーは超難関！
臨床と研究をつなぐ存在、
Clinician Scientist を目指して

耳鼻咽喉科・頭頸部外科

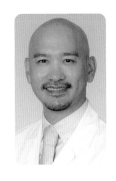

Shibata Seiji Bruce
柴田清児 ブルース 先生
南カリフォルニア大学　耳鼻咽喉科・頭頸部外科

2002　関西医科大学卒業
2002　関西医科大学　耳鼻咽喉科学
2007　ミシガン大学クレスゲ聴覚研究所　ポスドク研究員
2011　アイオワ大学　外科インターン

レジデンシー
2012　アイオワ大学　耳鼻咽喉科レジデント

フェローシップ
2018　アイオワ大学　神経耳科学頭蓋底外科フェロー

2020　現職

インタビュー動画はこちら

耳鼻科のレジデンシーは IMG には不可能？

柴田　僕は関西医科大学を卒業後、医師5年目でポスドクとしてミシガン大学に研究留学しました。研究のかたわらミシガン大学の臨床カンファレンスに顔を出していたところ、アイオワ大学の有名な Clinician Scientist に出会って感銘を受けました。こういう環境で臨床と研究を両立できたら素晴らしいと思い、アメリカで臨床を行うために USMLE の勉強を始めました。研究生活2年目のころです。大学生のころはバスケしかしておらず、いつか留学できたらいいなぐらいでした。

USMLE についてはこちら➡P.044, 052

北原　研究留学から耳鼻科レジデンシーに入った流れを教えてください。

柴田　研究3年目のときに ECFMG を取得できましたが、点数はふるいませんでした。ただ、ここまで来たのだからやってみようと思い、100ぐらいの耳鼻科レジデンシープログラムに応募しました。そのなかで面接に呼ばれたのは1つだけで、それもあえなく撃沈でした。「耳鼻科のレジデンシーは IMG には不可能だから諦めろ」と言われましたし、帰国することも考えました。しかし、まだ消化不良な面がありましたし、後悔したくなかったので、もう1年やってみることにしました。

ECFMG についてはこちら➡P.044

IMG についてはこちら➡P.022

Clinician Scientist になる！
チャレンジ2年目での面接オファー増

柴田　そこからはできることは何でもしました。いろいろな先生にお会いして覚えてもらうようにしたり、メールをお送りしたり、論文を書いたり。そのおかげか2年目アプライ時の面接のオファーは8つとぐっと増えました。Clinician Scientist の育成に力を入れているプログラムにフォーカスしつつ、可能性のあるところにはすべて申し込みました。努力が実って嬉しかったですね。

北原　1回目のときと USMLE の点数は同じですよね？　一般に、受験から時間が経つほど

不利に働くと思いますが、2回目では何が効いたと思いますか？

柴田　自分の特徴は研究だと思いますので、それをアピールしました。もう一つはレターですね。コネクションを通じて自分を知ってもらうようにしました。日本ではコネというとネガティブに捉えられると思いますが、**アメリカでは「どこの誰かわからない人」を採用するほど甘くない**のだと思います。

北原　そもそも、どうして耳鼻科がそれほど人気なのですか？

柴田　アメリカでは昔から耳鼻科は尊敬の念をもって捉えられている分野の一つだという認識です。また、QOL がよくて手技ができる科、例えば耳鼻科、皮膚科、形成外科、眼科などは人気があります。このため、耳鼻科の採用人数はかなり制限されています。

どんな人がマッチする？
「インパクトのある人」を目指す

北原　USMLE の点数が本当は高かったのではないですか？

柴田　ほかの人よりも低いです。これでよくマッチできたなと思います。Step1 のスコア制が廃止になるので、今後は**スコア以外を伸ばすことも大事**だと思います。僕は最終的には自分をすごく気に入ってくれている、フィーリングがあったところにマッチしたように思います。

北原　面接ではどこをみているのですか？

柴田　すべてです。面接の日にどういう服装で来るか、どうやって部屋に入ってくるか、どういう言葉遣いか、雰囲気はすごく大事ですね。アイオワ大学の耳鼻科には全国から優秀な医学生がきます。CV に一点の曇りもない、USMLE も満点に近い人たちです。ここ 10 年ぐらいで、USMLE の点数はインフレを起こし、昔は見たこともなかったような点数が普通にみられるようになり、点数にどれだけの意味があるのかなと思います。**マッチングではインパクトのある人が残る**と思います。研究費を引っ張れるとか、アカデミアで活躍できるとか、大学の研究に寄与できるとか、大学はそういう人材を欲していると思います。僕も面接官をしていると、**点数がすごい人は確かにいますが、それだけがすべてではない**と思います。自分のアピールできるところを見極めて作戦を立てる、インパクトを残せる人になるにはどうしたらいいかを考えてみるべきだと思います。どんな人がインパクトのある人かは大学によって違いますので、そういう情報が得られるように、コミュニケーションは積極的にとっていく必要があります。あと、**面接の当日はみんな同じ土俵なので、引目に感じずに自分らしさを出しつつ楽しむことをおすすめします。**

CV についてはこちら →P.067

北原　耳鼻科レジデントの同期は何人ぐらいですか？　実際に一緒に働いてみてどうですか？

柴田　アイオワは毎年 5 人採用なので、同期は 4 人です。みんな優秀です。僕は日本で働いていましたから手技に自信があったのですが、みんなそれまでやったことないはずなのにうまくやります。なかには神がかってうまい人もいます。「どうやったらこんなふうにできるのか」と聞いてみても、「いや、普通だよ」としか返ってこないので、もう聞かないことにしています（笑）。かといって、優秀な人がアカデミックで上がっていくかというと、そうでもありません。上には上がいると思います。

北原　耳鼻科のレジデンシーは何年ですか？

柴田　1 年インターン、4 年レジデントの計 5 年です。アイオワ大学の Clinician Scientist を育成するプログラムは 7 年です。レジデント期間が長くなると経済的に歓迎されないため、IMG には狙いどころかもしれません。某有名大学だと逆に、レジデント 5 人の

　　　　うち1人しかこの7年の枠を取れないので、取り合いになると聞いたことがあります。

北原　7年のあとはフェローシップに進むのですか。

柴田　それぞれのサブスペシャリティですね。競争率の高い地域（西海岸、東海岸）を志望
　　　　している場合は、フェローシップに進む方が多いように感じます。僕は7年の耳鼻科
　　　　レジデンシーの後、2年間フェローシップをやりました。

 ## 志があれば道は拓ける

北原　留学を考えている医学生、医師にアドバイスをお願いします。

柴田　日本にはない耳鼻科の世界がアメリカには広がっています。レジデント・フェローの
　　　　経験もとてもよかったですが、アテンディングになってますます世界が広がっていま
　　　　す。僕は自分の決断に非常に満足しています。家族のサポートがあったからこそここ
　　　　まで来れたと思います。IMG に耳鼻科は不可能だという人はいますが、**志があれば道
　　　　は開けると思いますので、周りの言葉に惑わされずチャレンジしてほしいです。失敗
　　　　しても成功しても必ず次につながります。** Good Luck!

柴田先生の
SNS 等は
こちら！

Twitter

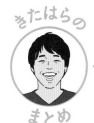

きたはらの
まとめ

> 耳鼻科はアメリカでも超絶人気な科で、IMG が入るのはほぼ不可能といわれています。その
> 壁を突破した柴田先生の言葉はシンプルだけどとても重みがありました。僕がどんなことを
> 言っても相対的に軽ーい言葉になってしまうので一言でまとめます。**不可能なんてないんで
> すね。**
> 続いてもレアな診療科への留学、産婦人科の先生の話です。

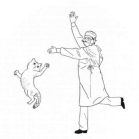

「みなさんこんにちは！🇺🇸 心臓外科医のきたはらです」

突然降ってきてすぐやむ雨

DC は突然降ってすぐやむ雨、いわゆるにわか雨が多いです。先日も晩
ご飯を食べに行こうと外に出ようとしたら突然降ってきたので、外に
行くのをやめ、久々に家で食事をしました。

家での食事は、買ってきたマック（店内がやや荒廃していて、あまり長居したくないか
ら）、Trader Joe's のチンして食べるカレーの主に2種類です。この日は久々に Trader
Joe's のチンして食べるカレーを食べました。しばらく贅沢な食事をしていたのでギャップ
を感じるかと思っていましたが、安定の美味しさでした。アメリカに行くことがあれば、
Trader Joe's のチンして食べるカレー（特に魚入っているやつ）をおすすめします。

年間 3,000 件以上のお産を経験！
スペシャリストが活躍する場を求めて

産婦人科

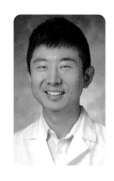

Kawakita Tetsuya
川北 哲也 先生
イースタンバージニアメディカルスクール　産婦人科

2009　金沢大学卒業
2009　石川県立中央病院　初期研修
2011　石川県立中央病院　産婦人科
2012　沖縄海軍病院　フェローシップ

レジデンシー
2013　ジョージタウン大学　産婦人科

フェローシップ
2017　ジョージタウン大学　産婦人科

2020　現職

インタビュー
動画はこちら

 アメリカの産婦人科は専門が細分化！

北原　産婦人科のレジデンシー・フェローシップはどんな感じなのですか？

川北　期間はレジデンシーが 4 年で、ほとんどのフェローシップが 3 年、マイナーなものだと 2 年のものもあります。レジデンシーの後に産婦人科専門医を取得します。フェローシップは腫瘍、不妊症、腹腔鏡下手術など、メジャーな領域からマイナーな領域にまで分かれています。僕はフェローの後に周産期専門医、なかでもハイリスクの妊婦を診る専門医を取っています。

北原　現在は具体的にどんなことをしているのですか？

川北　超音波検査での出生前診断や、帝王切開のなかでも難しい症例、また、透析や SLE 患者の妊娠管理をしたりしています。専門を決めたら、それ以外にはやりません。なので僕はもう婦人科はまったくやっていません。

北原　では、就職先も専門で決まるのですか？

川北　その病院が何を重視しているかで、在籍する専門医の構成は変わると思います。僕の病院には周産期専門医が 10 人くらいいて、かなり大所帯です。

 日本人の産婦人科レジデントはかなりレア

北原　産婦人科レジデンシーに入るのはかなりレアだと思います。そもそもどうして留学しようと思ったのですか？

川北　単純に興味があって、面白そうだと思ったからです。有名な論文はアメリカで研究が行われたものがほとんどなので、臨床研究をやるならアメリカだとも思いました。ただ、産婦人科レジデンシープログラムに入るのはすごく難しいんです。外科レジデンシーの次ぐらいに難しいんじゃないでしょうか。日本人はどんどん入りづらい傾向にあると思います。

北原　海軍病院を経てマッチングしていますが、対策は何かしたのですか？

川北	USMLE は学生時代に受けたので、いい点数を取れていました。海軍病院で推薦状をもらったことはすごくよかったですね。アメリカの病院には軍の病院を経ている人がすごく多くて、当時のジョージタウン大学のプログラムディレクターももともとハワイにいて、沖縄海軍病院のこともよく知っていました。あとは、たくさん応募するということでしょうか。170 プログラム応募して、応募するだけで 40 万円くらいかかりました。そのうち 20 ぐらいの病院からインタビューのオファーをもらいましたね。
北原	結構打率が高いですね！
川北	最近は採用人数を絞る傾向にあると思いますので、アメリカ人であっても受かるのが難しくなってきていて、日本人にはさらに難しいという状況なのだと思います。

USMLE については こちら ➡P.044, 052

沖縄海軍病院を選んだ理由

北原	海軍病院は横須賀と沖縄だと、沖縄のほうがいいのですか？
川北	産婦人科は沖縄のほうが症例数が多いと思います。僕がやりたかった周産期専門医も沖縄にしかいませんでしたので。内科や外科だとどちらを選んでもいいと思います。あとは沖縄のほうが、病院が大きいです。
北原	英語力はどのくらい必要なのですか？
川北	僕が受かったときは TOEFL で 90 点ぐらいだったと思います。みんな 100 点前後じゃないですかね。
北原	めっちゃ高いですね！（笑）。120 点満点ですよ？　すごい！　生活はどうですか？沖縄というと楽しそうなイメージがありますが。
川北	めちゃくちゃ楽しかったですよ（笑）。ビーチが目の前なので、仕事が早く終わったら海を眺めながらビールを飲んだりしてました。
北原	海軍病院の情報は留学を目指す人にとってめっちゃ大事なので、桑原先生・髙城先生に詳しく聞いています！

海軍病院については こちら ➡P.060

産婦人科医がアメリカに来る意味
アメリカで臨床研究をする面白さ

川北	日本の産婦人科医が減っている現状で、アメリカで産婦人科医をやる意味を明確にしておく必要があると思います。日本でできる産婦人科医と、アメリカでできる産婦人科医は違うからです。アメリカは細分化が進んでいて、ジェネラリストはあまりいません。日本では 1 人の先生が難しい産科の症例も腫瘍も診て、不妊治療もやるという、ジェネラリストでありスペシャリストが求められると思います。なので、アメリカで周産期専門医をとって日本に戻っても、「がんの手術できないの？」と言われる可能性がありますね（笑）。また、アメリカは臨床研究がすごくやりやすいです。**症例数が圧倒的に多くて、僕がいる病院では年に 3,500〜4,000 のお産があります。**日本で年に 1,000 を超える病院はまれだと思います。一方日本では基礎研究が盛んなので、アメリカで臨床研究をして日本に帰ると、「基礎研究できないの？」と言われるかもしれません（笑）。
北原	アメリカで臨床研究をする面白さはどんなところにありますか？
川北	アメリカの患者さんは日本よりも重症なことが多く、肥満の度合いも日本とは桁違いです。先日帝王切開した患者さんは BMI が 94 でした。300 kg ぐらいあったと思います。**日本では診られないような極端な症例を診る機会が多いのが特徴ですね。**ただ、

このあたりの経験は日本では活かせないかもとは思います。

北原　研修制度はどうですか？

川北　カリキュラムがすごくしっかりしていますね。ACGME が、レジデントが経験した症例数やレクチャーを細かくモニターしています。4年間である程度できる医師になりたければすごくいいと思いますよ。一方、日本は徒弟制度ですので、教える先生がどんな先生かに左右されるところはあるように思います。症例数も少ないので、1例1例を大事に診ていきます。帝王切開でいうと、僕が日本で1年に経験したのが20例ぐらいとすると、アメリカでは1カ月で100例ぐらい経験する感じでした。

ACGME については こちら ➡P.044

北原　ライフスタイルはどうですか？

川北　アメリカでは患者さんを完全にシェアして診ていますので、オンオフははっきりしています。オンコールが終わったら、もう呼び出されることはないです。年に4週間のバケーションも取れますから僕は結構気にいっています。

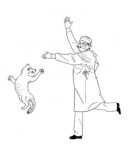

「みなさんこんにちは！🇺🇸 心臓外科医のきたはらです」

誰かが 100 点のものを 1 個作っている間に、自分は 1 点のものを 101 個作って勝つ

絵画でも音楽でもなんでも、100 点のものというのはセンセーショナルで、みんなが憧れるものです。だから、みんな 100 点のものを目指して頑張ります。でも、目指した人全員が 100 点のものを作れるわけではありません。そこには個人の限界という残酷な壁が存在し、どこかで諦めなくてはいけないときが来るのです。僕も昔は 100 点のものを目指していましたが、早い段階で自分にはその能力がないことを悟りました。

ただ、だからと言って、60 点のものを作って、100 点のものを作れる人を憧れの対象としてずっと眺めているような人生は嫌だと思ったのです。そこで考え方を変えました。誰かが 100 点のものを作っている間に、自分は 1 点のものを 101 個、その人よりも早く作ることができれば結果的には 101 点で僕の勝ち！　という戦法です。そういう戦い方に変えたのです。

フェローとして留学したとき、就職活動のために論文を書く必要がありました。ものすごい有名雑誌に載ることはできなくても、論文をたくさん書いて CV を豪華にしたら、弱小の自分でも雇ってくれる病院がいくつかあってこの作戦の有用性を実感しました。これは僕がどんなときにも使っている戦法です。

留学医師 100 人のデータから読み解く！
英語試験

最新のデータは
チームWADA公式 HP へ➡

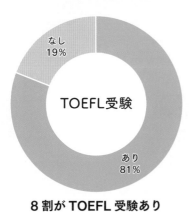

TOEFL受験

なし
19%

あり
81%

8 割が TOEFL 受験あり

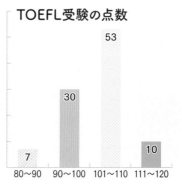

TOEFL受験の点数

80~90	90~100	101~110	111~120
7	30	53	10

7 割以上が 100 点以上

川北先生、
この結果どうですか？

TOEFL は海軍病院卒業直後とレジデンシー修了直後に 2 度受けました。
海軍病院を卒業した直後はほとんど勉強せずに受けて、90 点は超えました
が、苦戦しました。特にスピーキングは特殊な問題が出るので、練習が点数に反映されますね。レジデンシー卒業後は大学院のために受験し、100 点は超えたけど、やっぱりスピーキングの点数が取れませんでした。インターンのときは英語で苦戦しましたが、レジデンシーが終わるころには特に苦労していなかったので、もう少し点数を取れてもいいと思ったのですが。4 年間アメリカで働いて TOEFL 10 点しか上がりませんでした（笑）。
今回のアンケート結果でみると、ほとんどの人が 90~110 点に集中していますね。90 点あれば苦労しながらもある程度は通用すると思います。100 点くらい取れる実力があれば、問題なく通用すると思います。
ただし、**TOEFL の英語と実際に使う臨床の英語はまったく違う**ので参考程度にしてください。臨床の英語は略語なども含めるとまったく違う言語ですので、実際の臨床の現場に立って英語力を磨いてください！

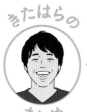

きたはらの
まとめ

川北先生とは実は一時期ワシントン DC にある病院、Medstar Washington Hospital Center で一緒に働いていたこともありました（そこにはほかにも日本人の産婦人科レジデントがいました!!）。日本人があまりいない地域に、日本人の産婦人科医が、しかも 2 人もいるなんて、ものすごい偶然です。ちなみに当時その病院で働いていた日本人医師は僕を含めて 4 人だけです。
TOEFL のデータです。フェローから留学した 50 人にも同様のアンケートをとったのですが、そもそも TOEFL 受験してる人が 24% と、レジデント留学組 81% と比べて少ない結果でした ➡P.126 グラフ。僕は一応留学前に力試だと思い（なんの？）受験しましたが、結果は 48 点でした。これを聞くとちょっと低すぎ、やば、と思うかもしれませんが、渡米して 5 年してから再度受けたら 75 点に上がっていました！　川北先生が 90 点から 100 点への 10 点アップ、僕が 48 点から 75 点への 27 点アップなので、**伸び率的には僕の勝ちです**、やった（嬉）。

世界一の心臓外科医になる夢は
残念ながら必ず実現する

心臓外科

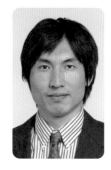

Fukuhara Shinichi
福原 進一 先生
ミシガン大学　心臓外科

2006　慶應義塾大学医学部卒業
2006　済生会宇都宮病院　初期研修
2008　東京歯科大学市川総合病院　外科
2009　慶應義塾大学医学部　外科（心臓血管）

レジデンシー
2010　ベスイスラエルメディカルセンター　外科
2014　コロンビア大学　心臓胸部外科

フェローシップ
2016　ペンシルバニア大学　大動脈外科

2017　クリーブランドクリニック
2019　現職

インタビュー
動画はこちら

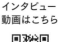

「やばい先輩」として研修医時代から憧れていました（北原）

北原：福原さんは慶應志木高校、慶應義塾大学の僕の先輩なんです。当時は知らなかったんですが。

福原：慶應志木高校は変わっている人が多く、僕もみんなが右に行くなら必ず左に行くような人間でした。絶対に人に迎合しない、常に疑う、そういうマインドセットを培ったのは高校時代でした。

北原：僕が東京歯科大学市川総合病院で初期研修1年目のときに、福原さんは3年目の医師として外科にいました。そのときに衝撃を受けたというか、「ヤバイ人がいる」みたいな（笑）。

福原：北原との思い出は、病棟の隅で2人でせっせとシリンジにケモ詰めをしたことですね。あとは、術前の患者さんのラインも医者しかとっちゃいけないルールで、北原が一生懸命トライした後「福原さん、できません」って言ってくると、「よし、俺がやってやる」みたいな。

北原：今考えると面白いですね。福原さんが今ミシガンでやってることと全然違う。

福原：そのときの経験があって、今もラインをとるよ。取らなくていいんだけど、取るよ。

北原：今取らなくていいでしょ（笑）。本格的に留学を目指している人が周りにいなかったので福原さんと会ったときはすごく衝撃的だったし、やっぱり憧れがありました。言ってることがほかの人と全然違ったし、すごくかっこよくて、「こういう人になりたい」と本気で思いました。僕は今、全然違う方向に向かっていますけど、福原さんの存在は僕の留学のきっかけの一つです。

福原：お世辞をありがとう（笑）。

アメリカは自分の能力を限界まで引き出してくれるナメック星

福原：北原は心臓外科医になった理由はなんだっけ？

北原	僕はモテたかったからですね。
福原	本当にしょうもないよね（笑）。
北原	福原さんはなんで心臓外科医になったんですか？
福原	**いや、"めちゃくちゃ"モテたかったから！（笑）**。ただそれだけ。モテるためにはこれ以外の科はないと、中学生のときから決めてたから。
北原	すごい。ちなみにモテるんですか？
福原	モテるとか忘れてたよね。モテるってそんなに大事じゃなかったって気づいた。動機は不純だったけど、今は毎朝目が覚めるのが楽しみで、毎日がワクワクして本当に楽しい。
北原	かっこいい。
福原	**アメリカに来た理由は世界一の心臓外科医になること。そして、アメリカにいる優秀な外科医たちを全員蹴散らして上に行くこと。なんとか生き残るとか、行かせてもらうとかそういう話じゃない、自分があの人たちの上に必ず立つ。**僕は頭がいいほうではなかったし、特別優秀でもなかったし、医者の家系でもなかったし、お金持ちの家でもなかった。かといってすごく努力するタイプでもなかった。ベジータがナメック星に来た当時は戦闘力18,000だったのに、やられるたびに強くなって、戦闘力530,000をもつ第一形態のフリーザと互角に戦えるようになる。やられては復活を繰り返して、その度に強くなっていく。僕もアメリカに来て何度も叩かれたし、クビになりそうになったことも何回もあった。それでも復活していくたびに強くなっていくという感じがありました。
北原	先生はもともとすごかったですけど、さらに引き出してくれるものがアメリカにあったということですね。

「崖っぷちポジション」でのレジデンシー開始

福原	ニューヨーク医科大学名誉教授だった芦刈宏之先生は、僕の最も尊敬する先生の一人です。戦後すぐに渡米され、前例がないなか、道を切り拓いてこられました。学生時代に芦刈先生と出会えたのは大きいです。学生時代、当初はフェローでの留学も考えていましたが、芦刈先生を間近に見ているうちに、レジデンシーから始めなければアメリカでは勝ち上がれないと強く思いました。アメリカの組織の仕組みやその動かし方、リーダーシップの取り方や話し方を学べるレジデンシーは絶対に必要だと。初期研修中にStep1、2CK、2CSにパスし、ECFMGを取得しました。その後、一般外科レジデンシーのマッチングに参加し、200プログラムに応募しましたが、面接のオファーがきたのはたった4つで、すべてプレリミナリーでした。1年しかポジションが約束されていない、崖っぷちポジションです。
北原	厳しいですね。
福原	結局、ベスイスラエル病院の一般外科レジデンシーのプレリミナリーにマッチしました。英語が得意ではなかったので、面接対策として想定される質問と返答を半年ぐらいかけてノート一冊分用意し、外国人のチューターとひたすら練習して臨んだ結果です。喫茶店で毎日大声で話していたら、その店は出禁になりましたね（笑）。
北原	喫茶店出禁はなかなかないですよね。渡米してからはどうだったんですか？
福原	レジデンシー2年目にカテゴリカルポジションを獲得して、その翌年には2年目から4年目に飛び級し、4年間で一般外科レジデンシーを卒業しました。
北原	飛び級ってよくあることなんですか？

USMLEについてはこちら ➡P.044, 052

ECFMGについてはこちら ➡P.044

プレリミナル、カテゴリカルについてはこちら ➡P.022

福原　ないと思います。アメリカの外科レジデントの全国模試でトップのスコアを毎年とっていましたし、働きぶりを認められていて信頼もあったからだと思います。最後にはベストチーフレジデント賞ももらいましたが、途中クビになりそうになったことは何度もありました。英語は日本人にしては得意なほうだと思って渡米しましたが、一般外科のレジデントの仕事は上級医に対するプレゼンの嵐で、言語に障壁があるのは本当に大変なことでした。この経験があるおかげで、どんなことがあっても今は怖くないと思えるようになりました。英語プレゼン能力については、レジデントを経れば無敵になれると思います。

念願の胸部外科レジデンシー

福原　心臓胸部外科レジデンシーでは、心臓外科1年、胸部外科1年を経験します。心臓外科の1年間にものすごくたくさんの執刀の機会が与えられます。日本では心臓外科研修1年2カ月の間に、開心術を執刀したことは1度もなく、胸骨正中切開を3回やっただけでした。

北原　日本ではありえなくないですね。

福原　それがアメリカの胸部外科トレーニングに入った途端、いきなり手術室に放り出され、内胸動脈を取らされ、人工心肺の確立をやらされ、できなければクビだという環境になりました。大変でしたが、そんな環境になれば誰でもできるようになるんだなとも思いました。胸部外科レジデンシー卒業後は、ペンシルバニア大学の世界的に有名な大動脈外科医、ジョセフ・ババリア先生のもとでフェローをし、その間に胸部外科専門医を取得しました。

アメリカ人がやらないことをやる！
目標は高く持ち、必ず実現する

福原　フェロー卒業後のアテンディングのポジションは色々選択肢がありました。最初に選んだのは、世界で一番心臓手術を行っているクリーブランドクリニックです。ただ、実際に働いてみると思っていたのと違うなと思いました。僕は「臨床」「教育」「研究」の3本柱をどれも本気でやっていきたいと思っていたのですが、クリーブランドは「臨床」が中心だなと感じました。結局、クリーブランドでスタッフになるのはやめて、ミシガン大学に行くことにしました。専門は大動脈外科で、大動脈は基部から大腿動脈まであらゆる手術をやりますし、心臓の手術もなんでもやります。

北原　成人のRoss手術のディレクターっていう肩書はかなり珍しいですよね。

福原　Ross手術は自分の売りの一つにしています。大動脈の血管内治療も得意です。デバイスの開発や、たくさんのクリニカルトライアルのPI（Principal Investigator）もやっています。年間の手術数は400〜500例ぐらいで、1週間に8〜12件の開心術、4〜6件のカテーテル手術を行っています。最高では週に16件の開心術を行ったこともあります。半分以上は再開胸などを伴うハイリスク症例です。Ross手術は今すごく注目されていますが、成人心臓外科医でRoss手術を行う人間はものすごく少ないです。**僕が世界で一番再手術のRoss手術をやっていると思います。僕はアメリカ人がやらないことをやります。絶対にノーと言いません。**批判を受けたら最大のチャンスだと思っていますし、誰もが無理だというのなら、それを覆す以外にやることはありません。絶対に逃げませんし、絶対に怒らず、誠意をもって診療にあたります。働き方

改革は素晴らしいと思いますが、抜きんでた、卓越した技術をもつ外科医になるには、働き方改革に準じた働き方をしていては決してなれないと思います。

北原　ミシガン大学のレジデンシープログラムの責任者もやってますよね。福原さんに気に入られれば、ミシガン大学に入れるんですか？

福原　アメリカのメジャー大学のマッチングは、自分が気に入れば採れるとかいう単純なことじゃないんです。一人ひとりの候補者がものすごく努力をしていて、その候補者にたくさんの人が関わっている。例えば Integrated Cardiothoracic residency program（心臓胸部外科一貫トレーニングプログラム）の採用は年間たった2人で、選ぶのは本当に難しいです。

大切なことは自分が楽しいと思えることを追求すること

福原　キャリアには多様性があり、正解は存在しません。みんないろんなことを言うけど、適当に聞き流していればいいと思います。ただ、日本人の誰もがアメリカに来ようとしている傾向があって、それをすごく危惧しています。「どうしてアメリカに来たいのか」明確な目標がないと極めることはできないし、上に行くのは難しいと思います。相当な覚悟と目的意識が必要だと思います。

北原　先生の背中を追いかけて留学を目指している人がいると思います。僕もそのうちの一人だったわけですが、それに警鐘を鳴らすわけですね。

福原　楽な世界ではないということは強調したいと思います。英語ができるとか、手術ができるとかは手段で、ゴールではないと思います。もっと大きなゴールを持ったほうが、遠くまで飛んでいける。**僕は自分が思ったことは、残念ながら全部実現しているんですよ。世界一の心臓外科医になることは、30年スパンで実現しようと思っています。**

北原　なんか、僕が日本で一緒にケモ詰めしてた人と同じ人とは思えない。別の世界の人みたいです。

福原　どんな人でもその気になればなんでもできるよ。

北原　説得力がない（笑）。

福原先生の
SNS 等は
こちら！

Twitter

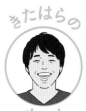

きたはらの
まとめ

YouTube 版留学医師 LIVE で最も視聴数の多かったのが福原さんの出演回です。多くの医師や留学を目指す医学生が視聴し、たくさんの人がやる気を惹起させられた一方で、ある種の絶望感のようなものを感じた人も少なくなかった回でした。凄すぎるんです。この凄さに圧倒されて、逆に気持ちが落ち込んでしまう人が続出しました。福原さんは、物事を極めるためには相当な覚悟と明確な目標が必要、と言っています。これは本当だと思います。ただ同時に、キャリアには多様性があることや、周りの意見は聞き流していればいいとも言っています。ということで、この話に感化されて熱ーくなった人はエネルギー全開で引き続き全力ダッシュしていくのがおすすめ、気持ちが落ち込んでしまった人は、まぁ人それぞれですからね、と聞き流すのがいいんじゃないでしょうか。僕はちょうどいい感じに半分半分にしておきます。福原さんはすげーかっこいい生き方をしている僕の一生の憧れの先輩です。

続いての章では福原さんも触れていたレジデントとフェローの留学の違いについて解説し、フェローからの留学についてまとめてみました。僕もフェロー留学組の一人です。

臨床留学２つの道
レジデントでいく？　フェローでいく？

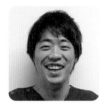

Kitahara Hiroto
北原 大翔
シカゴ大学　心臓外科
チームWADA代表

　ここまでの話はすべてレジデントから臨床留学をしてきた先生の話です。実は、それ以外にも米国で臨床留学を開始する方法があります。それが**フェローからの留学**です。フェローシップは通常、レジデンシープログラム修了後に、さらなるスペシャリティを学ぶプログラムとして存在しています。しかし、**一部のフェローシップはレジデンシーを修了していない人でも入ることが可能**なのです。僕もこのフェロー留学組の１人です。

　ここからフェロー留学組と通常のレジデント留学組との違いをお話しし、どんな人がフェローで臨床留学を開始するのに向いているかを提案します。

フェロー留学組とレジデント留学組の違い

その①応募できるプログラムの違い

　ACGME に認可された多くのフェローシッププログラムが、レジデンシープログラムの修了を採用条件の一つに入れています。フェロー組はこういったプログラムに応募することができません。逆にこの条件を掲げていないフェローシッププログラムであれば、どこにでも応募することができます。こういった特殊なプログラムの数や入りやすさは科によって違うと思いますが、心臓外科領域には比較的多く存在しています。

　注意したいのは、これは**外科レジデンシーを修了した後に進む胸部外科フェローシップ（正式には胸部外科レジデンシー）とはまったく違うプログラム**であることです。ここで話しているフェローシップは、彼らがさらなる専門性を身につけるためにいくプログラムであったり、国外の外科医を人材資源として使うことを目的に設けたインターナショナルフェローのプログラムであったりします。当然後者のほうが日本人フェローは採用されやすい傾向にあります。

その②マッチの有無

　すべてのレジデンシープログラムはマッチを介してレジデントを採用します。フェローシップも同様にマッチを介して採用していますが、マッチを介さないプログラムも多いです。心臓外科のフェロー留学組はマッチではなく病院に直採用されるフェローシップに入るのが一般的です。マッチがないので、高い USMLE の点数や飛び抜けた英語力などは必要ありません。ただし、移植外科のフェローシップなどのようにマッチのシステムを採用しているプログラムもあるため、自分の希望する科の応募条件はチェックしたほうがいいです。

その③専門医の取得

　外科の専門医は通常 5 年間の外科レジデンシーを修了していないと受験資格を得ることができません。そのため、フェローからの留学組は普通のやり方では米国専門医を取得できないのです。米国専門医の有無は後述する就職活動やその後のキャリアに影響を及ぼすので非常に大事です。最近では **Alternative pathway、米国外でレジデンシーを修了した人が米国専門医を取得する方法**を採用している診療科も増えてはいますが（胸部外科、放射線科、感染症科、循環器科、ほか）、数年間大きな施設で指導医として働くなどの厳しい条件があるため、やはりフェロー留学組が米国専門医を取得するのは難しいといえます。診療科によって Alternative pathway の有無や条件などは異なるため「希望診療科、Alternative pathway、board（専門医）」などで検索して調べてみることをおすすめします。

その④就職活動のしやすさ

　フェロー留学組も研修中に就職先を探しますが、専門医がない、かつレジデンシーを修了していない＝アメリカの医療システムを熟知していないと思われ、就職が困難になる可能性があります。場合にもよりますが、フェローを数年継続して、自分の施設やほかの施設でポジションに空きが出るのを待つことなどもあります。大学などのアカデミック施設が主たる就職先で、**自分で働きたい施設を選ぶということも難しいです。いつまでも就職できないという事態も十分に考えられます。**

フェロー留学組の卒業後の選択肢

その①帰国

　米国での修練を母国で活かす、学んだことを伝えるために帰国します。短期間で自分の学びたい領域を修練することを目的に留学した人などが選択することが多いです。日本に帰った後に働く場所やポジションなどを確保しておくのも重要です（就職先をアメリカにいながら探している人などもいて、大変そうでした）。

　帰国を選択すると「米国帰りだわ！　カッコいい！」となる可能性があります。一方で「あの米国かぶれ」とか「あいつの日本語わかりづらいよね、英語も特にうまくないのに」とか「うぁ、米原来たわよ（米国と北原を合わせた造語、バカにされている）」と陰口を叩かれる可能性も大いにあり、慎重に選択しないといけないと思われます。**日本に帰る場所も出身の医局なのか、自分で就職先を探すのか、などそう簡単ではありません。**

その②アテンディングを目指す

　アテンディングの就職活動をして、アメリカでポジションを獲得します。僕自身はこの道を進みましたが、就職時に米国専門医がないと病院側で特殊な手続きが必要で、大変面倒くさかったというのを聞きました。逆にいうと、手続きさえ行えればいいともいえます。米国専門医をもたないアテンディングはたくさんいますし、なかには USMLE すらない人もいると聞きます。こういった制限があるなかでアテンディングのポジション獲得に成功し、ガハガハ笑いながら生活している先輩外科医たちはすごいなぁと素直に感心します。

　つまり、**面倒くさい手続きをしてでも採用したい人間かどうかなのでしょう。**僕自身は「僕ってなんて価値のある人間なんだろう」とふとした瞬間に思うことが結構あるのですが、誰もがそう思ってくれるわけではありません。というかそう思ってくれる人は少ないと思います。というか今までいませんでした。

　人の価値というのは非常に評価するのが難しい項目です。手術のうまさ？　論文の数？

持っている研究費の額？　人の良さ？　さまざまな要因がありますが、結局はその人と一緒に働き始めてみないとわからないのだと思います。

　そのため、実際に一緒に働いている病院のスタッフの評判や紹介してくれる人のプッシュ感（こいついいぞ！感）がこの就職活動の結果に非常に大きく影響します。**アメリカでは「自分の信頼する外科医が推薦している」**ということが採用の決め手になります。推薦者も自分の信頼をかけて推薦しています。就職先のチーフが、現在の所属先のチーフに「ヒロってどんなやつなの？」と聞くことも珍しくありません。

その③フェロー to フェロー

　アテンディングとして就職するために、コネクションを増やすことはとても重要です。そのため、フェローシップ修了後に再度同じ施設あるいは別の施設でフェローを続け、知り合いを増やすという選択肢もあります。ただ、あくまで**フェローは訓練生なので長く続けることが必ずしもいいとはいえません。**「俺はフェロー10年やってるぜ、まだまだ学びたいことたくさんあるからな」と言っている人は、逆に10年間アテンディングの職を得られなかったことを意味するため、最終的なゴールが就職である場合は、就職時にマイナスに働くことがあります。将来的に米国での就職を考えているなら、**この選択肢には時間的な制限があります。**

その④フェロー to レジデント

　フェロー修了後にレジデンシープログラムにマッチします。**通常とは逆の流れなのでレア**ですが、日本人IMGでこの道を進む人は結構います 河田先生のインタビューはこちら➡P.023。専門医の取得や、就職のしやすさ、医療システムを学びたい、など理由はさまざまです。

じゃあ結局、どっちがいいの？

　アメリカで就職したい、アメリカのシステムをしっかり学びたい、今後10〜20年をアメリカで生活したい、有名病院に就職したい、なんかトップになりたい、働く病院の選択肢を多く持ちたい、そんな人たちはレジデント留学の道がいいと思います。ただ、入る段階から英語は相当堪能でなければなりませんし、狭き門です。

　アメリカでトレーニングだけを受けたい、もしくは短期間での帰国を考えているのなら、フェロー留学組がいいと思います。就職は難しいといわれていますが、誰かの強い推薦があったり、超絶優秀であったり、ものすごい強運の持ち主であったりすれば、可能性は十分にあります。いつ仕事がなくなってもおかしくない状況や、仕事をゲットするのが大変な状況は、一寸先は闇ですが、**自分で考えて道を切り拓いていく感覚は、僕は日本では味わえなかったものなので、なんだかワクワクしっぱなしでした。**僕のように5年後、10年後のビジョンがない、また「楽しかったらアメリカに残ろう」くらいの気持ちであれば、フェロー留学組は最高ですよ。**どちらで行ってもアメリカで働くのは楽しい！！**

SNS 時代の就職活動
激戦は留学初日から始まる

移植外科

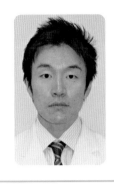

Soma　Daiki
相馬　大輝 先生
フロリダ大学　移植・肝臓外科

2012　新潟大学医学部卒業
2012　虎の門病院　初期研修
2014　新潟大学　消化器・一般外科

フェローシップ
2018　インディアナ大学　移植外科　臨床フェロー

2021　現職

インタビュー
動画はこちら

▶インタビューは相馬先生がフェローシップをされていたときのものです。

移植外科医の就職は難しい！
就職活動は臨床留学を始めた最初の日から始まっている

北原　相馬先生はまさに今米国でアテンディングの就職活動真っ最中ということで、移植外科医の就職活動について教えてください。

相馬　移植外科のフェローは本来 2 年なのですが、私は 3 年目をやっています。現在、移植外科のポジションは飽和状態で、IMG は希望する職を得るのが難しい状況にあります。**米国人でもフェローシップを卒業してすぐに希望通りのポジションを得るのが難しいので、小さなプログラムで数年働いて、その間にポジションを探してステップアップしていくというのが一般的**になっています。僕は外科レジデンシーを経ずにフェローとして渡米したので、外科専門医の資格がないですし、IMG のため VISA を変更する手続きも必要です。州によっては正規の医師免許が発行されないこともあります。これらの点が足かせとなってポジションを見つけられず、フェローシップを 1 年間延長しました。現在は生体肝移植の新しいプログラムの立ち上げを手伝いながら、就職活動を続けています。

IMG については
こちら
➡P.022

北原　日本人の移植外科のフェローは卒業後、どうすることが多いのですか？　日本に帰るのか、それともアテンディングとして残るのか？

相馬　日本から毎年 2、3 人、移植外科フェローとして渡米していると思います。フェローシップが終わってからアテンディングのポジションを米国で獲得された日本人の先生はこれまでに十数名いらっしゃると思います。同じフェローといってもそれぞれの背景、経歴はさまざまで、僕が知るなかで最も最近米国でアテンディングになられた先生は、日本で指導医として十分な経験を積まれており、研究の経験も豊富で、ほかのフェローと比べて頭一つ、二つ抜けているような方でした。フェローを終えて指導医として米国に残るのはそういう先生でないと難しいという印象です。

北原　3、4日前にアテンディングの面接を受けにいったそうですね。どんな感じでしたか？

相馬　小さいプログラムだったので和気藹々とした、アットホームな雰囲気でした。

北原　面接は朝から何人かに分刻みで会っていく感じですか？

相馬　そうですね。面接官の先生はそんなに多くはありませんでした。朝から病院内のツアーをして、面接をして、昼食をプログラムの責任者（CEO）と一緒に食べ、午後はまた面接、夕方前に帰るような感じでした。移植外科だけでなく、消化器内科医や麻酔科、コメディカル、事務の方などとも話をしました。

北原　どんなことを聞かれましたか？

相馬　去年2回、今年2回、合計4回の面接を受けましたが、施設側は募集しているポジションと僕の経歴や実力がマッチしているかというのが、一番知りたいところかと思います。僕がどんなことができて、僕を雇うことでどんなメリットがあるのかを聞かれましたね。

北原　昼食のときなどはどんな話をしたのですか？　日本人には難しい、フリートークがありますよね。

相馬　面接の質問はある程度想定できるので準備できるのですが、フリートークの準備は難しいですよね。今回面接を受けたのは、野球用品で有名な企業のある、ケンタッキー州の施設でした。僕も昔野球をやっていましたので、愛用していた野球用品の話をしたりしました。また、その土地の名産品を覚えておきましたね。ケンタッキー州はバーボンが有名なので、どこのバーボンが美味しいのか質問したりしました。一般的な雑談の種はいくつか用意して行きましたよ。

北原　ではまったくのノーガードの出たとこ勝負ではなかったということですね。

相馬　あらかじめ話のネタは用意していきますね。

北原　質問を用意していけば、しばらくは聞き役で時間を稼げますからね。いかに相手に話してもらうようにするかを僕は常に考えていました（笑）。

日本の就職活動との違いは、コネクションの重要性

相馬　就職活動に一番大事なのはコネクションで、僕もそれに苦しめられています。レジデントやフェローに応募するときもコネクションが大事といわれていましたが、アテンディングの就職では改めてその重要性を実感します。日本ではコネというと良い意味で受け取られませんが、アメリカのコネクションは、**一緒に働いた上司からの信頼をいかに得て、どれだけ強い推薦をもらえるか**ということです。フェローとしての振る舞いが評価され、場合によってはその施設に残るという選択肢も出てきますし、その施設のポジションが飽和している場合にはほかの施設にポジションがないか当たってくれたりなど、上の先生からの信頼はとても重要です。こちらにも就職活動のウェブサイトがあって、人を募集しているポジションが掲載されるのですが、**求人を公表する前に内部で候補者が決まっている**ことが多いです。ですから、いきなり求人サイトから応募しても良い返事はあまり期待できません。僕もこの3年間で求人サイトから300件以上応募しましたが、面接の招待をいただくに至ったのは3件だけでした。

北原　付け焼き刃では勝負できないということですね。

相馬　上司にとっていかに役に立つフェローになるか、フェローになったその日から就職活

動が始まっていると思います。面接を受ける施設がどんな施設か、面接官の先生はどんな経歴でどんな論文を書いているかはもちろん調べるのですが、面接の準備をする以前にどれだけ強い推薦がもらえるかが一番大事だと思います。フェローシップの期間中に**コツコツと毎日、信頼を貯金していく**イメージです。

北原　やっておけばよかったと思うことはありますか？

相馬　今オファーをいただけているのはコツコツやってきたからだとは思いますが、**周りのアメリカ人と比べて自分は何ができるのか、差別化できるのか**をもっとしっかりと考えておくべきだったと思います。そこが、あえて外国人の外科医を雇うポイントになるのだと思います。アメリカ人移植外科医が苦手としているようなことやトレーニングできないこと、例えば腹腔鏡下の肝切除やロボット手術などのスキルを磨いてから渡米してもよかったかなと思います。また、アカデミックなポジションを得るときにはリサーチの経験が大事になってきます。自分は苦手で後回しにしてしまっていたので、後悔しているところですね。今から頑張ってやっていこうと思っています。

日米の移植外科の違い

北原　日米で移植医療を取り巻く環境は大きく異なりますよね。日本に帰って米国で得た知識や経験を活かすようなことは考えているのですか？

相馬　米国で獲得した技術をそのまま日本で発揮できるかというと、移植外科の場合は少し難しいと思います。米国での肝移植は9割が脳死ドナーからの臓器提供によるものです。日本で主流である生体肝移植も確実に増えてきてはいますが、数としてはまだ少ないです。また、とても難しい手術なので、フェローとしてどこまで関わることができるのかというのはプログラムによってかなり違っています。メインの外科医としては関われない施設が大多数だと思います。日本で主に行われているのは生体肝移植ですから、日本に帰って就職活動をするというのはかなり大変だと思いますね。もともと日本で働いていた施設に戻るか、一般外科医もしくは肝胆膵外科医に戻ってポジションを探すかの2つになると思います。もしくは移植医療の別の側面から関わっていくかでしょうか。

北原　もったいないですね。アメリカで得た知識や経験が役に立つ機会がなかなかないわけですね。

相馬　日本でもともと肝移植などを積極的にやっている施設にいたのならば、スタッフとして戻って経験を活かせるのかもしれませんが。

　　　〜後日〜

北原　このインタビューの直後に、就職が決まったそうです。相馬先生、おめでとうございます！　詳しいお話を伺ってみましょう。

相馬先生の
SNS 等は
こちら！

Blog

Twitter

アテンディング就職活動のその後

留学医師LIVEではフェローの就活の現状と、"率直に、策は尽くしているが困っている"ことをお話しししました。すると1週間後、このLIVEを観てくださった心臓外科のT先生から連絡をいただきました。T先生からはフェローを修了しただけの外国人が米国で職を得るには"強いコネクションが必須"であることを教えていただき、さらに現在移植外科の求人が出ている大学に以前勤務されていた先生を紹介していただきました。

紹介していただいた先生にこちらから連絡してみると、現地の状況や移植外科の職がどうやって決まっているか、コネクションの大切さ、就活するうえで大切なことを非常に丁寧に教えていただきました。最終的に、上述の先生が以前勤務されていた大学から面接に招待していただき、二度の面接を経て、スタッフとして勤務する契約を結ぶことができました。

就活の後、採用していただいた施設の部長に人を採用する際の苦労を伺いました。今回、**3つの空きポジションに100以上の応募があった**こと。応募者のなかには有名プログラムを卒業した米国人フェローや、すでに移植外科スタッフとして外国で働いている外科医からの応募もあったこと。そのなかから人を選考するにあたって一番大切なのは**"自分がよく知っている人からの強い推薦"**であること、を教えていただきました。

私が運良くスタッフとして採用していただけたのは、私を採用した部長が"よく知っている人物"から強い推薦を受けたこと、に尽きます。レジデント、フェロー、スタッフ、どの採用にも一つのポジションに対して数十、数百の応募があります。しかもどの応募者も"書類上は"手術もできて論文も書ける外科医であることをアピールしてきます。そのなかで、本当に手術を任せられる人間か否かを判断する材料として、数枚の書類と数回の面接ではほかの応募者と差をつけることは困難です。そこで差別化するために、人を探している施設の部長に自分の上司から直接推薦の電話をかけてもらったり、学会上で直接話しかけてアピールしたり、という"もう一押し"が非常に重要になります。実際に、"有名プログラム"といわれる施設の部長は自分のフェローがいかにskillfulでreliableなフェローかを伝える電話をかけまくります。**自分のプログラムのフェローが職を得ることができないと、そのプログラムの評価（評判）に関わる**からです。では、自プログラム卒業生ならば誰でも推薦するかというと、必ずしもそうとは限りません。人を推薦するということは**"自分の信用を懸けて、彼は信頼できる外科医だ"**と担保することです。話が違えば、推薦者の信用に関わります。そのため"心から信頼する"フェローでなければ強い推薦を与えることは難しいのです。特に外国人で言葉の壁がある場合、強い推薦に足る信用を得るにはより長い時間が必要になるかもしれません。

外国人ながら信頼してもらうには、米国人がやりたがらないことをやったり、複雑な症例の過去の手術所見、画像所見を把握して手術の助手をしたり、もしくは研究・論文執筆でその科の実績に貢献したり……。強い推薦に足る信用を得るには、貯金のようにフェロー開始からコツコツ小さな下積みを重ねるしかありません。毎日少しずつ信用貯金を貯めていき、"知り合いの所で人を探しているんだけど……""今度自分の施設に空きができるんだけど……"という機会が巡ってくるのを待ちます。

もちろん、ただ待っているだけではなかなかチャンスが来ません。幸いにも、今は行動に移せばすぐに人とつながれる環境があります。SNS（Twitter、LinkedIn）で他大学のアテンディングとつながったり、学会発表や質疑応答を通じて自分の存在をアピールしたり、もしくは今回の私のようにチームWADAチャンネルを通じてご縁をいただいたり。**人のつながり、人の縁を大切に、コネクションを作っていく努力も重要**かと思います。

信用貯金を重ね、コネクション作りの努力をしても、タイミングによっては良いポジションが見つからないこともあります。結局最後に実感したのは**「一番大切なものは"運"」**でした。ただ、ポジションの空きができたときに、信用貯金とコネクションがなければ、"ポジションが空いた"＝"チャンスがきた"ことすらわかりません。"人事を尽くして天命を待つ"とは使い古された言葉ですが、後世に残る言葉にはやはり真実が含まれているものだと実感しました。もし似た立場で困っている方がいらっしゃったら、チームWADAの北原先生に連絡をしてみてはいかがでしょうか。2022年にはYouTubeから天命が下ることもある……かもしれません。

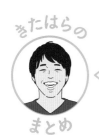

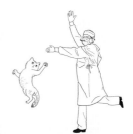

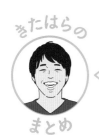 きたはらの まとめ

就職が決まっておめでたいですね〜。留学医師 LIVE の新たな可能性を感じた瞬間でした。留学したすべての医師が「留学にはコネクションが大事」と言います。僕も激しく同意です。ただ、じゃあそのコネクションってどういうものなの？　どうやって作ればいいの？　と聞かれると、なかなか説明するのが難しいです。やることをしっかりとやって、周りとの信頼関係を構築していくこと、自分の望みを相手にしっかり認識してもらうこと、とかだと思うのですが、口でいうほど簡単なことではありません。

今回の話は、新たなコネクションの作り方だと思いました。**SNS をきっかけにしたコネクション**。実際に SNS は学術的な情報発信にも使用されるようになってきており、これを通じてコネクションを形成したり、就職先をみつけたりするのも戦略の一つになっていくのではと思いました。いつか、「**コネクションを作りたいならまず最初にチームWADAを知ろう**」となっていったらいいなと思っています。そうなったら面白いので。

ちなみに「第 3 章 留学ライフ」で出てくる淵田先生は相馬先生の手術の麻酔を担当したことがあったみたいで、「超絶うまかった」と絶賛していました。麻酔科からの賛辞は外科医の腕の証明です。留学医師 LIVE というきっかけがなくても、相馬先生はすぐに就職を決めていたのかと思います。

「みなさんこんにちは！🇺🇸 心臓外科医のきたはらです」

アメリカ臨床留学中の最大の失敗

シカゴでのフェロー時代、テイ（Tae）という韓国人のアテンディングがいました。若手でバリバリやっていて、僕はよくテイについて仕事をしていました。テイは非常にやさしく、僕が英語をあまり喋れないこともよくわかってくれ、ミスをしても全部カバーしてくれました。感情的に怒ったりもしません。シカゴ大学から離れることを相談したことがあったのですが、テイ的には僕が残っていたほうが楽だから引き止められるかなと思っていたのですが、「僕は残ってほしいけど、そこに行くのがいいと思う」と、**自分の損得ではなく、僕のことを真剣に考えて意見をしてくれて、とても感動しました。**

プライベートではよくご飯にも誘ってくれました。「BBQ するよ」と呼ばれていったらテイしかいなくて、2 人きりで BBQ をしたこともあります。ある日の夕方、テイから夕食のお誘いテキストが届きました。でも、その日はとんでもなく疲れていてちょっと余裕がなかったため、もう 1 人のアテンディングのタケ（Take）に「テイに晩飯誘われちゃいました……。めっちゃ疲れているので、どうするか考えてます」とテキストしました。が、間違えてそれをテイ本人に送ってしまったんです。Tae と Take を間違えて……。**これだけよくしてもらっていたのに、テイを悲しませてしまったことを気まずくも申し訳なく思います。**メールや LINE をする前にはよく名前を確認しようという Take Home Message です。

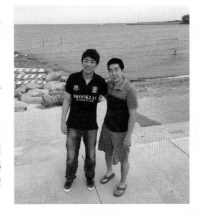

僕のワクワク就職活動

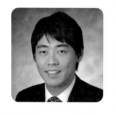

Kitahara Hiroto
北原 大翔
シカゴ大学　心臓外科
チームWADA代表

アテンディングになるとモテそう

アテンディングになると給料も跳ね上がるみたいで、例えばフェローは年収800万円くらいなんですが、アテンディングは年収6,000万円！　皆からはドクター何々とか言われてなんか敬われますし（フェローは呼び捨て）、専用の手術器具を使えますし（フェローは使いづらくてもアテンディングのものを使う）、自分の部屋があったりします（フェローは小さな部屋にすし詰め状態）。そうです、**圧倒的にフェローよりもモテそうなスペック**なのです。

僕のところに見学にくる日本の学生や若手医師は皆「米国に来た理由はなんですか？」と目をキラキラさせながら質問してきます。なんか仕方なく（期待を壊すのもあれなので）「手術の修練をより多く積んで、一流の心臓外科医になりたいんだよね」とちょっと遠くを見つめながらカッコつけて言ってみたりしているうちに、本来の理由を忘れてしまっていましたが、僕が心臓外科医になり米国に来た本当の理由は「**なんかモテるかなー**」なのです。そして、このアテンディングの無双感を目の当たりにして、フェローのままではダメだ、モテるためにはアテンディングになることは必須なのだ、と痛感しました。

留学してる人みんな運がよかったっていうけど、運って具体的にはこういうのです

「アテンディングの職空いていますよ、どう？」なんて話がころころと転がって来るわけでもないので、フェロー中とりあえずうずうずしていたところ、ワシントン大学の心臓外科医から「大学の関連病院のポジションが空いているらしいから応募してみたら」という連絡をもらいました。「Sure!!」ということで早速応募をしましたが、その病院からは返事すらもらえませんでした。

無視されることは病院からでも女性からでも日常茶飯事のことなので、気にせずに過ごしていました。すると2カ月くらいたったある日突然その病院から「予定していた候補者が辞退したので再度応募者のなかから選ぶことになったよ。インタビュー（面接）にでも来ない？」となんとも都合のいい呼ばれ方をしました。都合のいい男代表の僕は「**もちろんオッケーです**」と笑顔で応えました。**就職には運も必要なのですね。**

2日間の面接旅行

僕が経験してきた就職活動の流れは、まずインタビューに呼ばれるところから始まります。インタビューは2日間かけて行われ、病院内をぐるぐる回りながら関係者たちと30分ずつくらい面接し、1日目の夜に主要な人達とディナーをする、というのが一般的だと思われます。僕が受けたのも2日間コースで、1日目はセントルイスにあるワシントン大学、1日目に実際に働く関連病院を訪れました。シカゴからセントルイスへの**飛行機代、タクシー代、ホテル代などかかる費用はすべて向こう持ち**でした。結構嬉しいです。

試験ではないので30分の面接は非常にフランクな形で行われ、心臓外科だけではなく、一般外科のチーフや病院長、事務長と話をすることなどもあり、人によってはそもそもこの面接が誰を採用するためのものなのかよくわかってない人とかもいました。

謙虚さを捨てろ！？

インタビュー前にはシカゴ大学の上司（太田先生）からいろいろなことを学びました。面接時の姿勢や身だしなみ、口調、目的をしっかり伝えるように、などなど。なかでも**日本人が苦手な「自信をもつ」ということが大事**と言われました。なんなら相手に何かを要求するくらいの強さが必要みたいです。

「いやーまぁ、手術は一応できますけどね、へへへ。ハードワーキングが取り柄です。一生懸命頑張って働くんで雇ってください」みたいなことを言いがちですが、これは日本人特有の謙虚さということを知らない相手からしたら「僕は無能です。雇ってください」と言っているようなものでむしろ逆効果になるみたいです。「僕は手術もできて、コミュニケーションも得意で、皆から好かれていて、だからこのポジションにすげーマッチします！」と言ったほうが、「おーそうかそうか」となるわけです。また、英語力に関しても「僕　エイゴ　ニガテ　デスヨ」とわざわざ言う必要はまったくなく、というかそんなことはすでにばれているので、むしろ「**エイゴ デノ　コミュニケーション　マッタク　モンダイ　ナイ**」と言い切るくらいがちょうどいいのかもしれません。参考にするかしないかはあなた次第です。

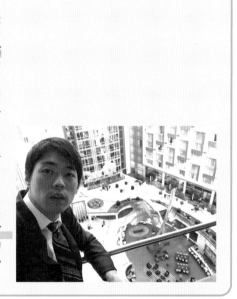

面接での服装は大事……なのに靴下がない！

面接の日の朝、昨日洗濯物を乾燥機に入れるのをすっかり忘れていたことに気づき、残っている靴下はなぜかちぐはぐでしかもローカット。空港で買えばなんとかなると思って出かけたら、**モコモコした奴しか売っていませんでした**。上司に「面接時の服装は大事」と言われた早々これです。

しかも、パスポートを忘れた（忘れたというか持っていかなくても大丈夫と思った、なぜか）ためIDの確認ができず空港で足止めをくらい、別の便をお願いしようとするも次便が夜9時ということでした。それでは面接・ディナーのほとんどがおじゃんになりものすごい印象悪いので、必死の思いで係員に食らいつくと、クレジットカードと保険証みたいなもの、＋エクストラ検査（めちゃくちゃ体を触られる）によりギリギリ飛行機に乗ることができました。最終的にはなんとかなったんですが、**つくづく自分のしっかりしなさに絶望した1日**でした。

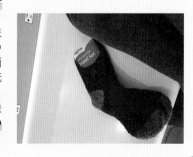

面接中、3人の心臓外科専属NPと受け付けの女性2人と皆でランチをする企画がありました。僕以外全員女性だったのですがまったく盛り上がりませんでした。葬式みたいでした。こんなに盛り上がらない食事会は、合コンにめちゃくちゃかわいい子達が来たんだけど、男側がいけてなさすぎて彼女達のやる気がなくなってしまい、あせりから変に盛り上げようとして逆に空回りする最悪の状況とほぼ同じでした。こういったところで盛り上げられなかったことも面接の点数的にはマイナスに働いてしまうと思われますが、どうしようもありませんでした。

ディナーはいい感じのレストランで行われました。心臓外科のチーフと若手外科医が2人、循環器内科医が2人来ていました。いつも通り「グッド、グッド」しか言えなかったので60点くらいの出来でした。ただ、**グッドしか言えない条件だったとしたら、タイミング、間の取り方など100点のできだった**とは思います。

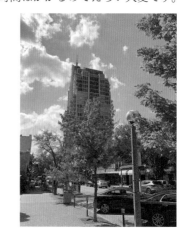

お前英語もまともに喋れないのにインタビューなんて受けても絶対ダメだろ、と思うかもしれませんが、意外とそうでもないです。むしろ日常会話に比べればある程度聞いてくることがわかっているので、ずっとやりやすいものです。困ったら「グッド、グッド」とか言っておけば「うんうん、グッドって言っているね。うん、なんかいい感じね」と思ってもらえますので。たぶん。

セカンドインタビューは家族のため？

1回目のインタビューがうまくいくと、セカンドインタビューに呼ばれます。また面接に行くのです。1回でよくない？　あとは電話とかメールでよくない？　と思うのですが、なんかそうなっているみたいです。シカゴからセントルイスへは飛行機で1時間なのですが、例えばこれがLAとかだったら4時間はかかるのでえらい大変です。小旅行です。まぁ呼ばれたら行きますが。

給料の話や働く時間などの割とリアルな部分の話をしたり、住む家を不動産屋さんと一緒に見て回ったりもします。家族がいる人は家族も一緒に連れてきて「**お父さんこういうところに引っ越そうと思っているんだけど、どう？　あり？　なし？**」と確認したりするみたいです。セカンドインタビューも2日間かけて行われ、初回と同様30分ずついろいろな人と話をしました。患者を紹介してくれる循環器内科の開業医の先生との面接が多かった気がします。

手術審査による就職試験！？

2回のインタビューがまずまずいい感じで終わると、最終試験として採用する側の心臓外科医が僕の手術を見学に来る、すなわち手術審査がありました。まぁ実際にその人が手術できるのかどうかを見る、というのは実に理にかなっているのですが、日本ではあまり聞いたことなかったので新鮮でした。自施設のアテンディングにお願い

「偉い先生が見学に来るから僕に優しくしてね」と手術室の看護師長にお願いすると、**「いつも通り親切にするわ、ふふふ」**と不敵な笑みを浮かべていました。心配です。
手術審査の日の朝、手術を見に来た外科医と会うと、開口一番**「これはテストじゃないから、気楽にやっていいよ」**と言いました。僕は嘘つけと思いました。手術室のスタッフには「いつも以上に僕に優しくしてね」と言っておきましたが、皆完全に忘れていつも通りがやがやしていました。肝心の審査官も僕の手術みるというよりはスタッフとずっとおしゃべりして、**「あ、もう終わった？　おつかれっ」**みたいな軽いノリでした。

をして、面接官が来る日にいい感じの手術を入れてもらいます。僕は大動脈弁置換術を入れてもらいました、これが一番簡単だからです。これらすべての過程が終了後、採用・不採用の通知が届くようになっています。

頑張ることは自分の「選択」できる範囲を広げること

就職活動の末、3つのオファーを得ることができました。学生のときに勉強すること、医者になって頑張って仕事したり業績を上げること、それらはすべて自らの価値（人としての価値ではないですが）を上げるためなんだと思います。また、それによって得られる恩恵というのが**自分で「選択」できる領域が広がること**なのではないかと思います。勉強すること、頑張ること、偉くなること、お金をたくさん稼げるようになることなどがすべての人にとっていいことだとは思いませんが（僕にとってはお金をたくさん稼げることはすごくいいことですが）、**自分で「選択」できる**というのは万人にとっていいことであると思っています。

最終的にワシントンDCの病院に就職先を決めたとき、自分のなかでは大きなデシジョンであったため、やや興奮気味にシカゴ大学の上司（太田先生）に電話で報告しました。返事は「ええんちゃう」でした。「ちょっとお腹空いたんで早めに昼飯食べようと思いますけどいいすか」と聞いたときに返ってくる「ええんちゃう」とほぼ同じテンションでした。

その後この人生の決断に関する話を続けるも、今ひとつ上司のテンションは上がる様子はなく。「タックスリターン（米国の確定申告）の税金がまだ返ってきていない」という話になると、「そんなのありえない、ちゃんと計算するべきだ」とそっちの話にはすごく食いつきだしました。**「あーなるほど、これは教え子が巣立って行くのにまじめに対応してもちょっと恥ずかしいから、ある種の照れ隠しみたいなものだな」**と思いました。しかし、その後もタックスリターンの話は続き、最終的には「来週時間あるから俺がちょっと連絡してみようか」というところまでいっていました。それから話は完全にそれていき、バーベキューの話や送別会の話などと続きました。それらに関しては鬼のような量で話をしていました。**照れ隠しではなかったことがわかりました。**

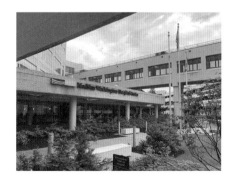

太田先生の教育論はこちら➡P.116

YouTube ライブの司会者に聞く
「留学医師はモテるのか？」

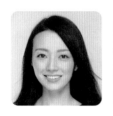

Sato　Utako
佐藤　詩子
留学医師 LIVE 司会

2010	東京女子大学卒業
2010	芸能事務所所属
2018	TBWA\HAKUHODO　マネージメントプランナー
2021	社会保険労務士事務所

「モテたいって言いまくってたけど、結局留学してモテるようになったの？」ってよく聞かれます。ということで「留学医師はモテるのか？」をテーマに、留学医師 LIVE 司会のうたさんと Web 対談してみました。

海外で働く医師にフォーカス！　留学医師 LIVE

北原　まず最初に、うたさんが司会を務める You-Tube の留学医師 LIVE について教えてください。

うたさん　海外で活躍する医師をゲストに招いて留学や海外生活についての話を聞くトークライブを毎週放送しています。留学に役立つ情報はもちろんですが、その人の生き方や哲学を知ることができる時間です。ゲストの先生たちとは Web 会議システムを介して会話しているので、日本にいながら海外の医師の現状を聞くことができるのはとても新鮮です。今までに 100 人ほどの留学医師と話をしてきましたが、ゲストがどんな場所にいても電波が悪くて放送がストップしちゃうなんてことは一度もなかったですね。コートジボワールから参加した先生もいました。

北原　テクノロジーの進化って素晴らしいですよね、物理的な距離もそうですが心の距離もグッと縮めてくれる。今まで話してきた留学医師の印象はどうですか？

うたさん　海外で働いてみたい、もっと学びたいっていう思いを、実際に行動に移して突き進んでいる先生方っていう印象です。あとは、海外でどう生き残っていくのかを模索しつつも、チャレンジすることを楽しんでいる人たちだなと感じます。

思い出に残るエピソード

北原　一番思い出に残っているエピソードを教えてください。

うたさん　宮田真先生ですね。『アメリカで小児外科医になる』って学生のころからおっしゃっていて、周囲から『すごく大変だよ、本当にできるの？』と言われながらも、現在唯一の日本人小児外科医として活躍なさっている、並大抵の努力じゃできないことだと思います。本当に感動しました。

北原　すごくかっこいいですよね。そういうかっこいいなっていう気持ちって、恋愛感情につながっていくのですか？

うたさん　仕事ができる＝格好いいは間違いなくあると思いますし、人として魅力的だと思います。また、自分のやりたいことを貫いているっていう姿勢、夢や向上心を持っている人は格好いいです。それは海外でも日本でも一緒です。ただ、そこに恋愛感情が生まれるのかっていうのは、また別の話です。

北原　なるほど。留学医師との恋愛において考えられる利点を教えてください。

うたさん　……利点？　留学医師と交際する利点??

北原　はい。

うたさん　一緒に海外に行くということであれば、世界観が広がるのはメリットだと思います。

北原　じゃあ例えば、飲み会に日本人医師 A と留学医師 B がいるとするじゃないですか。見た目も同じ、考え方も同じです。どちらにより惹かれるとかありますか？

うたさん　ないです。

留学医師はモテますか？

北原　ずばり、留学医師はモテると思いますか？

うたさん　う～ん。まあ、モテるんじゃないですか。いろいろなハードルを乗り越えて、自分の意志を貫いているのだから、魅力的ですよね。チャレンジしている人は格好いいと思います。

北原　留学医師はモテる！

うたさん　……。はい。

～Web インタビュー終了後～

北原　今日はありがとうございました。

うたさん　ありがとうございます。

北原　せっかくですしもう少し話を聞きたいので今度ご飯でも行きませんか？

うたさん　……。

北原　いや、別に変な意味とかはなくて。純粋に。心の距離もあれですし。お礼的な感じで。

うたさん　……。

北原　あれ、聞こえてますか？　電波悪いのかな。

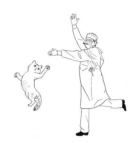

「みなさんこんにちは！🇺🇸 心臓外科医のきたはらです」

「忙しい」を考える

心臓血管外科や脳神経外科は忙しいといわれます。僕が心臓外科医として一番忙しかったと思っているのは、医師3〜4年目のころです。仕事のあるなしにかかわらず病院にいなくちゃいけないとか、当直しなくてはいけないとかがすごく多かったのです。それがいいことだとは思わないですし、そんなのやらずにもっと時間を有効に使えば忙しくなかったのかもしれませんが、当時は若手ですし、どうしようもありませんでした。「忙しいとはいえないけど、時間的制約があった」時期ですね。

でもそんなときでも、「時間なんていくらでもあった」と思うのです。1週間毎日朝7時〜夜11時まで働いて、寝る時間以外に休みがないなんていうことはなかったと思います。当時の僕も普通に夜は時間がありましたし、土日休みもありました。そういう時間をうまく使っていなかっただけです。

「忙しい」「疲れた」というのはつい口から出てしまう言葉です。あまり好きな言葉じゃないので僕はできるだけ言わないようにしていますが、それでもたまにポロッと「あー忙しい」などと出てしまうときがあります。そういうときはすごく反省します。

逆に「楽だ」「ヒマだ」と言っている医師をあまり見かけません。おそらく「楽・ヒマ＝有能じゃない・仕事がない」というふうに捉えられてしまう、という気持ちがあるからだと思います。外科医は特に、忙しい風に見てもらいたいというマインドが強いのかと（もちろん実際に忙しい人はたくさんいますが）。

そう言ってる僕も若手のころはなんか忙しくしてるように見せたくて、女子とディナーのコースを食べている途中で病院から呼ばれたりすると、「ちょっと行かなくちゃ」とか言ってメインディッシュを食べずに帰ったりしていました。もちろん状況によりますが、そのときはメインまで食べてから行っても十分に間に合ったんじゃないかと思います。

同じ給料だったら、仕事の時間は少ないほうがいいと今は思います。その時間でほかにもっと好きなことができますから。「アメリカにいるからそんなこと言えるんだろ」と思われた方はいると思います。たしかにその通りです。ぜひ留学してみてください。

収束と放散〜ピスタチオ姫〜

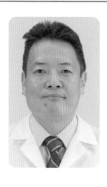

Ota Takeyoshi
太田 壮美 先生
シカゴ大学　心臓外科
チームWADA副代表

1999　神戸大学医学部卒業
　　　神戸大学　心臓血管外科

フェローシップ
2005　ピッツバーグ大学　リサーチ・クリニカルフェロー
2011　ニューヨークコロンビア大学　アドバンスドクリニカルフェロー

2013　現職

お邪魔いたします。シカゴ大学太田です。

みなさん子供のころに将来について思いを馳せたときのこと覚えてますか？

小学生のころには漠然とした将来を純真無垢に見据え「世界に羽ばたくんだ！」とか、世の仕組みがちょっとだけわかってきたインテリ中学時代には「グローバルなアイデンティティをもったインフルエンサーになりたい」とか、またほぼ過半数の人たちがそうであったと思われる重度の中二病を発症していた場合は「**我はダークマターの頭目、その名をカタストロフィと申す。この世を掌握する者なり**」などとやや大きめの夢を語ったりしてませんでしたか？　特にそのために具体的に何をするでもないのですが、ただ純粋に真っ直ぐに夢を見据えて日々ドキドキワクワクしていたと思うのです。

私は学生時代少し料理に凝っていた時期がありました。凝っていたというよりも一つの対象に取り憑かれていたと言ったほうが正しいかもしれません。つまりカルボナーラです。とあるレストランで食べたカルボナーラが美味しくて、なぜかそれを自分で作ってみたくなったのです。その日以来いろいろレシピを調べたり組み合わせたりして試行錯誤し、納得のいくカルボナーラが作れるまでずっと毎日作り続けていました。毎日同じものを食べ続けても全然飽きない性分だったことも幸いし、とにかく馬鹿みたいにウキウキしながらずっとカルボナーラ（失敗作）を毎日作っては食べてを続けていました。愚にもつかない事象への研究癖を発揮し、いろいろな材料、調理器具、調理法など無限にある組み合わせを試していき、最終的にはだんだんと洗練され自分なりの一つのレシピに収束していくようでした。

カルボナーラ祭りが始まって2〜3カ月したころでしょうか、マイレシピもだいぶ確固たるものとなり、「完成」まであともう一息のあたりまで来た時期に、友人と別のレストランでパスタを食べる機会がありました。カルボナーラを注文です。

「うん、美味しい……。ん？　でもこれは……」

私がこだわりのマイレシピで作るカルボナーラとは違うものでした。なかなか自分の求める味が実現できずに試行錯誤を繰り返していた時期には気にならなかったのですが、ある程度自分で組み上げたレシピが一本化し確固たる自我に目覚めると、自身のそれとは異なるレシピで

作られたものに、自然とある種の拒絶反応を示したのです。美味しいのだけれど、何か納得がいかない、そんな複雑な感情を抱きながら真っ直ぐ純粋にそのカルボナーラを楽しめない自分に不思議な不安感を覚えました。**いろんなカルボナーラを楽しむためには、専門外の下手な自我は足枷になるような気がしたのです。**そしてカルボナーラ祭りは終了しました。

　医師のトレーニングと教育の実際。実はこのコラムはそんなことがテーマなんです。私はチームWADAの副代表を拝命しているかたわら、心臓外科医として精進しています。ゆえに心臓外科限定でしか話せないこと、そしてまだ未熟で道半ばであることを承知のうえで上梓いたします。

　心臓外科医の仕事は、診察、手術適応の判断、手術手技、術後管理など多岐にわたります。でもやはり他科・他職種とのオーバラップを許容しない不可侵な領域である「手術」こそがその真骨頂であり、心臓外科医を心臓外科医たらしめる肝であると思います。そして、それは学ぶのが最も困難で、かつ教えるのが難しい領域でもあります。ゆえに心臓外科における教育の話題となると手術トレーニングに話が集中するのが常であります。

　トレーニング中の学生・研修医・修練医（Trainee）の立場からすると、トレーニング施設を選ぶときに手術手技をどれほどさせてもらえるのかが応募者の最大の関心事であり、また海外留学を目指すのも症例数が多く、手術手技が自分に回ってくるチャンスが多いことがその動機づけになっている場合がほとんどだと思います。自分がどのような教育システムに乗るべきか、そのために情報を集め、計画的に効率よく「賢く」道を切り開くのはとても大事だと思います。今の時代は情報が溢れ、SNSなどを通じてその道のエキスパートが経験に基づくhow to doを懇切丁寧に人生の格言付きで無料で公開し導いてくれています。トレーニング施設に入る前から自分がどのような症例を何例くらい経験することができ、卒業した際にはどれくらいの外科医になっているかまで「計算」でき、先を見通せるほどの事前情報が入手できることが当然のようになり、昨今では先が見えない不透明な状況・環境を非常に恐れ忌み嫌う傾向が出てきてしまっています。**既知であるものに囲まれて暮らすことに慣れ親しんでしまったあまり、未知のものにワクワクすることができなくなっている傾向があるのだと思います。**

　後進の指導を担う指導医の立場からするとどうでしょうか？　多くの心臓外科医は心臓外科の勉強に明け暮れているため、教育の一般論やトレーニングの最適化などについて学ぶ機会はなく、教育に関しては素人です。そんな状態でも後進の指導・教育などについて考えなければなりません。特に手術指導に関しては、患者さんにとって人生で一度きりの命をかけた大勝負の場でありながら、後進を教育しなければならないという難題のオマケ付きです。

　自身の医師人生のほとんどを費やして築き上げた自分だけのトレーニング理論は、Traineeにはただのポジショントークだと思われてしまい、耐えて磨いて研ぎ澄まし洗練し尽くし収束させた手術手技は、「そんなやり方もあるんですね」などの台詞とともに数ある手法の一つとしてTraineeの「経験」のなかの取捨選択リストに並ぶのです。**自分にとっては究極まで磨き上げ収束したカルボナーラのレシピが、Traineeにとって単なる試食の一つにすぎないのだと悟ったとき、指導医は重要な分岐点に立ち選択を迫られるのです。**ある者は自身のレシピこそ至高であり我こそは最高の外科医であると宣う井底の蛙となり、マイレシピのみに従うことをTraineeに強要し、ほかの外科医を見下し学ぶことを忘れ、自身の成長はそこで止まる。老害とも呼ばれる。ある者は老害と言われることを極端に恐れ、そうでないことを証明するために安易にTraineeの迷走を「うん、そんなやり方もあるね、良いんじゃないかな、よくできてるよ」などと心にもないことを言って、なぜかTraineeから上っ面の高評価を得ようとして結果

的にマイレシピを封印してしまう。いい人の仮面を被った教育の放棄者である。では何が正解なのでしょうか？

　私自身の話をします。心臓外科医として独立するまで、日米合わせて 12 年間の臨床トレーニングをしてきました。この期間はとにかく使える時間のほとんどを医師としてのトレーニングに費やしました。客観的に見れば手術経験数に恵まれない時期も恵まれた時期もありました。でも、そういう「小さい」ことには目もくれず、ただただ目の前に現れる「成長する機会」を総ナメにして、能動的に貪欲にかじりついていきました。ずっと住み込みで患者さんを管理したり、あらゆる手術見学をしたり、学会発表、論文作成、宴会幹事、心エコー、漫才、当直、英語教室、机上での手術練習、大北教授（元神戸大学教授）のしょうもないボケ（もとい、面白いボケ）に対するツッコミ、三日三晩ずっと連続で手術し続けるなんてこともありました。とにかく何にでも前のめりに突っ込んでいきました。良いことも嫌なこともたくさんありました。**ただ私にとって一番大事だったこと、そして私はそれに恵まれてとてもラッキーだったこと、つまりそれはいつでも思いっきり全力疾走できたことです。**自身の全力疾走をサポートしてくれる環境や人々に恵まれたことは、今の私を形成する重要な基盤であったと思います。

　命と向き合う医師の世界にも働き方改革の波が押し寄せ、同時に教育システムも改革が進んでいますね。万人を受け入れ、均等に教育できるシステムが良い教育システムなのだということになっているのでしょう。そのこと自体には反論はありません。しかし、**どのような分野でも世界のトップに君臨して活躍している人たちは、一般化された平等で平均的な「教育」からでき上がったものではないと思うのです。**個人差こそあれみんなストイックに全力疾走して、ときには大事なものを犠牲にし、無駄を削ぎ落とし極限まで磨き上げた者のみが「世界のトップ」に君臨するのだと思うのです。そしてそんな世界のトップランカーに共通するのは、みんな自分の目標に純真無垢に、語弊があるかもしれないが馬鹿がつくほどまっすぐに、そう、小学生のときに「世界に羽ばたくんだ！」と言っていたように純粋に目標に向かって全力疾走できる人たちなのだと思うのです。

　情報に溺れ予定調和からの逸脱を嫌悪し全力疾走できないでいる者よ。

　牙が折れ、老害と呼ばれることを嫌悪し全力疾走できないでいる者よ。

　我は孤高の天才だと自身を誤認し全力疾走を忘れてしまっている者よ。

　大丈夫だ、体裁など構わず全力で突っ走れ‼　前に進め‼

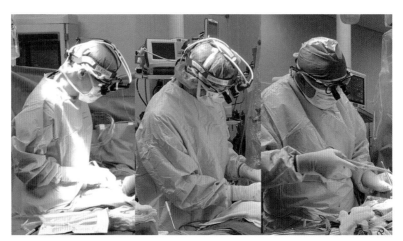

初代フェロー　　　　　二代目フェロー　　　　　三代目フェロー
北原先生　　　　　　　西田先生　　　　　　　　根本先生

写真は私が外科医の教育というものに真剣に向き合い、指導医として今まで対面してきた３人の弟子である外科医たちです（あ、うち１人はYouTuberですけど）。

　案外正解というものは理路整然としているわけではなく、順次議論していけばいずれ出てくるというものでもないのだと思います。私なりに見つけた現時点での正解は、原点に戻って**「純真無垢に真っ直ぐ見据えドキドキワクワク全力疾走!!」**です。指導医としての私は、全力で老害であり、全力で理解者であり、全力で規範であることを目標としています。そして必要であれば全力で引導をわたすことも私の役目なのでしょう。システムも環境も大事です。でも何より一番大事なのは自分自身がどうあるかです。**出し切って、やりきって、真っ白に燃え尽きて、そして超回復して、また挑戦する。**それが大事なんです。そんな環境を提供するのが今の私の教育論です。道を極めるというのは簡単じゃない。だから全力でやるんです。全力を尽くすことを教えるのが私の役目なんだと思っています。そう、収束しきった私のレシピを放散させるように。

太田	あ、北原先生、教育論についての原稿、短くまとめるとこんな感じやけど？
北原	いや、めちゃくちゃ長いっすね！　何かの物語３部作みたいになってますよ。
太田	だいぶ省いたんやけどな……。
北原	いやいや、カルボナーラとか要ります？
太田	いやカルボナーラの話はメインやで!?　一番最初に書いたわ！
北原	言いたいだけで、メインではないでしょ……。
太田	まあ、そんなこと言わんとカルボナーラ美味しいで？　作ったろか？
北原	いや今全然離れたところに住んでますから。
太田	ほな、ウーバーイーツで注文しといたるわ。
北原	いや、全然論点変わってますから……。
太田	先生……。わりとツッコミ仕上がってきてるな!?
北原	まあ、おかげさまで鍛えられてますからね……。ってそういうのいいですから!!
太田	相変わらず全力疾走のノリツッコミやな……。さすがです（スベってるけどな）。

　さあ、全力疾走したいみなさん！　「世界に羽ばたきたい」みなさん！　我々チームWADAはそんなみなさんを繋ぎ、強固なネットワークでみなさんの夢を後押しします。いつでもお気軽にご連絡ください。お待ちしております。

Twitter

Blog

Note

スマホの手術動画は外科医の名刺！
帰国後のキャリアを見据えて
フェローで極限まで学ぶ

脳神経外科

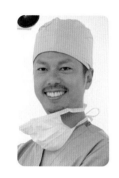

Inoue Yasuaki
井上 靖章 先生
名戸ヶ谷病院　脳神経外科部長・脳卒中センター長

2013	京都大学医学部卒業
2013	名戸ヶ谷病院　初期研修
2015	名戸ヶ谷病院　脳神経外科
2017	札幌禎心会病院　脳神経外科

フェローシップ
| 2020 | ブリガム・アンド・ウィメンズ病院 |
| | 脳神経外科/脳神経血管内治療 |

| 2021 | 現職 |

インタビュー
動画はこちら

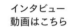

専門医を卒後7年で取得し渡米するのが自分にとってのベスト

北原：いつから留学しようと思っていたのですか？

井上：子どものころから、日本以外の国を見てみたいという漠然とした思いがありました。医師になってからは、手術数の多いアメリカで経験を積みたいという思いから留学をより現実的に考えるようになりました。

学会などで知り合った脳神経外科の先輩方から、「いつか帰国することを考えるのであれば最低限専門医は取得すべきだ、領域によっては PhD も取得したほうがいい」とアドバイスされ、**脳神経外科専門医を卒後7年で取得し渡米するのが自分にとってベストなルート**だと考えました。

外科医の名刺はスマホの中の手術動画！？

井上：留学を考えるようになってからは、「フェローで留学したい」と周囲に話すようにしていました。また、**自分の得意とする手術の動画を3分くらいに編集して、いつでも見せられるようにスマホに入れて名刺がわりに持ち歩いていました**。当時所属していた札幌禎心会病院は脳神経外科が有名な病院で、留学生が自分も含めて国内外からたくさん来ていました。外国から有名医師を呼んで、手術のライブイベントも定期的に開催されていました。そこに来ていたブリガムの先生に話しかけ、名刺である手術動画を見せたり、飲みに行ったりしていたら、「フェローとして来なよ」と声をかけていただきました。ラッキーにもチャンスをつかむことができたという感じです。

北原：なかなかアメリカから来た人と飲みにいったりしないと思います（笑）。

井上：（笑）。ただ、**ラッキーをつかむことができるのは、準備をしてきた人だけだ**とも思います。「The Third Door（第三の門）」という本に、偉業を成し遂げた人たちは、ほかの誰も通ったことのない門をくぐっていると書かれています。**狭き門ではあっても、門である限り通る道は必ずある**ので、それが見つかるまで探すべきだと思います。

北原　採用が決まってからはどうだったのですか？

井上　僕の採用条件は論文を publish することと USMLE Step3 の合格だったのですが、そ
　　　れを提示されたのが専門医試験の半年前……。当直などの日常業務だけでなく、国際
　　　学会でのゲストスピーカーやハンズオンの講師、手術のライブイベントなどをこなし
　　　ながらだったので、かなり大変でした（笑）。

北原　専門医試験を受ける前の人がライブやゲストスピーカーに呼ばれるなんて、すごい！

脳神経外科のレジデンシーは 7 年！

井上　脳神経外科のレジデンシーの期間は 7 年あります。フェロー 1 〜 2 年と合わせると、
　　　アテンディングになるまでは約 10 年。PhD を取得してからレジデンシーに入る人も
　　　多いので、卒業後 10 年以上となることも珍しくありません。

北原　7 年は長いですね！　プログラムに入るのも難しいと思いますが、IMG はいるのですか？

井上　ACGME に認証されている人気プログラムだと、レジデンシー・フェローシップとも
　　　に入るのはすごく難しいです。**ブリガムでは IMG のレジデントは 0 人、脳血管障害
　　　のフェローで来たのも IMG は僕だけでした。**このフェローシップの採用は 1 学年に
　　　1 人で、レジデンシーを終えていることが基本条件です。僕の場合は日本での研修で
　　　例外的に認めてもらえました。

北原　めちゃめちゃすごい！　レジデンシーを終えていることがフェローになる第一条件な
　　　のに、それを上回って採用したいと思わせるものが井上先生にあったということですね。

USMLE に
ついては
こちら
➡P.044,
052

IMG に
ついては
こちら
➡P.022

ACGME に
ついては
こちら
➡P.044

日本人であることの強み

北原　井上先生が採用されたのはどういう理由だと思いますか？

井上　アメリカ人と競合してポジションを得なくてはならないので、圧倒的な強みを身につ
　　　けておく必要があると思います。僕の場合、それはバイパス手術でした。もやもや病
　　　のバイパスや、橈骨動脈を使ったバイパスは、アメリカ人は苦手な傾向があるので、
　　　それを極めました。このような**やり込んだ手術の動画を見せることができたのがよ
　　　かった**のだと思います。アメリカ人があまり選ばない頭蓋底外科や血管障害を専門に
　　　選ぶことも選択肢だと思います。
　　　ブリガムの上司に「どうして僕を採用してくれたのか」と聞いたことがあります。
　　　「日本人にはミステリアスで、洗練された印象をもっていて、日本人の手術を見てみ
　　　たかったから」といわれました。アメリカ人と同じ土俵に立つのではなく、**日本人で
　　　あることを武器にする**のも作戦の一つかもしれません。

北原　日本人であることのデメリットもあるけれど、メリットもあるということですね。自
　　　分の武器を見つけて、戦う。すごい、すごい話だと思います。

アメリカと日本の脳神経外科の違い

北原　日本とアメリカで手術の種類や件数に違いはありますか？

井上　日本では脊椎の手術は整形外科医が行うことが多いのですが、アメリカでは脳神経外
　　　科医もかなりやります。プログラムによっては全手術中 7 〜 8 割が脊椎の手術という
　　　病院もあります。脊椎の手術は早く終わり、件数も多くこなせるので、「**脊椎はご飯
　　　だ**」みたいな表現をされたりしていました。

日本では経験できないような珍しい症例が経験できるのはアメリカの特徴です。日本ではMRIを撮ることが一般的なので髄膜腫などは初期に見つかることが多いのですが、アメリカではかなり進行してから見つかることがあります。

また、症例数が圧倒的に多いのも特徴です。ある1週間の脳神経外科全体の手術件数は73件で、うち脳血管障害チームはアテンディング3人で21件の手術、それもほとんどをフェローがメインで行っていました。

北原　多いですね！

井上　症例の幅も数も十分に経験できると思います。朝から手術に入り、早ければ15時には帰ります。ライフワークバランスも、アメリカで学んだことですね。

北原　日本でその時間に帰るのは勇気がいりますね（笑）。

 日本の医学教育に貢献したい

北原　将来はどこで働いているイメージですか？

井上　渡米前は永住してもいいと思っていましたが、フェロー1年目を終えるころには、早く自分の城を構えたい、生まれ育った日本で教育に貢献したいと考えるようになりました。**決められた時間内できちんとしたトレーニングを受けられ、面白くてやりがいのある脳神経外科の教育システムを確立したい**と思っています。これも**アメリカという、日本とは異なる環境に身を置いたからこそ見えてきた**ことです。

北原　「心臓外科・脳神経外科は忙しい説」が根強いですから、決められた時間内に充実した教育が受けられるというのは魅力的ですね。「日本の脳神経外科のここを変えたい」という具体的なプランがあれば教えてください。

井上　日本の脳神経外科の技術は高いです。その技術が伝承されている施設もあれば、そうではない施設もあります。症例が特定の施設に独占され、そこに行かなければ身につけることができない技術もあります。VRなどを利用して技術を身につけられるプラットフォームや、所属する施設にかかわらずトレーニングを受けられるシステムを作れればいいですね。ハーバードグループとコラボして、国際的な教育ミッションもやっていけたらと考えています。

北原　すごい！　かっこいい！　羨ましい！　井上先生のところで働きたいと思う人がたくさんいるだろうと思います。僕も井上先生についていきたいと思います（笑）。

井上先生の
SNS等は
こちら！

Twitter

—— \もっと教えて！/ ——

日本帰国後

毎日充実して、めちゃくちゃ楽しくやってます！

私のホームグラウンドの名戸ヶ谷病院脳神経外科は院長、診療部長、専務理事という病院管理職からレジデントまで総勢7名でワンチーム、みんなで新たなチーム作りを楽しく行っているところです。赴任から2カ月後には脳卒中センターを立ち上げた一方で、アメリカで学んだ手術手技も最大限活かして予定手術の種類と数を増やしトータルの件数は数倍に伸びました。それを担うレジデントたちの手術がうまくなっていくのをニヤけながら見守る日々です。

ボストン時代の同僚や上司とは今でもマメに連絡を取り合っていて、手術のことを相談したりもします。帰国して残念だったのは、美味しいIPA（India Pale Ale）とprime ribeyeが手に入らないことくらいです。ライフワークバランスはいっそう重視して、勤務時間以外は思いっきり人生を楽しむようにしています。

少し長いビジョンで手術の上手な脳外科医を育成していくプラットフォームを院内外で構築している最中です。ちょっと国外で脳外科をやってみたい、とにかく手術が上手になりたい、北原先生みたいにカッコよくなりたい、などご相談あればお気軽にご連絡ください！

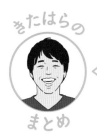

きたはらの
まとめ

井上先生はスマホに入れた手術を見せることで留学の座を勝ち取ったくらい、超絶手術のうまい外科医です。それだけではなく、身長190cmくらいの長身で、見た目EXILEみたいで、話も面白く、かっこいいです。井上先生にはインタビューだけではなく、研修医の質問に答えてもらう企画や（出演した研修医は井上先生の病院で働くことになりました）、VRゲームで一緒に手術をする企画にも参加してもらいました。

フェロー留学組はレジデントから留学した先生と比べて、井上先生のように卒業後に日本に帰国する道を選択する人が多いと思います。**海外で学んだことを日本の医療や教育に役立てていくのもまた大切なこと**です。井上先生が引っ張っていくチームが日本で、世界でどのように活躍していくか本当に楽しみです。

続いては、フェロー留学組50人のアンケートデータを分析して、フェロー留学の攻略法とその未来について話していきます。

留学医師 100 人のデータから見る フェローからの留学攻略法

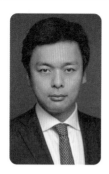

Okubo　Keita
大久保 恵太 先生
メイヨークリニックアリゾナ
移植外科

2006　大阪大学卒業
2006　大阪大学医学部附属病院初期研修
2008　兵庫県立西宮病院外科後期研修
2011　大阪大学大学院消化器外科学、
　　　免疫学フロンティアセンター大学院生
2015　りんくう総合医療センター　肝胆膵外科
2016　紀南病院　肝胆膵外科

フェローシップ
2017　コロンビア大学リサーチフェロー
2020　現職

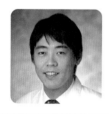

Kitahara Hiroto
北原 大翔
シカゴ大学　心臓外科
チームWADA代表

レジデントからの留学とフェローからの留学の違い

大久保：レジデントからの留学とフェローからの留学では、留学したい理由から求められる資質、将来の進路まで多くの点で異なります。

レジデントから臨床留学を目指す人々は「世界最先端の医療および医療教育を学ぶ」ため、ポジション獲得に必要な USMLE 高得点を取得すべく用意周到に準備して夢を実現してきた人々です。よりよい環境へ身を投じようという貪欲さは尊敬に値します。途中参加でなくレジデントからアメリカのキャリアパスに参加すれば、生涯にわたってアメリカで医師として活躍できる可能性が高くなります。一生アメリカで医師として働きたい場合は、レジデントからの留学を検討すべきです。一方、**アメリカから日本の医療システムに戻るのはなかなか難しい**ようです。レジデントから渡米してその後帰国して日本で働いている先生はあまりみかけませんのでその点は考慮が必要です。

北原：フェローから留学をする人は、より良い環境で修練を積みたい、大規模な研究環境に身を置きたい、新たな医療技術を短期間で学んで日本に持ち帰りたいなど、日本で医師をするなかでさらなるアドバンスを求めて留学を本格的に考えるようになった人が多いのですかね。渡米時の PGY をみると、レジデント組は平均 PGY5 で渡米し

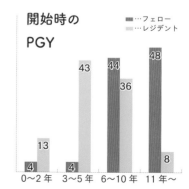

開始時の PGY

■…フェロー
■…レジデント

	フェロー	レジデント
0〜2 年	4	13
3〜5 年	4	43
6〜10 年	44	36
11 年〜	48	8

ていますが、フェロー組は PGY10 以降に渡米している人が多いです。同様に USMLE Step1 の受験時期もレジデント組は医学部 6 年生、フェロー組は PGY5 が平均でした。学生時代から本気で留学を考えている人はレジデント、医師になってから留学の必要性を感じた人がフェロー組に多いという感じでしょうか。

心臓外科はフェローからの留学が多い

大久保：フェローから留学する場合、レジデント修了が要件の専門医を取得できないので、その先のスタッフになるのは厳しい道のりです。フェローからの留学者の多数を占める心臓外科では、外科専門医を取得しなくともまだスタッフのポジションは得られる可能性が十分にあります。ほかの科では移植外科も含めアテンディングスタッフになるのは非常に難しいのが現状です。

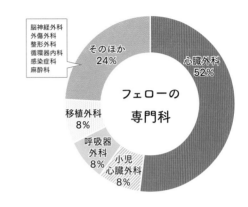

それでもフェローから留学している先生方は「とりあえず日本で医師になったが、自分のさらなる成長に必要な環境がアメリカにあるため、必要に駆られて留学した」先生が多い印象です。アンケートから見えてくるのは、**フェローから留学する先生の多くが心臓外科で、専門医や PhD など取得後に渡米している人が多い**ことです。心臓外科の厳しい労働環境で術後管理をし、少ない症例しか執刀できない現状では、十分な症例を経験できるアメリカのフェローのトレーニングはとても魅力的に映るでしょう。

自分が専攻している移植外科は日本でトレーニングを積むことは難しい環境ですが、フェローでは執刀を目標に十分な症例が経験でき、系統だった教育を受けられます。術後管理は PA や NP が行ってくれてフェローは手術のみに集中できる、まさに外科医にとって夢の環境だと思います。研究に対しても十分な人的および金銭的な研究サポートが得られます。

現在、日本の心臓外科、移植外科を先導している多くの先生が、フェローとして米国でトレーニングを積んだ後に帰国してプログラムのトップになっています。これをみて「**日本で少ない症例を待つより渡米だ！**」と思うことは自然なことのように思えます。

北原：心臓外科医が多いのは僕の周りの人がたくさんアンケートに答えてくれたバイアスですが、実際にフェローから留学している心臓外科医が多いのは間違いないですね。科によってはレジデンシーを修了していなくても専門医が取れる条件があるみたいですが、やはり就職は大変みたいです。

どのようにすればフェローになれるか

大久保：それではどのようにすればフェローになれるか、これもアンケートから見えてきます。まずレジデントになるには USMLE の成績は必須です。これにより USMLE の高得点化が進んだため、Step1 から得点がなくなりましたが、ほかに客観的に評価できる基準が少ないので Step-2CK の点数は今後も評価の対象となるでしょう。受験回数は必ず 1 回のみです。レジデントは医学部を卒業したての学生が対象なので、ほかに医師として評価できるこ

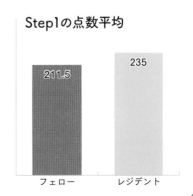

とが少ないため仕方ありません。

一方、**フェローにはその科の医師としての即戦力が求められます**ので、評価の対象は、手術ができるかどうか、患者をきちんと診られるかどうか（日本で専門医を取得しているか）、どれだけ研究ができるか（何本論文があるか、PhD をもっているか）などが重要となり、レジデントに求められる内容とは大きく異なります。逆に **USMLE の成績や受験回数はまったく問われない**ので、そこは臨床で忙しい先生には朗報です。

北原　Step1,2CK の点数はフェローからの留学であれば気にしなくていいですが、Step3 をとってから渡米している人がフェロー組では 76% と、レジデント組の 39% に比べて明らかに多いですよね。これは、雇用プロセスや VISA の関係上とっておいたほうがフェローとして採用されやすいからで、実際「**Step3 をもっていること」が応募条件に記載されているフェローシッププログラムがかなりあります。**

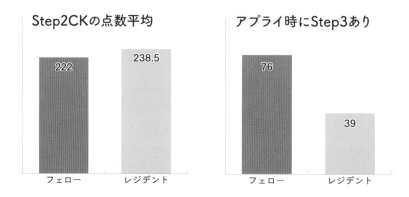

フェローから留学するにあたって英語力はそこまで大事ではないのですが（相対的に）、ここに興味深いデータがあります。実は、留学医師の帰国子女の割合は約 2 割で、フェロー組もレジデント組もほぼ同じ割合なんですよね。ところが、英語試験 TOEFL の受験経験はフェロー組 24% に対してレジデント組 81% と圧倒的に多かったり、平均点もレジデント組のほうが高いです。USMLE の点数も同様にレジデント組が高い。レジデントからの留学を目指す人は若いころからとにかく努力して英語の勉強をしてきたことがわかります。**レジデント組の帰国子女率が 8 割とかだったら「ほら〜帰国子女だから英語喋れるんでしょ〜ずるい〜」とか言えたのですが、スタートが一緒ってことがわかってしまった**のでもうぐうの音も出ません。もちろん、フェロー組はフェロー組で別のことに優先順位をおいて勉強してきたのだと思いますが……。英語勉強しよー。

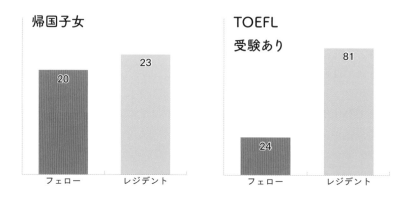

では、あなたの手術および診療技術をどのように証明しますか？

大久保： これがフェローとして留学する際に最も重要なポイントです。日本の専門医はアメリカの専門医に比べれば劣るものの、ある程度信用されています。ですから、フェローとしての渡米時期はある程度自分で患者を管理できて手術をこなせるようになった、専門医取得後が良いでしょう。

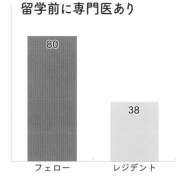

留学前に専門医あり

自分の手術技術を証明してくれる日本の上司の推薦状は必須ですが、できれば手に入れたいのは**アメリカの外科医による手術技術の推薦状**です。忙しい日本の臨床医が留学前にアメリカで臨床経験を積んで推薦状を手に入れるのはなかなか難しいです。研究留学にて渡米して、できるだけ大きなラボで論文数を稼ぎながら、同大学の外科医に頼み込んで手術に参加して推薦状を手に入れ、さらにはその外科医から知り合いを紹介していただいて自分のことを知っている外科医を増やす、という戦略が有効だと考えています。

大学院卒業で得られる PhD はアメリカでは取得が大変難しいので尊敬の対象となり考慮されます。しかし、「手術ができるかどうか」が最も重要な外科では手術技術のほうが PhD より重視されます。論文数は重要な要素ですので、**専門医取得までにできるだけ多くの論文を執筆する**ことが大事です。筆頭著者でなくともカウントしてくれるので、できるだけいろいろな先生の論文を手伝いましょう。学会発表も履歴書に書けますし、評価対象となります。

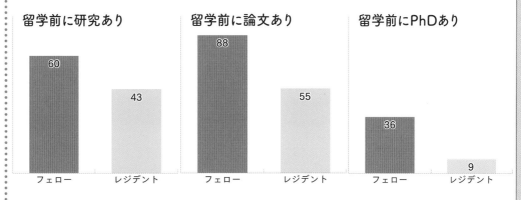

留学前に研究あり **留学前に論文あり** **留学前に PhD あり**

北原： 渡米時の平均卒後年数が 5 年違う（PGY5 vs PGY10）ので単純に比較はできないですが、専門医の有無や論文数などはフェロー組のほうが多いですね。日本での臨床経験や自分の価値を証明するための道具として使用できるからだと思います。

あとは、レジデントのマッチで比較的重要視されている USCE（アメリカでの臨床経験）は、フェローからの留学時にはさほど重要ではないため、経験者はわずか 20% ほどでした。

まとめるとフェローからの留学に大事なものは、推薦状（特にアメリカの外科医からのものがベスト）、日本の専門医、論文数、Step3 で、逆にそんなに大事じゃないものは USMLE の点数、英語力、そして USCE といった感じでしょうか。

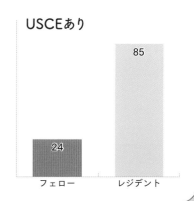

USCE あり

フェローからの留学は総合力が問われる！

大久保：このようにフェローからの留学を目指すのは、総合力が問われます。試験をクリアするだけ
でも大変だったのに、後から振り返ってみれば試験合格後のほうがよっぽど大変でした。
一番大事なのは「まず渡米してから考える」ぐらいの行動力を示すことです。留学したいな
あ、と思って日本でいろいろ考えていてもアメリカの先生は助けてくれません。しかし、も
しあなたが渡米して道に困っていたら多くの人が助けてくれます。それがアメリカです。
人生一度きりなので思いっきりチャレンジしてチャンスをつかみ取ってください。 私に協力
できることがあればいつでも相談に乗りますのでご連絡ください。

北原：めっちゃ心強いお言葉！！

大久保先生
の SNS 等
はこちら！

Twitter

インタビュー
動画はこちら

「みなさんこんにちは！ 🇺🇸 心臓外科医のきたはらです」

地獄のパーティー

シカゴでの研修が終わりに近づいたころ、院内でばったり麻酔科レジ
デントのティファニー（仮名）と会いました。ティファニーが「ヒロ、
もういなくなっちゃうんだね。今週末に麻酔科のパーティがあるんだけど来る？」と言っ
てきましたので間髪入れずに「Sure」と答えました。
パーティはマンションの1室で行われており、麻酔科のレジデント6人のなかになぜか僕
が混ざっていました。そして、地獄のゲームが始まりました。ゲームの親と子が決められ、
親には写真のカード、子には文章が書かれたカードが5枚配られます。文章は僕が見たこ
ともない単語ばかりで、一つもわかりません。隣のレジデントに「これなんて書いてある
の？」と聞いても、「ヒロ、それは言えないだろ～」と答えてくれません。いや、まじで知
りたいんだけど、と思いました。文章もルールもわからないのでしばらく目立った行動を
することなくゲームを「見」していると、どうやらこれは親が猫の写真や、赤ちゃんが鉄
棒にぶら下がっている写真など脈絡のない写真を見せて、ほかの人がそれを表現するのに
一番近い文章が書かれたカードを選んで出すというゲームだということがなんとなくわ
かってきました。そして、隣のレジデントが文章の意味を教えてくれなかった理由がわか
りました。ゲームの盛り上がり方的に、文章にはおそらくとんでもない下品なことが書か
れているのです。ルールも目的もわかりました、しかし、書かれている内容がスラングす
ぎて何が書いてあるのかもわからないし、どう発音する単語なのかもわからず、選んだ
カードが適当なのかもわかりません。相手も自分も何をしているのかまったくわからない、
**永遠とも思える2時間を僕のもつ「雰囲気だけで乗り切る力」のすべてを出し尽くして過
ごしました。** 留学中これほどつらい時間はありませんでした。
気づくとみんな席を立っていて、ティファニーの姿はもうそこにはありませんでした。外
はどしゃぶりの雨でした。

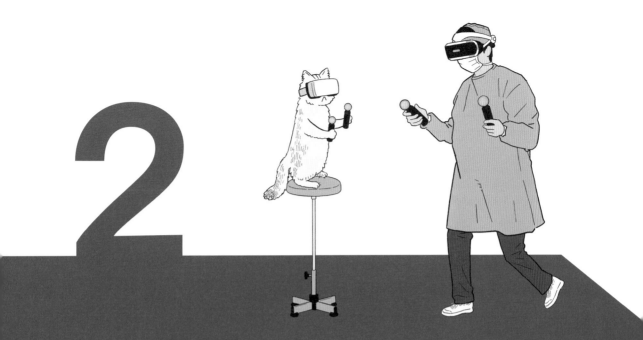

留学ワークを知る！

バーチャル病院見学 !?
海外で働く医師の1日を体感

自分で考えて行動する第一線は刺激的

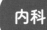

内科

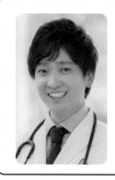

Harada Ko
原田　洸 先生
マウントサイナイ　ベスイスラエル病院　内科

2016　岡山大学医学部医学科卒業
2016　岡山大学病院　初期研修
2018　岡山大学病院　総合内科・総合診療科
2020　岡山市立市民病院　内科
2020　岡山大学大学院医歯薬総合研究科卒業　医学博士号取得

レジデンシー
2021　マウントサイナイ　ベスイスラエル病院　内科

インタビュー
動画はこちら

アメリカはバケーションが長い！
日本にはないシステムも

内科レジデンシープログラムの1年目（インターン）の年間スケジュール（**表1**）で一番長いのは、「病棟」の3カ月で、ホスピタリストの先生と一緒に働きます。「血液腫瘍内科」や「循環器内科」は別の病院に行ってローテーションをします。

「選択」は、自分の好きな科を選択してローテーションします。2、3年目になってくると、この選択期間が増えるので、自分の目指す科を選ぶようになっていきます。

「休暇」は2週間のバケーションで年に2回もあり、日本と一番違うところです！

「夜勤」は2週間ほどで、週に6日間、夜8時～朝7時まで夜勤だけをします。これも日本では珍しいシステムですね。

「補欠」は病棟や外来で病欠などが出たときに代わりに働くピンチヒッターのことです。誰も休まなければ、この期間は2週間の休暇になります。このシステムがあることで、体調がすぐれないときなどは気兼ねなく休めます。

インターンは1人当たり5～7人の患者さんを担当します。インターン2～3人のチームを2～3年目の内科レジデント（シニアレジデント）が束ね、その上にアテンディングという5人ほどのチームで患者さんの治療にあたります（**図**）。

アメリカの朝は早い！　夜も早い？

アメリカはなぜか朝がとても早いです。朝6時には勤務が始まり、終わるのは早い日で17時、

表1　年間スケジュール

病棟 （総合内科）	3カ月	選択	1.5カ月
外来 （一般内科）	3カ月	休暇	1カ月
ICU/CCU	2.5カ月	夜勤	0.5カ月
血液腫瘍内科	1カ月	補欠	0.5カ月
循環器内科	0.5カ月		

図

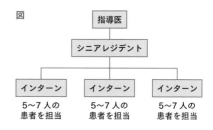

遅い日は週2回くらいありますが、20時ぐらいですね（**表2**）。決められた時間よりも遅く残っていると上司から怒られます。急変した患者さんがいても居残ったりせず、次の先生に引き継いで帰るようにしています。土日は基本的に休みですが、4日に1日は日勤が入りますので、月6日ぐらいが休みです。休みの日は完全に休みで、空気を読んで病棟に顔を出したりする必要はありませんし、服薬指示のための電話がかかってくることもありません。

表2　週間スケジュール

	月	火	水	木	金	土	日
5:00	睡眠	睡眠	睡眠	睡眠	睡眠		
6:00	起床	起床	起床	起床	起床		
	勤務	勤務	勤務	勤務	勤務	休み	
17:00							
20:00	自由	自由	自由	自由	自由		
22:00	就寝	就寝	就寝	就寝	就寝		

アメリカのここがすごい！

日本では臓器別に専門医がいて、担当医に24時間365日連絡が来る形が多いですが、**アメリカはホスピタリストが中心の、チーム制・シフト制**です。休みの日は完全に休みです。また、年功序列がなく、相互に評価し合うシステムです。インターンはもちろん評価を受けますが、インターンもシニアレジデントやアテンディングを評価するシステムがあり、その評価によってはクビになることもあります。なので、上に立つ人は人格者で優秀な人ばかりです。教育ができない人も上にはあがれません。「人前で恥をかかせるようなことをしなかったか」「ハラスメントはなかったか」ということも評価項目にありますので、パワハラやセクハラは起こりにくいシステムになっています。

アメリカのここはイマイチ？

読影や手技は日本では担当医が行っていると思います。アメリカでは放射線科医が24時間常駐しているため自分で画像を読む機会がありません。中心静脈カテーテルを入れたり胸腔穿刺をしたりも各専門科がやりますので、手技をする機会も少ないです。また、科の選択期間がある程度固定されているので、日本だと初期研修の間に循環器を重点的にローテートして専門的な知識を身につけることも可能だと思うのですが、そういうことは難しいです。

レジデントの給与はどのくらい？

アメリカのレジデントの給与は各レジデントプログラムが公開しており、ほとんどが年600〜800万円くらいだと思います。ニューヨークの家賃の相場は月20〜30万円ですので、給与の半分以上が家賃で消えてしまいます。

インターンの1日に密着！

日本だと「初期研修医は見学していればいい」というところもありますが、アメリカではインターンが第一線で働いていて、インターンがいないと物事が進みません。自分でなんでもやる必要がありますし、わからないところはシニアレジデントに相談して進めていかなくてはなりません。任されている仕事の範疇が日本とは違うと感じます。

原田先生のSNS等はこちら！

Twitter

1日のタイムテーブル

6:00 プレ回診、申し送り
朝、病院についたら、夜勤のインターンから申し送りを受けます。カルテをみてバイタルなどを確認し、まずは自分1人で回診をします。

指導医と回診
8時半ごろになるとアテンディングが来て、一緒に回診します。アテンディングがまだ診ていない患者について、主訴・現病歴・既往歴に始まり、身体所見・アセスメントプランまで、10〜15分かけてフルプレゼンします。日本ではあまりないことですが、患者さんの前でプレゼンするのが伝統的な回診のスタイルです。4〜5名のチームで患者さんを取り囲んで行われるので、結構プレッシャーです。ここではアテンディングからのティーチングがあったり、知識の共有が行われたり、とても勉強になります。

8:30

病棟業務
回診が終わるとアテンディングから言われたことを、シニアレジデントと一緒に確認し、「この患者さんは、今日はこうしよう」という to do リストを作っていきます。そのあとは to do リストに沿って、ひたすらオーダーやコンサルト、家族への連絡などの病棟業務を行います。

昼食付きレクチャー
「ヌーンカンファレンス」という昼食つきのレクチャーが毎日行われています。ピザやサンドイッチが用意されていて、敗血症の管理や、肺炎の治療など、レジデントが必要な知識などについて講義を受けることができます。また、レジデントが経験した症例を共有して臨床推論のトレーニングを行うカンファレンスも週に1回行われます。

10:30

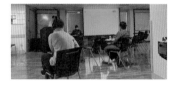

病棟業務、カルテ
昼食の後はまた病棟業務に戻ります。アメリカは入院期間が日本の1/3〜1/4と短いので、退院サマリーを書いたり、退院調整のため家族やソーシャルワーカーに連絡したりといったことが多いです。6人の患者さんがいたら3人同じ日に退院したりしますので、2時間ぐらいあっという間にかかります。

12:30

13:00

午後回診
15時ぐらいになるとアテンディングがやってくるので、コンサルトや検査の結果を報告しながら、再度一緒にカルテ回診をします。このときもティーチングがありますので、教えてもらう機会は多いです。

15:00

申し送り
遅く残るインターンや夜のインターンに、申し送りをします。17時には帰らなくてはならないので、みんなそわそわしています。

17:00

帰宅後
家族とご飯を食べたり、子どもをお風呂にいれたり、ゆっくり過ごすことができます。

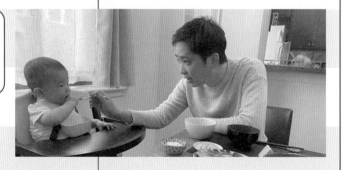

＼もっと教えて！／
米国内科レジデント

Q 同じ病院に日本人の同期はいますか？ IMG はどのくらいいますか？

日本人の同期は僕を含めて4人で、すごくいい先生ばかりです。2人が卒後2〜3年、もう1人の先生は卒後8年くらいだと思います。各学年に日本人は4人ずつくらいいて、先輩たちもとても頼りになります。IMGはレジデントの1/2〜1/3くらいはいると思います。

Q 医学生にどうティーチングしていますか？

ちょっとした語呂合わせとかでしょうか。意識障害の鑑別で使う「AIUEOTIPS」や、アニオンギャップ開大性代謝性アシドーシスの鑑別で使う「MUDPILES」などは教えると喜ばれました。

Q 内科はレジデンシーから行くのが一般的ですか？ レジデンシー終了後はどのようなプランですか？

フェロー、アテンディングと米国でやっていきたいのであれば、レジデンシーから入るのがいいと思います。レジデンシー終了後は老年医学や緩和ケアのフェローシップに進もうと思っています。

Q アメリカのレジデントはどんな教科書を使っていますか？

日本の研修医のように参考書やハンドブックを持ち歩く人は見かけたことはなく、疑問点がある場合にはシニアレジデントやアテンディングに聞くか、UpToDate® で調べるという二択だと思います。

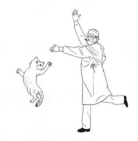

「みなさんこんにちは！ 🇺🇸 心臓外科医のきたはらです」

チーフの大切な教え

毎月1回は土日のオンコールがあります。病院に行って朝の回診なんかをしないといけないのですが、初めての担当の前日にチーフから聞いた大切な教えがあります。

「ヒロ、土日の回診時は甘いものをスタッフに買っていくのを忘れるな。それがすべてだ」

チーフ曰く、何があっても甘いものですべてを解決できるということでした。偉い先生の言っていることは間違いないと思い、今でもそれだけは続けています。

日本にいたときや、フェローのときはまったくそういうことをしていませんでした。買うのがめんどくさいとか僕がせこいとかではなく、何かご機嫌とりしてるみたいに思われたらかっこ悪いなぁとか、単純に恥ずかしいという理由です。でも本来、思いやりとか好意というのは、ただ純粋に相手に喜んでほしいという気持ちを優先すべきで、そういう恥ずかしさだったりは結局自分の保身でしかないんですね。日本の恋愛リアルバラエティ番組でも、女子達が甘いものを作って男子達にプレゼントしたらすごくいい感じの雰囲気になっていたので、やっぱり間違いないです。**甘いものをあげる・もらう、というのが大事なんですね。**

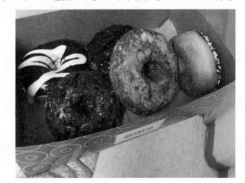

Integrated プログラムで、従来より短期間で充実した研修が可能に！

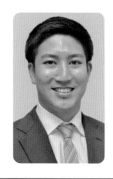

Tsukagoshi Junji
塚越 隼爾 先生
テキサス大学医学部ガルベストン校（UTMB） 血管外科

2018　東京慈恵会医科大学卒業
2018　手稲渓仁会病院　初期研修
2020　手稲渓仁会病院　後期研修

レジデンシー
2021　UTMB 血管外科

インタビュー
動画はこちら

UTMB ってどんなところ？

UTMB はミシシッピ川より西側では最古の医学部です。とても広大で、一番大きい施設は 680 床あります。テキサス州に 2 つしかない囚人のための病院や、北米で 22 施設ほどあるシュライナーズホスピタルズという、子供の熱傷や整形外科疾患を診る施設もあります。キャンパスはここから 50 キロほど離れていて、外来のためにかなり長距離を車で移動する必要があります。僕は海沿いのアパートに住んでいます。夏は海に遊びにきた人たちで賑わいます。ヒューストンが一番近い街ですが、1 時間以上かかるので、日本の食材を買い出しに行くのが大変です。

Integrated プログラムって何？

通常、一般外科レジデンシー 5 年の後、2 年のフェローシップに進みますが、このプログラムではレジデンシー 5 年のなかにフェローで学ぶ内容も凝縮しています。血管外科や心臓外科では主流になってきているシステムです。18 カ月の一般外科が義務付けられています。4〜5 年生はほとんど血管外科しか回りません。

僕の 1〜2 年生のローテーション期間を合計すると、**表**のような感じです。2 年次には心臓胸部外科や移植外科など、血管吻合や血管外科に直結する選択科を選べるようになっています。合計するとこの期間ですが、実際には 1 カ月ごとにローテしますので、なんとなく話がわかってきたところで次の科に移ることになり、ついていくのが大変です。

「血管外科の 5 年間の後に心臓胸部外科のフェローシップに進む」という進路も要綱上に明記されているルートです。一般外科の選択科では心臓胸部外科や移植外科など、より血管外科と関連の強い診療科を重点的にローテートできるので、心臓外科に進みたい人にとってもいい選択肢の 1 つだと思います。

1〜2 年生のローテーション期間（カ月）

血管外科	胸部心臓外科	一般外科	移植外科	外傷外科・NF	小児外科	ICU
10	3	3	2	2	1	3 （熱傷 1 カ月）

血管外科レジデントの1日に密着！

1日のタイムテーブル

5:00

デーサージャリーに来た患者の確認
術前のルーチン（患者の状態の確認、簡単な身体診察、服薬の確認、術前の同意書など）を確認します。また、回診に向けて、採血結果などの記録を確認して準備します。

6:30

回診
血管外科はチーフの主導で患者がどんどん回ってくるので、プレ回診はありません。一般外科のときには多くあったプレゼンテーションもありません。これは科によって全然違います。回診のとき、話が長くなるとみんな座ります。「寄り添う」というボディランゲージなので、外来などでは意識してやるようにしています。

8:00

外来・病棟・コンサルト
7：00に1例目が始まり、4〜5年生は手術室に行きますので、外来・病棟・コンサルトへの対応を5人ほどの1〜2年生だけで行います。次々に対応を求められますので、高い処理能力が必要です。人数に余裕のある日は、外来に出る人、手術室に入る人に分かれます。
外来ではまずは自分で患者を診察し、アテンディングに報告。アテンディングとともに患者のところに戻り、方針を決め、オーダーを出し、カルテを書きます。
その傍ら、病棟での指示出しもします。ランザリストというto do listをみんなで確認し、順番にオーダーを出していきます。1年生はページャーをもたされます。ここにコンサルトがどんどん来るので、処理していきます。

手術
午後になって外来の患者さんが減ってきたら手術室へ行きます。アメリカでは手術室でできることは学年によって決まっています。1年生でやれることは限られています。カテーテル治療だと、エコーガイド下に穿刺して造影するところまでぐらいです。
ある1週間の手術のスケジュールは表のようでした。シャントやEVTが多いプログラムです。血流の障害があるアンプタは血管外科が担当します。この週は銃創による腸骨動脈損傷や、3度のバイパス術後の大動脈-大腿動脈バイパス術などもありました。

12:00

手術の週間スケジュール

シャント形成術	5
シャント除去術	2
EVT	4
EVAR	1
血栓内膜摘除術	1
インペラ挿入	1
静脈瘤	1
アンプタ	2
デブリ	1
透析カテ入れ替え	1

帰宅
手術が終わったらみんな帰ります。17時より前でも、手術が終わっていれば帰ります。オンコールはなくホームコールで、ページャーを持ち帰り、呼び出しがあれば対応します。現在、移植外科をローテしていますが、ホームコールは血管外科に組み込まれています。そのため、血管外科の患者を診ていないときでも、血管外科の患者の状態を常に把握しておく必要があります。

17:00

ページャーについてはこちら➡P.153

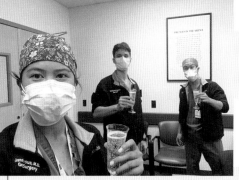
アップルサイダーで乾杯した年越し当直

1週間のスケジュール

重症下肢虚血の予定手術症例、末梢のバイパスや大血管の手術（血管内、開腹含め）などはその日の朝に患者が来てから、術後に入院する流れになります。主科でもつ患者は少ないですが、重症度の高い患者層です。

	月	火	水	木	金	土	日
6:30〜8:00	回診	回診	M&M	回診	回診		
〜12:00	外来	病棟・外来	回診 / 教育	病棟・分院外来	病棟		片方回診
13:00〜17:00	外来	病棟・外来	病棟（外来）	病棟	病棟・分院外来		

オーダーシステム

Epic というメーカーのオーダーシステムがアメリカではシェア29%くらいあります。同じEpic を使っている施設であれば他院の記録も見ることができ、自宅からもアクセス可能です。僕が回診当番のとき、上のレジデントから「これやった？」と確認の連絡が来たりしますので、みんな自宅から見ているようです。

入力は **Manage Orders** という検索のボックスにとにかく打ち込みます。日本では一覧から選択する形だったのですが、このシステムは的確に入力しないと該当するものが出てきません。輸血や、看護師への伝言、コンサルト、ベッドの角度まで、全部ここに入れます。薬を処方する期限は決められますが、決めなければ中止するまで継続されます。採血のオーダーも一覧から選択するのではなく、検査項目を入力します。重複や間違いがあると教えてくれます。薬や疾患名などの略語を覚えていないと、入力に時間がかかります。SMART PHRASE は、「.○○」で登録しておくと、テンプレートが自動入力されて便利です。

画像検査もここからオーダーします。撮像のタイミングや部位をかなり細かく指定する必要があります。アメリカでは放射線科医がすべて読影しますので、読影レポートに頼りがちで自分であまり見ない傾向があります。

アメリカの外科研修システムのいいところ

日本のメリットは早いうちから専門を絞った研修が受けられるのに対して、アメリカでは幅広い分野を学ぶ研修が受けられます。科によって違いますが、血管外科では4〜5年生で術者として一部独立し、簡単な手術は1人で行うようになります。アテンディングは見ているだけになりますので、日本のように見て学ぶ機会が少ないのは気にかかります。

また、アメリカはチーフを中心とした組織なので、その運営や教育の仕方は学ぶところが多いです。外来の経験もかなり多く積むことができます。臨床・基礎ともに研究に携わることも、積極性があれば可能です。

また、毎年専門別の試験があって、全血管外科プログラムの同学年のなかでの順位が出ますので気が抜けません。

日本では医師として4年目になりますが、こちらでは1年目として内科的な病棟管理など基礎から学び直すいい機会になっています。移植や熱傷など日本では学ぶことのできない科も多いので、苦しい・悔しいことも多々ありますが、毎日が刺激的で楽しいです。

Twitter
塚越先生のSNS等はこちら！

\もっと教えて！/
外科レジデンシー面接必勝法⁉

Q どんなことを聞かれる？

留学は大義名分があるから行くものではなく、「行きたい」と思ったら行けばいいと思います。とはいえ面接では「行きたいから」とは言えませんので、研究のこと、外科レジデンシーのなかで移植など幅広い外科学を学びたいこと、将来は心臓外科に進もうと思っていること、などを話しました。

面接で聞かれることは、履歴書に書かれていることについてと大体決まっています。準備しておいた 180 の質問に対する回答で対応できました。まれに「医師の社会と病院における役割の違い」といった難しい質問をされることもありましたし、「じゃあ君のことを話して」と丸投げされることもありました。人生を物語として語れることは必要だと思います。今まで何をしてきて、これからどうなりたいのか、一貫性をもって話せるように練習しておく必要があると思います。

Q 外国人医師とのコネクションは必要？

僕は外国人の先生の強力なコネクションはありませんでした。日本人の先生との関係を少しずつ築き、アプライの時期に「プログラムディレクターに声をかけていただけませんか」とメールなどでお願いしました。そのご縁でいただいた面接が 3〜4 ありますので、どんなつながりも大切にすべきだと思います。LoR もすべて日本人の先生に書いていただきました。

Q どのくらい応募して、どのくらい呼ばれた？

400 以上アプライして、面接に呼ばれたのは 8 つでした。1 プログラム応募するのに 26 ドルかかりますので、アプライするだけで 100 万円以上かかりました。ちなみに、Step1 は 251 点、CK は 260 点でした。

「みなさんこんにちは！🇺🇸心臓外科医のきたはらです」

フーディーとフーディー

アメリカではパーカーのことをフーディーといいます。先日、朝のミーティング中にフーディーのフードを被っている女子スタッフがいました。日本だったら「ミーティング中だぞ、フード被るな」と注意するおじさんがいそうですが、僕以外誰も気にしていない感じでした。アメリカっていいですね。

もともと首元が守られている感じが好きだったのですが、今ではフーディーしか着れない体になっています。そんな僕と NP のシンディとの会話です。

シンディ「ヒロのフェイスブック見たわよ。日本語だからよくわからなかったけど、ヒロがフーディーなことはわかったわ」

僕「イエス、アイ　ライク　フーディー（パーカー）ベリー　マッチ」

シンディ「？？　どのレストランによく行くの？」

僕「（なぜ突然レストランの話？）アイ　ライク　ジャパニーズ　レストラン　オンリー」

シンディ「そっかぁ、ほかの店も行ったほうがいいわよ。フフフ」

僕「huhuhu（なぜレストランの話？）」

という微妙に噛み合っていない会話が行われました（もちろん普段から噛み合うことはないのですが）。調べたところ、彼女が言っていたフーディーとはパーカーの Hoodie ではなく「**Foodie（食通やグルメみたいな意味）**」みたいです。ところで、シンディの言葉の裏には「私をご飯に誘ってね」というメッセージが隠されていたのかもしれません。これもまた勉強です。

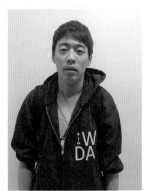

教科書では教えてくれない、病院で飛び交うリアルな英会話

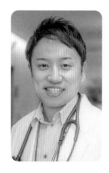

Yamada Yuji
山田 悠史 先生
ニューヨーク・マウントサイナイ大学　老年医学/緩和医療科

2008　慶應義塾大学医学部卒業
2008　東京医科歯科大学医学部附属病院　初期研修
2010　川崎市立川崎病院　総合診療科　後期研修
2013　練馬光が丘病院　総合診療科
2018　埼玉医科大学　総合診療内科

レジデンシー
2015　マウントサイナイ大学ベスイスラエル病院　内科

フェローシップ
2020　ニューヨーク・マウントサイナイ大学　老年医学/緩和医療科

2021　現職

インタビュー
動画はこちら

指導医とのやりとりで大切な「would」と「will」の違い

> ❶ I would consult dermatology.
> ❷ I will consult dermatology.

病院で働く際に気をつけなければいけない英語表現というのは数多くあります。例えば、上の2つは同じような文章ですが、まったく異なる意味をもつので注意が必要です。

❷は「**私が皮膚科にコンサルトします**」という意味です。

❶のように"Would"を使う場合は仮定法なので、「**私なら皮膚科にコンサルトします**」という意味になります。指導医が❶のように言った場合は、「私ならしますね」＝「君が皮膚科にコンサルトしなさい」と暗に指示されていることになります。❷の場合は、指導医自身が皮膚科にコンサルトしてくれるので、自分は何もする必要はありません。

この2つの違いがわからないと痛い目にあってしまう可能性があります。"I would consult dermatology."と言われたのに何もしないでいると、「皮膚科にコンサルトしたの？」と怒られてしまうのです。**"I would"と言われたら「暗に指示されている」**と考えていただいて間違いないと思います。もちろん、異論があってコンサルトしないという行動も取ることはできますが、その場合には、「本当に必要か？」とその際に意見を伝えなくてはいけません。そうでないのにコンサルトをしていないと、怒られてしまうかもしれません。

同僚とのあいさつ

> ❶ Doing well.
> ❷ Pretty good.
> ❸ I'm OK.
> ❹ I'm fine.

次は毎日使うあいさつについてです。

"How's it going？" "How are you doing？"と同僚に言われたとき、どう答えるのが正解なので

しょうか。

❶❷は「調子よいです」という意味で、正解です。❸❹には注意が必要です。OK や Fine は日本だと「good」の意味で学校で教わるかもしれませんが、（言い方によるところもありますが）米国では「so-so」のような意味で用いられることが多い言葉であり、「あまりよくない」というネガティブな意味をもつこともあります。日本語の教科書とは違いますよね。「This coffee is OK.」と言ったら、「このコーヒーはまずまず（ぎりぎり OK）ですね」の意味になるということです。相手がこのように言った場合も、意味を取り違えないように注意しましょう。

患者の診察をスタートするとき「今日はどうされましたか?」

❶ What brings you here today?
❷ How can I help you today?
❸ How are you（feeling）?
❹ What's wrong with you?
❺ What's the matter?

❶❷は自然でとてもいい聞き方です。❸は信頼関係のある患者さん、例えば毎日顔を合わせている入院患者さんには使える表現ですが、初診の人に対しては砕けた言い方なので不適です。❹❺は直訳すると使えそうに思われるかもしれませんが、「どこが悪いの?」のような聞き方になってしまいますので、これらを使ってはいけません。❶や❷を表現として覚えておくとよいと思います。

患者との対話で頻用する NURSE statement

英語では共感的な表現をよく使いますので、覚えておきましょう。特に、患者さんが感情を表出しているとき、いきなり病状説明をしても、その情報が患者さんの頭に入ることはほとんどないと思います。まずは感情に寄り添い、感情を咀嚼する時間をもっていただくのが大切です。そんなときに使える表現がこちらです。どれもよく使う表現なので、ぜひ覚えておいてください。

N（name）	It must be very hard.
U（understand）	I can understand your concern.
	You've been through a lot.
R（respect）	I can see how hard you've worked to learn about your illness.
S（support）	We are in this together.
E（explore）	Please tell me more about it.

医療現場独特の表現

❶ That patient is a hard stick.
❷ He is a difficult stick.
❸ She is a tough stick.

医療現場独特の表現で、なかなか英会話スクールやハリウッドムービーで耳にする機会のないような表現も、実際の臨床現場では用いられることがあります。そのうちの一つをご紹介します。なんだかわかりにくいと思いますが、ここでは"stick"を血液検査のときに患者さんの血管めがけて針を突き刺すイメージをしてみてください。つまり、"stick"は針で刺される患者さんを意味しているのです。また、stick の前の形容詞"hard"、"difficult"、"tough"は「難しい」という意味で用いられています。

主語も合わせると、"That patient is a hard stick"は、「**あの患者さんは採血（あるいは点滴ルート確保）が難しい**」という意味になります。医師として看護師からこのセリフを言われたら、暗に「**私にはできないから、あなたが採血してください**」ということを意味しています。

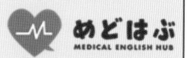

Twitter

山田先生の
SNS 等は
こちら！

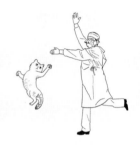

「みなさんこんにちは！ 🇺🇸 心臓外科医のきたはらです」

「英語は喋れないと言っているけど、本当は話せる？」に答えます

本当は頭がいいのに、よくないと謙遜するのは愚かなことだと思います。英語が喋れるのに「喋れない」と言うのもまた愚かです。

僕がどのくらい英語ができるかというと、「**働く分には困らない程度**」ですね。例えば、患者さんの状態を看護師に聞くことはできます。半分の看護師は答えてくれますが、残り半分の看護師は「何？」と聞き返してきます。そういう感じです。看護師が説明にジョークを付け加えてくることがありますが、僕には９割わかりません。ふざけている雰囲気がわかるくらいです。あとでわからなかった単語やフレーズを調べることもしません。何一つ聞き取れていないし、そのジョークにそれほど興味もないので。ただ、もし冗談っぽい雰囲気でシリアスなことを言っていたら困りますが。

英語の Speaking に関しては、自分が言いたいことを言うだけですし、最終的にはジェスチャーでほぼ伝わると思っています。もちろん、「ガーゼ」のように、スタンダードで、誰もが知っているような単語が伝わらないときもあります。何度言っても、オペ室にいる誰一人わかってくれないのです（ゴーズと発音するといいようです）。英語に苦手意識があると「ガーゼ」や「Cat」のように、できるだけ少ない単語で物事を伝えようとしますが、それが逆によくないんだなぁと思いました。ただでさえ下手くそな発音で喋っているのに、単語だけしか言わなかったら、それが伝わらなかったら何も伝わらなくなってしまう。英語が下手ならば、むしろ**たくさんの言葉で伝えたほうがいい**んです。「そこにあるガーゼを取って」「四角いガーゼを取って」「血を拭き取るガーゼとって」のように、ガーゼがわからなくても、全部の言葉がわからなくても、話している相手が推測できるようなヒントをたくさん与えてあげる感じです。これ参考にしないでくださいね。

Listening では逆に考えてみることができます。相手がめちゃくちゃ喋っていても、「**大事なところはここ**」**とわかればいい**のです。例えばレストランに入るとウェイターがーっと話しかけてきますが、聞きたいことは結局「水はいるか」だと思うので、「No」と答えればいいのです。

渡米して語学力は上がっていませんが、こういうことに対する「**慣れ力**」は上がったと思います。あとは**愛嬌と笑顔でカバー**しています。ちなみに僕の留学直前の TOEFL の点数は、120 点満点中 48 点でした。

理想のワークライフバランスを実現する
短期集中型シフト

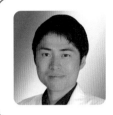

Imamura Taichi
今村 太一 先生
クイーンズメディカルセンター 救急科

インタビュー
動画はこちら

アメリカの救急医は短期集中型シフトで、
ワークライフバランス良好！

日本だとまだ36時間勤務のシフトなどがあったりすると思います。アメリカは1勤務あたり8～10時間と短期集中型ですが、勤務中はトイレに行ったり、食事したりする時間もないくらい忙しいです。勤務日は月に14日ぐらいで、残りは完全に休みです（図1）。ライフスタイルとして僕は好きですね。

勤務開始時間はばらばらで、朝7時に始まる人、9時に始まる人、11時から始まる人……と2時間おきの細かい区切りで回しています（図2）。危険な状態の患者を次のシフトの人に引き継ぐとき情報が抜け落ちて危ないことがありますが、このシステムだとそのような危険がなく、時間通りに帰ることもできます。

また、時間ごとの医師の人数はERを受診する患者数のデータに基づいて決まっています。なので、シフトを決める人は医師のスケジュール、患者数のデータなど諸々を考慮しなければならずすごく大変だと思います（笑）。

図1 ある1カ月の出勤日

　　　…出勤日

月	火	水	木	金	土	日
1	2	3	4	5	6	7
8	9	10	11	12	13	14
15	16	17	18	19	20	21
22	23	24	25	26	27	28
29	30	31				

月15回勤務で、勤務時間はバラバラです。

図2 ある火曜日のシフト表

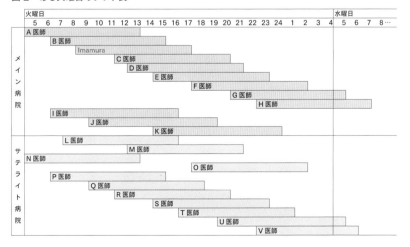

給与は Relative Value Unit（RVU）で決まる

日本の救急医の給与は役職や場所で決まるところがあると思いますが、アメリカのER では、1時間に何人の患者を診たか、患者が ER に入ってから何分後に救急医が患者のもとに到着したか、どれだけ高度な手技をしたか、患者の重症度、患者満足度などが RVU として計算され給与に反映されます。外科のようにアウトカムが明確に出ないこともあり、患者満足度などが重視されています。このシステムにより、同じ部署の救急医でも診療内容によって給与に倍ぐらいの差が出たりすることもあります。また、アメリカの ER は大変混雑しますので、いかに患者を早く退院させたかも評価されます。このような評価は病院内に貼り出されて共有されます。一方で RVU をまったく加味せず、働いた時間と日数によって給料が決まる病院もあります。しかしその場合、どれだけ混雑しても自分の時間が終わったら帰ってしまう無責任な人も多く問題になっています。アメリカの救急の歴史は混雑との戦いそのものなので、どうしても RVU・パフォーマンス重視になる傾向があります。

救急医の平均的な給与はアメリカの医師のなかでは真ん中くらい、年収30万ドルぐらいだと思います。日本の2〜3倍くらいですが、物価も高いので単純に比較はできません。ほかにも各種資格の維持に毎年数千ドル、医師賠償保険にはそれ以上かかることに留意が必要です。生活レベルは日本にいたころよりも、むしろ下がったと思います。

ハワイの救急受診患者はどんな感じ？

救急に受診する患者層をみると、その国の社会問題がある程度わかると感じます。日本では高齢者が圧倒的に多く、そのほとんどが内科疾患です。車の安全技術の向上に伴い、交通外傷は減っています。

アメリカではドラッグに絡む受診が多いです。同じ患者が何度も受診することも少なくなく、なかには毎日来る患者もいます。ドラッグの種類には地域性があり、メタンフェタミンによる心不全が多い地域、ヘロインによる呼吸不全が多い地域などがありますね。若い人が重篤な状態になることもあります。意外かもしれませんが、ハワイは貧困層が全米で一番多い州なのです。暖かくて暮らしやすいのでホームレスも多くいます。犯罪に絡んだ銃創患者も多いですね。

POLST という方法

日本では DNR は本人・家族に決定が委ねられており、同意書にサインを求めることがあると思います。

アメリカでは州により違いますが、ハワイでは新しい試みとして**ポルスト（Physician Orders for Life Sustaining Treatmen；POLST）**があります。医師が患者の希望を聞き取っておく書類で、サインの主体が患者・家族ではなく、医師であることが大きな違いです。日本の事前指示書とは違い法的な効力があります。入院したことのある患者や、終末期にかかわる疾患をもつ患者は大体 POLST をもっています。ただ、本来だったら抗菌薬だけ投与すれば治るような、ADL 自立の軽症患者が「治療を希望しない Comfort measure only」という POLST をもっていたときにどうすべきかなど、問題がないわけではありません。そのようなときは本当にそれが患者と主治医の望むことなのかを確認します。治療を行ったことで法律違反になることもありますので。

日米の救急の成り立ちはどう違う？

日本では高度経済成長期に車社会になったことで交通外傷が増え、これに対応するために救急が始まりました。最初は外科医が対応していたみたいですね。救急車の時点で1次〜3次にトリアージされるのが特徴です。

一方アメリカでは、1984年にEmergency Medical Treatment and Active Labor Act（EMTALA）という法律ができ、救急受診した患者を断ることができなくなりました。内科・外科が交代で対応していましたが、救急を専門に診られるようにERが立ち上げられました。

現在の日米の救急システムの大きな違いは？

アメリカでは救急科が入院ベッドをもっていません。日本ではどの診療科にも当てはまらない患者を救急科で引き受けることもあると思いますが、アメリカでは満床でないかぎりは救急科での入院がなく、**救急医が入院患者を診ることはありません**。

また、これ以上受け入れると混雑により適切な処置ができず患者さんの害になると判断された場合には、救急車が制限されることがハワイではよくあります。救急車の受け入れは、日本では救急隊が医師に確認することがほとんどだと思いますが、アメリカではほぼ全例看護師が対応しています。ハワイでは少し日本風で、一部の重症症例のみ医者に連絡が来ますが、ほかは基本的に看護師が対応します。

アメリカの医療費は本当に高い！

アメリカの医療費は本当に高いです。日本の3倍くらいかかります。旅行中の日本人の例を2つご紹介します。

一例目は、ハワイで暴漢に殴られて怪我をし、外傷センターに運ばれた男性です。顔面骨の骨折で、日本での手術を希望され、入院もなく、外来での診察のみでしたが、80,000ドル請求されました（その後、減額されたとは思うのですが）。

もう一例は、旅行中に胃腸炎にかかり、1泊2日入院した60代の日本人女性です。最初の請求額は4,000ドルでした。海外旅行保険に入っていなかったので自分で払おうとしたところ、クレジットカードの付帯で200万円まで医療保険が使えることがわかりました。それを申告すると病院は「では正規の金額を請求します」といって、40,000ドル請求してきたんです。これは僕の母親の話です（笑）。

しかしながら、海外旅行保険に入らないという選択肢はありません。**場合によっては、家が一軒建つほど請求されますので**。医療費を払えない人はすごく多いので、払えるところにしわ寄せがきているところもあるんだと思います。

ハワイで働く救急医の日常

Q ハワイは夢の国ですか？

そうとは限りません。物価は高いので、全然贅沢はできません。1ガロン（≒4L）の牛乳が千円します。紙製品も高いですし、すべてが高いです。そのかわり天然のエアコンがあり、夏は暑すぎず、冬は寒すぎず、いつも風が吹いていて、気持ちいいです。

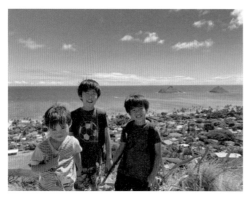

ハワイの海と息子たち。

Q ダイビングとサーフィンが好きなんですが、ハワイで医師をしながらできますか？

やっている人はいますけど、働いていると疲れてなかなかできません。朝サーフィンしてから来るという人はなかなかいませんね。ビーチで焼けて真っ黒という人もあまり見かけません。僕が言うとかなりバイアスがあるかもしれませんが（笑）。

Q アメリカの救急医に向いている人は？

アメリカの救急はいろいろな科にコンサルトし、治療方針を決めます。血気盛んというよりも、コミュニケーションが大切です。女性も多く活躍しています。

Q 日本人スタッフは多いですか？
日本語が喋れることで、就職などメリットはありますか？

日本人が観光で多く来ますので、日本人スタッフは多いです。医者だけでなく、薬剤師、看護師、ソーシャルワーカーなど、ドラッグや犯罪、ホームレスに対応する職種では日本語が喋れると重宝されます。日系人も多く、僕の苗字「今村」も「イマミューラー」ではなく「今村」とちゃんと発音してくれます（笑）。

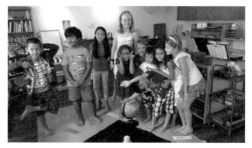

息子の学校。いろんなバックグラウンドの人たちがいて、学校もアットホームな感じ。

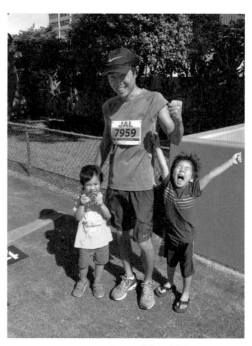

ホノルルマラソン参加の様子。

バックアップのバックアップまで考えた
タイムマネジメント術

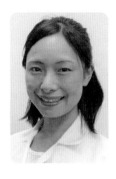

Miyata Kana
宮田 加菜 先生
セントルイス大学　腎臓内科

2007　東京医科歯科大学卒業
2007　東京医科歯科大学/土浦協同病院　初期研修
2009　東京都立多摩総合医療センター　腎臓内科　後期研修
2010　沖縄米国海軍病院　インターン

レジデンシー
2011　マウントサイナイベスイスラエル病院　内科

フェローシップ
2014　ハーバー UCLA 病院　腎臓内科（臨床）
2018　モントリオール大学　腎臓内科（リサーチ）

2016　ハーバー UCLA 病院　腎臓内科
2020　現職

インタビュー
動画はこちら

医師として、母として、妻としてのアメリカ臨床留学

ニューヨークのベスイスラエル病院で３年間内科レジデンシーをし、ハーバー UCLA 病院の腎臓内科フェローシップにマッチし、フェロー終了後もアテンディングとしてアメリカに残りました。

小児外科医の夫（宮田 真 先生）とはレジデントのときに知り合いました。夫が小児 ICU フェローシップをしていたロサンゼルスに行きたかったので、フェローのマッチが始まる１〜２年前から UCLA 関連病院の先生方とコンタクトを取るようにし、レジデンシー中のエクスターンシップとして１カ月ローテーションもして、「どうしてもここに来たい」という姿勢を見せました。フェローシップが始まる直前に結婚しました。

フェローのときに１人、アテンディングのときに１人子どもを産んでいます。夫が小児外科フェローシップのプログラムに応募して、マッチしたのがカナダのモントリオールでしたので、家族でカナダに行きました。カナダではアメリカの医師免許が使えないことがわかり、モントリオール大学でリサーチフェローとして初めて基礎研究の分野に携わり、２年間を過ごした後、米国に戻りセントルイスに来ました。

宮田真先生のインタビューはこちら
➡P.080

専門科は病棟患者をもたない

アメリカでは腎臓内科に限らず、専門科は入院患者の主治医にはなりません。一般内科（ホスピタリスト）が主治医となり、必要に応じて専門科にコンサルトします。コンサルトされた入院患者を診つつ、腎臓内科の外来患者を診るのが私たちの仕事です。それらの間に、症例検討やグランドラウンド、腎病理カンファレンスなどが入り、フェローは朝７時〜夜６時ごろまで病院にいることが多いです。週に１回夜間自宅オンコールの日があり、緊急透析や腎移植などで病院に呼び出されれば対応します。

フェロー１年目は子どものことを気にかけることなく、いくらでも仕事ができたということ

は、恵まれた環境だったのだなと思います。**子どもをもつと、男性も女性もこれまでと同じように仕事ができなくなります。**いかに効率よく仕事・育児をするかが重要になります。

アメリカの産休/育休期間は本当に短い

フェロー2年目に子どもが生まれると、ガラッと生活・仕事のスケジュールが変わりました。アメリカでの産休/育休は、州にもよりますが大抵法律上は12週間まで取れることになっています。ただ、医師の多くは6〜8週間で、産休後は何事もなかったかのように通常業務に戻ります。金銭的に余裕があるアテンディングなどは自宅に来てくれるフルタイムナニーを雇っているようですが、3,000〜4,000ドル/月と決して安くはありません。生後6週目から預かってくれる保育園は1,000〜2,000ドル/月が相場でしたので、私達は基本保育園に預け、週末や祝日などは必要に応じてベビーシッターを頼みました。

生後8週目で復帰後は、外来、病棟、透析センターなどどこへ行くにも自動搾乳機を持ち歩き、3〜4時間ごとに搾乳していました。病院中の冷蔵庫の場所を把握し、搾乳した母乳を保管、帰宅の際にまとめて持ち帰って翌日保育園に持っていく、そんな生活が1年半続きました。

タイムマネジメント術を磨く！

搾乳の時間の分、仕事の時間が少なくなります。保育園は18時に閉まってしまいますので、**いかに効率よく仕事を回すのかが勝負になります。**上のフロアから下へ順に患者を診て行き、なるべく上のフロアには戻らないようにするとか、to doリストを使うとか、患者を何人か診てまとめてカルテを書く間に自動搾乳機で搾乳したりと工夫していました。子どもの写真を見ながら搾乳するとよく母乳が出ると聞きましたが、そんな余裕はありませんでしたね（笑）。

腎臓内科フェロー（子どもが乳児）のタイムスケジュール

		月	火	水	木	金
		6:45 保育園 drop off　7:00 仕事開始				
	7:30	前日からのコンサルト患者をラウンド				
搾乳	8:00	新規コンサルト		腎移植外来	腎炎外来	新規コンサルト
	10:00		アテンディングラウンド			
搾乳	10:30		血液透析外来			アテンディングラウンド
	12:00	仕事を効率化する工夫				
	13:00	ランチ				ランチ
	13:30	症例検討	ランチ	ランチ	ランチ	高血圧/慢性腎不全外来
搾乳	14:00	グランドラウンド	腹膜透析外来（隔週）	新規コンサルト	新規コンサルト	
	15:00	アテンディングラウンド		アテンディングラウンド	アテンディングラウンド	
	16:00					
	17:30	帰宅		腎病理カンファ/抄読会	帰宅	サインアウト、帰宅
	18:00	保育園 pick up（シッターさんにお願いすることも）				
			帰宅		オンコール対応（緊急入院）	
	18:30	子どもの世話		帰宅		
	20:00				帰宅	
	23:30	保育園の準備、洗濯などの合間に自分の勉強			腎移植、レシピエントの入院診察、検査	
	2:00				急性腎不全、高K（ER）透析カテーテル挿入、緊急透析	

オンコールが夫とかぶらないようにスケジュール調整

バックアップのバックアップまで考える

臨床をやっていると、患者さんの状況によっては 18 時に帰れないこともあります。子どもの体調が悪く保育園に預けられない日もあります。バックアップのベビーシッターさんを何人か決めておいて、緊急でお願いすることもありました。失敗も多くありましたが、最終的にはなんとかなりましたね。夫も医師なので、オンコールが重ならないようなスケジュール調整も重要です。

帰宅後は親業（子どもにご飯を食べさせたりお風呂に入れたり寝かしつけたり）を夫婦で分担してやりつつ、家でできる仕事（カルテの残りをリモートアクセスして書いたり、プレゼンの準備など）をします。週末は、**夫と子どもをみる時間を分けて、自分の集中できる時間を作り、症例検討会や論文抄読会の準備や専門医試験の勉強をします。**

腎臓内科アテンディングの１日

月の半分ぐらいがコンサルト業務（病棟）、もう半分がそれ以外の仕事（教育、研究など）です。また、毎週１回は自分の腎臓内科外来をやっています。私の病院の場合は、腎臓内科にコンサルト依頼が来ている 40〜50 人の患者を２人のアテンディングで 20 人ずつぐらい担当していて、管理の難しくない患者を PA に４〜５人もってもらっています。チーム構成は、医学生が２人、レジデントが２人、フェローが１人、そしてアテンディングが１人（私）です。このチームで担当患者を回診して治療方針を決めていき、必要に応じて透析カテーテル挿入や抜去などの手技も行います。アテンディングになると、夜間オンコールの日に病院に呼び戻されることはほとんどなくなり、病院にいるフェローに電話で指示を出します。

> PA については
> こちら
> ➡P.085,152

腎臓内科アテンディング（子どもが幼児・学童）のタイムスケジュール

	月	火	水	木	金
4:30	自由時間（勉強、論文執筆など）				
7:00	子どもの着替え、朝食、お弁当準備				
7:30	通勤				
8:30	腎臓内科外来	カルテチェック	カルテチェック	カルテチェック	カルテチェック
9:30		アテンディングラウンド	アテンディングラウンド	アテンディングラウンド	アテンディングラウンド
10:30					
12:00					
12:30	カンファ	ランチ	ランチ	ランチ	カンファ
13:30	アテンディングラウンド、手技	新規コンサルト	手技、カルテ書き	カルテ書き	カルテ書き
14:00		手技、カルテ書き		血液透析外来	
15:00					リサーチミーティング
16:00	カルテ書き				
	小学校・保育園 pick up				
17:00	帰宅	帰宅	帰宅	帰宅	帰宅
18:30	子どもの世話、夕食、学校の準備				
20:00	残りのカルテ書き（remote）	新規コンサルト（電話対応）	子どもの習い事送り迎え		
23:30				新規コンサルト（電話対応）	
2:00					

保育園と小学校の2カ所へのピックアップ！

上の子どもが小学校に通うようになり、保育園と小学校の2カ所でピックアップするようになると、30分は余分に時間がかかるようになりました。子どもを迎えに行く時間までにカルテが書き終わらない場合は、とりあえず迎えに行って帰宅し、自宅からリモートで書いたりします。最近は子どもと一緒に就寝し、朝4時には起床するようにしています。**子どもの起きてくる7時までが自由時間になるので、論文を読んだり、勉強したりしています。**

 ## どんなに大変でも続けたいと思えるような、自分の好きなことを

子どもの面倒をみているより、仕事をしている時間のほうが身体的にも精神的にもはるかに楽ですね（笑）。ただ、どちらも楽しいです。母親業と医師業の両立は大変ですが、なんとかバランスを保ってできていると思います。どんな困難があっても続けたいと思うような、自分の好きな科、自分に合う科を見つけて進むというのは大切だと思います。そしてやはり、**お互いの夢を共有できるパートナー選び**

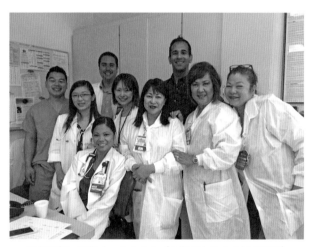

同係医師・透析ナースたちと（中段左から2人目が筆者）

は重要ですね。 例えば、夫が学会のときは私が子どもたちをみて、私が学会のときには夫に数日間子どもたちをみてもらっています。自分のやりたいことをわかってもらえて、相手のやりたいことも応援できるような、支え合える関係が大事だと思います。

宮田加菜先生のSNS等はこちら！

Twitter

\ もっと教えて！/

アメリカの日常生活

Q アメリカでの子どもの習い事

水泳は好きですね。子どもは2人とも水泳教室に通っています。18時くらいから週1回くらいです。子どもたちが泳いでいる間に、観覧しながら、携帯で心配な患者のカルテを確認したりすることもあります（笑）。アメリカでは学校で水泳を教えてくれないので、習わないと泳げるようになりません。

Q 留学する女性医師のための本「あめいろぐ　女性医師」

アメリカで女性日本人医師がどう働いているのかを書きました。より詳しい情報を知りたいときに、ぜひ手に取ってみてください。

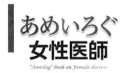

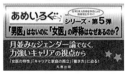

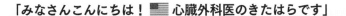

「みなさんこんにちは！🇺🇸 心臓外科医のきたはらです」

アメリカ版「袖の下」

医療業界でいう「袖の下」とは、患者さんが医師の白衣の袖にお金を入れること、すなわち医師に直接お金を渡すことを指します。日本では古い慣習として、手術の前などにこのようなやり取りがあったと聞きますが、僕はほとんど見たことがありませんでした。アメリカでは「袖の下」の慣習はまったくないのですが、一度だけ似たような経験をしたことがあります。

日本人は欧米人からするととても若く見えるので、こんな若造で大丈夫なのかと不安を口にする患者さんがたくさんいます。あるマダムの手術をしたのですが、彼女は術前「高校生が手術をするなんて大丈夫？」とめちゃくちゃ不信感をあらわにしていました。そんな彼女ですが、手術が無事終わり何事もなく経過すると、退院時には「Drキタハラ、アイラブューだわ。あなたは命の恩人だわ。あなたの言うことだったらなんでも聞くわ」と180度ラブなほうに態度が変わっていました。

術後外来に訪れたマダムは、きらきらした高そうなドレスを着ていました。ハイソな身だしなみに、まさに「ザ・お金持ち」というザマス感。一通り診察（心臓の音を聞いてグッドと言う）を終えると、マダムは高級そうなバッグのなかから、銀色の包装紙に包まれた何かを取り出し、机の上にためらいがちに置きました。僕が「これはなんですか？」と聞くと、マダムは「私、先生にパンを作ったんです。先生のお口に合うかわかりませんけども、オホホ。ただのパンですわ」と言いました。僕は「おや？」と思いました。その空気にどこか違和感を覚えたのです。

パンパンに張った銀色の包装紙、手にしたときの重さや匂いからただのパンだとはとても思えません。高貴な人特有の笑い方。パンであることをやけに強調する。どこか落ち着かない雰囲気。これらのヒントと僕の長い医師としての経験が、これはいわゆる袖の下で間違いないと疑惑を確信へと変えていきました。

外来が終わると、僕は銀色の包装紙に包まれた何かを白衣のポケットにぎゅうぎゅうに詰め込み、看護師に見られないよう逃げるようにオフィスに戻りました。銀紙を一枚ずつめくって開けてみると、ぎっしりとパンが詰まっていました。どこをスライスしても間違いなくパンでした。パンの中にはリンゴが大量に入っていました。リンゴ好きにはたまらない、とても美味しいパンでした。

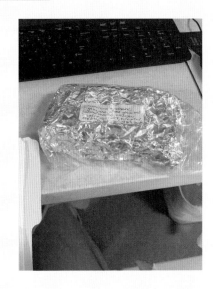

アシスタントが7割手術!?
空いた時間にYouTube

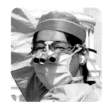

Kitahara Hiroto
北原 大翔
シカゴ大学　心臓外科
チームWADA代表

手術をしながらYouTubeを編集する方法

朝の手術の入室時間は6時30分です。入室時に患者の確認をするルールがあるので、間に合うように6時には家を出ます。入室確認が終わると手術が始まるまで時間ができるので（麻酔導入など）、その間にICUの回診をしたり、ミーティングに参加したりします。循環器内科と一緒にカテをみるカンファレンスやエコーをみるカンファレンス、リサーチミーティングなど、ほぼ毎日何かしらのミーティングがあります。

準備が終わると、タイムアウト（チームで患者名や術式の確認・共有）をするために手術室に行きます。この時点ではまだ手洗いはせずプランだけ伝えると、助手のPAが手術を始めてじゃんじゃんと進めてくれます。例えば冠動脈バイパス術だったら、冠動脈の吻合以外はすべてPAがやってくれます！

ここで再度時間ができるので、この時間を使ってYouTubeを撮ったり、TikTokを作ったりして、それでも時間が余ってしまったら論文を書いたりします。

すべてが整うとPAから連絡がくるので、手術室に行って手洗いして手術に参加します。重要なパートを終わらせるとあとはPAが止血や閉胸をしてくれるので、その間にICUの医師と術後管理などについてを話し合い、オフィスに戻ってYouTube編集の続きをします。

1日に2件手術がある場合は、1件目の手術が完全に終わる前、外科医が重要なパートを終えた段階で別の部屋でPAが2件目の手術を始めますので、非常に効率的に手術を終わらせることができます。緊急などがなければ遅くとも17時には家に帰れます。

手術がない日は朝のミーティングにはオンラインで参加して、その後にゆっくりと出勤します。日本の習慣がまだ完全には抜けきっていないので、11時くらいにオフィスに来たところを秘書に見つかると若干きまずいです（おそらくむこうはなんとも思っていないですが）。

誰にも頼まれていないけど、心臓移植の1日を解説

僕の病院では2人の外科医で心臓移植を担当しているので、1年の半分は心臓移植オンコールです。心臓移植は一言でいうと「待ち」の手術です。そのため、この「待ち」の時間を少なくするためのタイムスケジュール調整が非常に重要になってきます。この本を読んでいるどれだけの人が移植に興味あるかは謎ですが、心臓移植したある1日をまとめてみました。

１日のタイムテーブル

2:00

循環器内科からドナー心臓の連絡がきます。オンコール中は24時間連絡がきますが、なぜか夜遅くや休日などが多いです。ドナー心臓の評価を行い採用を決定したのち、手術入室時間を11時に決定しました。

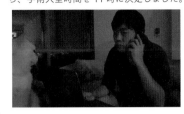

病院に着いたら、白衣に着替えて患者さんに挨拶と簡単な手術の説明をします。

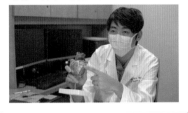

9:00

ドナー側の手術開始。ハーベストチーム（ドナー心臓を摘出しにいくチーム）が電話でドナー心臓の状態を伝えてきます。

ドナー心臓の摘出完了。病院への到着は16時ごろになるので、ここからさらに2時間「待ち」ます。

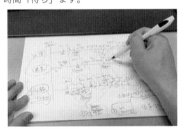

11:00〜11:30

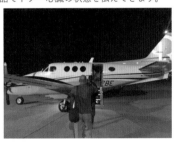

13:00

15:00

レシピエント側の手術開始です。ここでも優秀なPAが手術を行ってくれるので僕はまだ「待ち」ます。

15:45

ドナー心臓到着15分前くらいに手術室に向かいます。レシピエントの心臓摘出は10分くらいかかります。

16:00

ドナー心臓が到着。植え込みを開始します。ドナー心臓の移植を終えるまでが心臓外科医の仕事です。

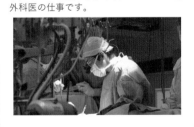

18:00〜19:00

手術終了です。手術室で働いていた時間は実質2時間、それ以外の前日の午前2時からの14時間はすべて「待ち」なのです。YouTubeの編集も捗ります。

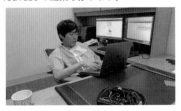

動画はこちら

アメリカで心臓外科医をしていて最高に嬉しかったこと

できなかったことができるようになると普通に嬉しいし、自分が考えていた通りに手術が進むとある種の達成感みたいなものはありますが、最高にうれしいぜ！　と感じたことはありませんでした。よく「患者さんが笑顔で退院することが嬉しい」という医師がいます。もちろん僕も嬉しいですが、同時に、そこまでではないな、という感覚はありました。移植手術などは特に患者さんも家族もずっと待っていたことなので、劇的によくなって退院するときなどはとても感謝されるのですが、移植当日に入院してきてそのとき初めて患者さんに会う、なんてこともざらにあるので、いまひとつ感情移入できずにいました。職業病なのかもしれませんが。

ある日の移植手術の後、ICU の看護師に「話がある」と病棟の隅のほうにつれていかれました。「これは告白的な何かがあるんじゃないか」の期待を胸について行ったら、「この前見せてもらった移植手術は私にとって衝撃的だった。Life changing experience だった。心臓が動き出して、みるみる身体中に血液が回っていって本当に感動した」と言われました。期待していたものと少し違いがっかりしていると、「私、医学部に行って、医師になる決意をしたんだ」と話をしてくれました。

自分のやっている仕事が誰かの人生を変えるようなインパクトを与えた事実に、とても衝撃を覚えたのと、なんだかとても嬉しかった出来事です。

患者さんと心臓外科医の命を救う PA と NP

フィジシャンアシスタント（PA）やナースプラクティショナー（NP 診療看護師）は日本ではあまり普及していない職種です（PA は日本にはない）が、アメリカではめちゃくちゃ重宝されています。特に心臓外科医にとってはなくてはならない存在だと思います。2 つの職種には教育過程やキャリアの選択肢などいろいろな違いがあるのですが、僕らが普段接する PA と NP は基本的に同じような仕事をしています。**僕の病院では PA は手術の助手と ICU 管理、NP は一般病棟で患者さんを診察して治療方針を決定したり、医師の業務をサポートしたりします。** この役割分担は病院や診療科によって違うと思います。PA も NP も中心静脈カテーテルや胸腔ドレーン留置などの簡単な処置は医師の管理下で行うことが可能で、術後の患者さんでそういった処置が必要な場合は頼むとすぐにやってくれるので最高です！

一般病棟では 6～7 人の NP が約 30 人の患者さんを診ています。特に問題なければ外科医は何もすることなく、NP が退院までの手続きをしてくれます。NP は患者さんのことを本当によくわかっていて、日本でいうところのできるレジデントみたいな感じです。いろいろなことを人に任せたいと常に思っている僕からすると、彼らがいることがアメリカの病院で働く最大の利点であるといっても過言ではないかもしれません。

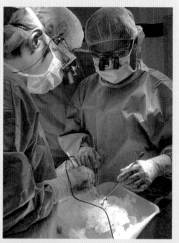

NP についての動画はこちら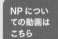

アテンディングの週間スケジュール！

僕は一般病院で働いていますが、基本的に平日の月～金は毎日病院にいます。心臓外科医はそういった勤務形態が多いと思いますが、ほかの科の先生は結構さまざまですね。**平日のうち3日は病院で働いて2日は研究日にする人とか、1週間働いて1週間は休みにする人とか、契約さえできれば可能みたいです。**心臓外科の術後の患者さんを診てくれるICUの医師も1週間ごとに変わっていきます。ICUの医師間で申し送りは行われているはずなのですが、それでも情報が漏れることなどはよくあるため、月曜日は注意が必要な日になっています。ICUの医師はその時その時を詳しく診てくれていますが、患者の経過を初めから詳しく知っているのは自分のみという感じです。

 ## 休日はどのくらい？

土日と国民の休日は基本的に休みです。休日のオンコールは外科医5人で回していて、だいたい月に1回休日出勤します。オンコール日には全患者をNPと一緒に回診します。緊急手術はオンコール医が対応して、再手術が必要な場合などは主治医に連絡が来ますが、**実際の処置はオンコールの医師に任せることが主流です。**

長期の休みとして、まず夏休みが1～2週間あります。冬休みは1週間で、12月後半に取るか、1月初めに取るか選べます。大体シニアな外科医がいいほうを選んで、余ったほうを選択する感じですが。そのほか、春と秋に学会などで1週間ほど休むので、なんだかんだで1カ月くらいは休んでいると思います。外科医にはそれぞれ秘書がついていて、休みなどのスケジュールを調整してくれます。僕の秘書はなぜか一度も僕の休日を把握してくれていなくて、その度に何度も外来をキャンセルしていました。

謎の連絡ツール「ページャー」

アメリカの病院に配属されると、「ページャー」という謎の機械を渡されます。小さな液晶画面がついていて、固定電話や携帯からメッセージを受けることができます。ポケベルもどきです。なぜこの時代にポケベルもどきを使っているのかは謎ですが、ページャーと携帯の両方を持って歩くのはすごく不便です。なので、僕がページャーを受け取ったときにまず最初にやったことは「**ページャーにきたメッセージを携帯に転送する設定**」でした。全部携帯で連絡すればいいのですが、患者の個人情報を個人の携帯で扱うのはセキュリティ上よくないということなのだと思います。

個人用とは別にオンコールや当直用のページャーもあるみたいで、レジデントが3つのページャーを携帯にくくりつけて歩いている姿なども見かけます（ストラップたくさんつけて歩くかつての女子高生みたいです）。最近ではスマートフォンのメッセージアプリが病院の制限下で使用できるようになってきたので、ページャーもようやく時代遅れになりそうです。

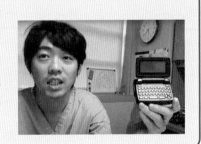

Q　アメリカの電子カルテはどんな感じ？

レジデントや NP が点滴や検査のオーダーをしてくれるので、カルテは画像や検査値を見るために使用しています。手術記録や外来の患者さんのカルテは自分で書きますが、テンプレートに項目を入力するだけなのでとても楽ちんです。カルテは自宅からでも見ることが可能で、CT などの画像を確認したり、カルテを書いたりもできます。日本にいたときは画像をチェックするためにわざわざ病院にいく、なんてこともありましたが、このあたりはアメリカは進んでいますね。

唯一困ることは、これはアメリカあるあるかもしれませんが、**過去の手術記録がどこをどう探**しても見つからないことが結構あります（他院含め）。患者さんも何の手術したか覚えていないとか普通です。最初はかなり戸惑いましたが、やってみればなんとかなることがわかりました（笑）。

Q　専門医の有無は給与に影響する？

給料は診療科や施設、役職によって変わると思います。大学病院と一般病院では一般病院のほうが高い印象があり、初任給で倍ぐらい違うところもありました。今働いている病院の同僚はレジデンシーを経て専門医を取得していますが、僕と基本的な給料は同じです。

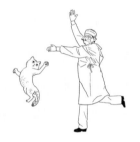

「みなさんこんにちは！🇺🇸 心臓外科医のきたはらです」

アメリカンドリーム的年収への憧れ

僕は研修医として年収 300 万円くらいの給料からスタートしました。もちろん時間外手当やボーナスはなしです。2 年の研修期間を終えると外科医としての修練が始まるのですが、そのときに大学の関連病院に出張し、そこでものすごい量の時間外労働と引き換えに年収 1,000 万円くらいもらっていました。医師 3 年目が日本で最も給料を稼いでいたときかもしれません。その後、心臓血管外科の後期研修医へと移行し、基本の給料と週 1 回のバイトを合わせて年収 800 万円くらいとなり、その状態で医師 7 年目まで過ごし、米国への留学が決まりました。内科系の同期などから話を聞くと、外科系はやや給料が高いみたいですが、基本的に勤務医であればどの科に属していても特に大きく給料が変わるという印象はなく、大学病院で働くか一般病院で働くか、というのが給料を決める一番大きい要素であったような気がします。

それでは米国心臓外科医はどうでしょうか。留学当初、フェローとして働き出したときの給料は年間 6 万ドル（日本円で約 600 万円）でした。日本の一般病院で心臓外科として働いている僕の同期はおそらく年収 1,000 万～1,500 万円くらい稼いでいる感じだったので、8 年目の心臓外科医としてはやや低めな給料です。米国に来てむしろ給料は減りました。ところが、このフェローの期間を抜けてアテンディングのポジションを獲得すると、日本とは大きく異なる給与体系が待っています。アメリカンドリームの入り口です。日本とアメリカの大きな違いは、診療科によって勤務医の平均の給料が大きく違うところではないかと思います。外科系の給料は内科系より一般的に高く、北原大翔調べによるとイリノイ州の心臓外科医の平均年収は 5,000 万円⁉　でした。出ました、アメリカンドリームです。

有名な心臓外科医などは年収3億円とかもらっていると聞きます。野球選手並みですね。1億円以上稼いでいる人はいわゆるミリオネアとよばれています。医者として年に1億円以上稼ぐというのは日本にいるときは考えてもいませんでしたが、米国においてはその可能性がまだわずかに残っているかなと思います。いや、なれると強く信じたいです。というか願いです。

給料が大学病院よりもプライベートプラクティス、いわゆる一般病院のほうが良いのは日本と一緒で、年収約7,000万円とかもらっているみたいです。毎日「9時5時」の週5日勤務とすると、40時間×4週間×12カ月＝1,920時間で7,000万円稼いでいることになるので、時給3〜4万円の仕事、ということになります。なんでも時給換算してしまうのは根底にある貧乏根性が抜けていない証拠ですが、時給4万円ってすごくいいですよね!?　大学時代にしていた寿司の宅配バイトの基本時給は1,000円だったのですが、休日勤務は1.5倍、夜間は22時過ぎるとさらに1.5倍にされるため「土曜の夜は2,250円も稼げる！」と浮かれていたあのころが懐かしいです。

米国における心臓外科医の平均年収5,000万円というものが、果たしてそれ相応の値段なのかはよくわかりません。心臓外科という特殊な領域で働く技術、あるいはさまざまなリスクを考慮してそういった給料が与えられているのだとは思いますが。実際に大学のスタッフに聞いてみると「この給料は決して高くはないと思う、自分の実力や知識、技術はそれだけの価値がある」というようなことを言っています。なんか、自分の実力が5,000万円と同価値あるいはそれ以上である、と言い切れるなんてかっこいいですね。

日本に比べて給料が高いのはいいことなのですが、シカゴなどの都会で生活していると物価も高いので、結局あんまり日本にいるのと生活水準的には変わらなくなるという説もあります。僕の先輩で、アメリカでアテンディングとして働く先生が「都心部を除く東京の年収1,000万円と、フィラデルフィアの2,000万円、ニューヨーク・マンハッタンの4,000万円はほぼ同程度の生活水準になる」という、今までの夢のような話をきれいに打ち砕く非常に現実的な話をされていました。確かにそうなのかもしれません。僕が住んでいるマンションが大学の近くのワンルームで家賃が月25万円くらい。僕は独身なのでそれだけで済みますが、子供がいる人は大きな部屋に養育費などいろいろとかかるみたいです。外食すると20ドルくらい普通にかかります。マックのビッグマックセットが900円くらいですね。ちなみに米国でもビッグマックの大きさは一緒ですけどね。以前日本からシカゴに遊びに来た人を歓迎していたときに、「ビッグマックはアメリカのほうが大きいよね」という話で少し盛り上がっていました。マック好きの僕は世界どの国を訪れた際にもマックを食べるのですが、基本的にビッグマックのサイズが変わっている印象はなく、アメリカが日本に比べて大きいなんてありえないと思っています。「違うサイズのパンを作るのはコスト面から考えても非常に非合理的だと思います」と言っても、「アメリカのほうが大きいよー笑笑」と、サイエンティフィックな真実を見ようとはしてくれませんでした。ちなみにアメリカではもちろんマックなどと略しては言わず「マクダーナル」となんかえらいかっこいい発音で言わなくてはいけません。そしてほぼ通じません。そのため、100歩譲って略すとなると、どちらかというとマックよりマクドのほうが近く、関西の人のほうがアメリカ寄りであるということになります。そして関西出身の心臓外科医の人は実際にアメリカに多いです。

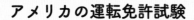

「みなさんこんにちは！ 🇺🇸 心臓外科医のきたはらです」

アメリカの運転免許試験

1回目

アメリカの運転免許試験は Department of Motor Vehicles（DMV）と
いう免許センターで受けます。ワシントン DC ではジョージタウンという銀座みたいな街
のなかにありました。住所を証明する書類が 2 通必要と書いてあったので、マンションに
届いた手紙を 10 通くらい持っていったのですが、**クレジットや電話、水道代の請求書など
でないと証明にならない**らしく、試験を受けられませんでした。

2回目

前回の経験から学び少し大人になった僕は、クレジットカードと銀行の statement をコ
ピーして持っていきました。さっさっさっと出していくと、「i797（H1B ビザが下りたとき
に一緒にもらった書類）を出せ」と言われました。i797 が必要だなどとどこにも書いてい
なかったのですが、少し大人になった僕は「これのことですか」と用意していた i797 のコ
ピーを涼しい顔で渡しました。するとその颯爽とした振る舞いが気に入らなかったのか、
「オリジナルじゃなきゃダメだ」といちゃもんをつけてきました。カバンを探ると、オリジ
ナルもなぜか入っていました。奇跡ですね。視力テストが始まりましたが、数字が読めな
くて通らず、**眼科を受診してから来るように言われました。**

3回目

眼科医のオッケーサインをもらい、その足で 3 回目に挑みました。試験は全部で 25 問、
20 問正解で合格です。事前に過去問で対策済みです。**そして、普通に落ちました。**受付に
「落ちたよ」と歯を食いしばりながら伝えると、「試験は 4 日後に受けれるから」と優しい
口調で返されました。

4回目

3 回目の失敗を教訓に、運転マニュアルを最初から最後まで読んで挑みました。終わりが
けの時間（15 時過ぎ）に行くと扱いが緩くなる（北原調べ）ので、そのころに行きまし
た。落ちたら面白いんじゃないかなという邪念を振り切り、するするっと問題を進めつい
に合格しました。「中野第四中学校の神童」とよばれていたあのころを彷彿とさせる快進撃
でした。
最後の関門である実技試験を受けようと、事前ネット予約を始めました。が、何度やって
もエラーになるのです。DMV に連絡してみると、「あなたはもう免許持ってるよ」と言わ
れました。**DC では日本の免許があれば実技試験はパスできる**のです。気づかぬうちに免
許を持っていました。嬉しかったですね。

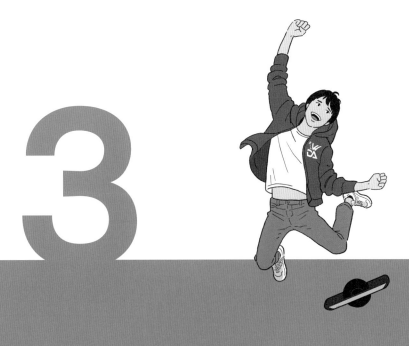

3

留学ライフを知る！

お金・恋愛・出産・子育て・犯罪被害……
アメリカ生活を楽しむサバイブ術

みんな長生きになっている。
老後にお金いるやろ？

北原「お金といえば武部先生にきけ！　ですね」
武部「なんでやねん」

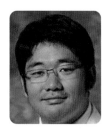

Takebe Manabu
武部 学 先生
ロバートウッドジョンソン大学　心臓外科

2006　慶應義塾大学医学部卒業
2006　済生会宇都宮病院　初期研修
2008　自治医科大学さいたま医療センター　心臓血管外科
2011　ペンシルバニア大学　心臓血管外科　研究員
2012　自治医科大学さいたま医療センター　心臓血管外科

フェローシップ
2014　ニューヨーク大学　心臓血管外科
2017　ランケノーメディカルセンター　低侵襲/ロボット心臓手術

2019　フロリダ大学　胸部心臓外科
2021　現職

インタビュー
動画はこちら

最初に

▶投資は自己責任で。
▶特定の金融商品を紹介しますが、一切の責任は負いません。
▶元本割れのリスクは常にあります。
▶情報が古くなる可能性があります。
▶すべては過去のデータの話をしており、将来を保証するものではありません。

 老後資金、どう貯める？

老後に年金のほかに 2,000 万ぐらい必要になるとニュースで話題になりました。人生 100 年時代、年金だけでは満足な生活が送れないというメッセージで、金融庁が投資を推奨したものです。貯金だけで 2,000 万円を貯めることは容易ではありません。しかし投資をうまく使うことによって、老後に必要な 2,000 万円以上の資産をもつことを達成することも可能であると思います。今回お話するのは、100 万円を 1 億にするという金儲けの話ではなく、月々 2 万円積み立てて、30 年後に 2,000 万円ぐらいにして老後に備える話です。

 日本は貧乏になっている。

1995〜2018 年のデータをみると、世界全体でインフレが進んでいます。アメリカでは物価が約 60% 上昇しています。政策として年に 2% ずつぐらいのペースでインフレを目標とし、購買意欲を高め、景気をよくしようとしているからです。例えば、1995 年に 100 円で買えたチョコレートが、現在では 160 円払わなければ買えなくなっています。一方日本ではインフレが思うほど進まず、100 円で買えたチョコレートは現在も 100 円のままです。では、日本にいたほうが物価が安い分、得なのでしょうか？

1995 年と 2018 年の月収とチョコレートの値段

アメリカ	1995	月収 100 万円で	チョコレート 100 円
	2018	月収 140 万円で	チョコレート 160 円
日本	1995	月収 100 万円で	チョコレート 100 円
	2018	月収　90 万円で	チョコレート 100 円

実際には、アメリカの賃金は景気に伴って上がっていますが、日本は下がっていますので、そうはなりません（為替もほぼ同時期に横這いです）。アメリカ人は月収が増えていて、なおかつ日本に来たらチョコレートは 100 円で買えます。つまり、**アメリカ人は日本人よりも相対的にお金をもっている**ということです。

アメリカを例に出しましたが、少なくとも先進国ではこの傾向があり、先進国のなかで唯一日本だけがインフレになっていない、かつ賃金が下がっていることがわかります。日本だけが世界に取り残されて貧乏になっているということになります。

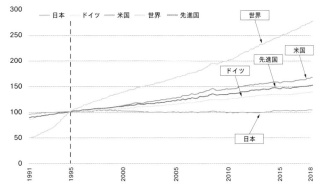

世界の物価水準の推移（1995 年＝100 基準）（OECD Statistics より作成）

一方で、アメリカの物価は 160% に増えているのに対し、給料は 115% しか上がっていません。物価の上昇に賃金が追い付いていないのです。それでは、アメリカ人は貧乏になっているのでしょうか。1 人あたりの GDP でみると 33,000 ドルから 63,000 ドルへ増加しています。このことから、給与に反映されていないだけで、富はどこかにいっていることがわかります。

フランスのピケティという経済学者が、「産出成長の伸び率は資本収益の伸び率よりも低い」ということを発見しました。とても簡潔にいうと、**株や債券、金、不動産など投資商品のほうが労働による給与よりも価値が上がりやすい**ということです。つまり投資ができる富裕層はどんどんお金持ちになっていき、投資のできない貧困層は物価が上がるのに給料の伸び率は低く投資へ回せる資金が小さいため、ますます貧しくなっていくともいえます。実際、アメリカの上位 1% の富裕層が、アメリカの資産の 30〜40% をもっているともいわれています。ですから、**余裕資金があるならば投資をしたほうがよい**ということになります。

 何に投資するか

資産をもつ手段として、株式（投資信託）、不動産、債権（国債・社債）、金、ビットコイン、貯金などがあります。資産の価値はどのように変化するのでしょうか。アメリカをみますと、歴史的にドルは価値が下がります。日本でも大昔、1 円がとても価値があった話を聞いたことがあると思います。では 1 円に何か変化があったかというと、紙幣からコインに形が変わってはいますが実質的には変化はありません。ただ、現金の価値が下がったのです。つまり、**現金**

を長い間もっていると価値を落とすリスクがあるということがわかると思います。

一方で、金や国債は少しずつ上がります。株式が最も大きく価値が上がります。

日本では経済が横ばいですので、投資してもリターンは大きくはありません。日経平均株価とNYダウ工業株20種平均株価を比較しますと、アメリカの株は大きく上昇していますが、日本の株はほぼ変わっていません。

 ## 株の価値は人気で決まる！　アメリカ株は強い

アメリカの株は値上がりするため人気で、みんな投資します。全世界株式の価値の50%以上がアメリカの企業で占められています。これは過去100年でみたときに、ほかの国と比較して先端の技術が集まり安定して成長しており、政治的リスクも低いために人気となりやすいのです。**S＆P500**という指標があります。これはアメリカの安定した優良な500社を集めたものです。**株界のAKB48**といってもいいかもしれません。いろいろな業界からの選りすぐりを入れていて、アメリカの株式指標のなかで最も一般的なものです。入れ替えもあります。近年の平均でいうと年10%も値上がりしています。一般的にこの指標を基にした商品が安全で、確実とされています。実際コロナショックのときにも一時は30%以上下がりましたが、わずか1カ月で元の値に戻りました。一時期にみんな将来が不安になり株を投げ売ったものの、そのうち解決されるだろうと考え直され、買い戻されたと考えられます。一部の銘柄はなかなか回復しませんでしたが、一部の銘柄は逆に急速に成長しました。それらをすべて盛り込んでいる商品なので、**全体として安定したパフォーマンスが得られています。**

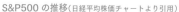

S&P500の推移(日経平均株価チャートより引用)

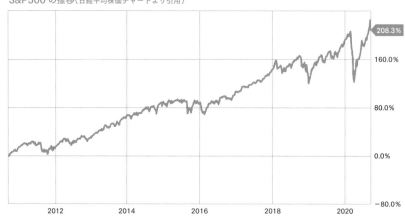

 ## どうやって買っていけばよいの？

毎月積み立てることが一番安全な策といわれています。もちろん安いときに買い、高いときに売れれば最高ですが、未来を読むことはできません。**いつが一番安いかわからないのです。**実際2000〜2013年は停滞していることがわかります。2000年にはITバブル崩壊があり、2008年にはリーマンショックがあったためです。多くの企業が倒産したので、株式の価値は下がりました。落ちるときは急速に落ちますから、損をしていることになります。しかし、**20年以上という単位でみた場合に歴史的に価値が下がったことはないのです。**実際2000年のITバブルの頂点で1,500ドル付近で買って、20年後のコロナショックの底の2,100ドルで売ったとしても40%の利益は得られています。これは極端な例ですが、少なくとも毎月積み立てることで、

このようなバブルの頂点で買って、ショックの底で売るような事態を避けることができます。楽天証券のHPに積立かんたんシミュレーションというものがあります。1926〜2018年のS&P500の成長率は平均して10%程度です。安全に見積もって7%と仮定しましょう。ここに毎月2万円を平均7%の利率で30年積み立てたときのシミュレーションをしてみると2,400万ほどになります。元本が720万程度です。毎月2万円積み立てることの難しさをどうみるかは人それぞれですが、本書の読者である医師にとっては難しいことではないと思います。

2,000万円問題がありましたが、40年働いたとして、年間7%の利回りで考えれば、月々7,620円投資すれば2,000万円に到達することになります。またiDeCoやNISAなどの非課税枠を利用すれば、多くの人にとって不可能な数字でないことがわかります。**毎日250円節約をすることで、達成できるわけですから。**

もちろん未来のことはわかりませんが、歴史上これまでは上述したようになっており、アメリカ経済が失墜するような大きな国際情勢の変化が起きない限りにおいては、安定的な資産形成の仕方と考えられます。もちろん短期的にみると損をすることはあるので、必ず儲かる話ではありませんが、資産形成の一つの手段として一考の価値はあると思います。

引退したあと、どのように使えばよいのか？

投資をする意味はあくまで将来に備えるということです。いつかは使いたい日が来るはずです。そうなったときにどのように使っていけばよいのでしょうか。これを検証した研究があります。1990年代にWilliam Bengenによって検証された研究で、4%ルールというものがあります。**自分の投資総額から年に4%までであれば引き出しても30年、96%の確率で資産が尽きることがない**というものです。もちろん市場によりますが、年金も合わせて考えて、最終的な資産額を計算することができると思います。

年金はどうする？

日本では年金は基礎年金のほか、被用者年金、企業年金があり、病院に勤務していると後2者が上乗せされます。基礎年金のみだと当然心もとないですが、後2者が上乗せされていても必要最低限の金額であり十分ではありません。そのため、自分で老後に使用するお金を貯めていく必要があります。

日本にはiDeCoや積立NISAなど、アメリカでは確定拠出年金（401K）、個人退職口座（IRA）など非課税枠があります。以前いたフロリダの病院では州の年金プログラムに自動的に加入さ

4%ルール（https://earlyretirementnow.com/より引用）

最終的な資産価値		初期のポートフォリオ価格を年間引き出し率で調整（CPIで補正）								
		3.00%	3.25%	3.50%	3.75%	4.00%	4.25%	4.50%	4.75%	5.00%
100%	30歳	100%	100%	99%	97%	94%	90%	85%	82%	78%
	60歳	100%	99%	97%	93%	88%	83%	79%	75%	70%
75%	30歳	100%	100%	100%	98%	94%	88%	84%	79%	74%
	60歳	100%	100%	96%	91%	84%	78%	70%	63%	57%
50%	30歳	100%	100%	98%	94%	88%	82%	71%	65%	60%
	60歳	98%	95%	86%	75%	62%	54%	46%	40%	34%
25%	30歳	98%	92%	81%	69%	59%	54%	48%	39%	35%
	60歳	71%	58%	44%	35%	32%	28%	23%	19%	15%
0%	30歳	67%	59%	51%	45%	39%	35%	32%	27%	23%
	60歳	30%	25%	22%	17%	13%	10%	8%	7%	6%

れ、給与の年3％＋病院の一部負担金を貯蓄してくれるシステムがありました。非課税ですので、税金対策にもなります。

 ## 不動産ってどうなの？

投資商品として、不動産は難しいです。不動産を担保にしてお金が借りられるから安全と説明されることがあります。レバレッジを利かせることができるので、投資効率がよいという話です。もちろんその可能性はあります。**しかしそもそもよい物件は1,000件に3件程度しかない**といわれています。日本では基本的に建物の価値は右肩下がりです。新築マンションを投資目的で勧められることがあると思いますが、**新築は買った瞬間に20％ほど価値が下がります。**建物そのものの値段に、広告費や建築費などが上乗せされているためです。保有していても最終的に損をする可能性が高いです。

一方アメリカでは、不動産の耐用年数の長さなどから価値が上がる可能性が高く、比較的安全な投資といえます。築50年以上の物件が何億円という値段で取引されることも少なくありません。ただ売買するのに多くのステップを踏む必要があることや、マーケットの調査、ローンを組むなど、留学中に購入するのは株に比べてハードルが高いといえます。またアメリカ不動産を紹介する会社もよくありますが、気を付けなければならないのは市場の値段よりも高く販売していることがあるということです。アメリカでは不動産が過去いくらで取引されていて、現在売値がいくらかはアプリで調べられますので、これらを確認したうえで、治安や学区などもチェックし、人口動態などや世帯年収などを考えたうえで、購入を検討したほうがよいと思います。

 ## コツコツ毎月積み立てを

日本では銀行に現金を預ける方が多いです。特にバブル崩壊を経験した世代では、株に対するリスクを考えすぎるあまり、積極的に投資をできていないように思います。しかし、実際には安全な商品に投資をするということは、将来に対するリスクを減らすことにもなります。無理のない範囲で、コツコツと安全な投資商品に投資することは、先の読めない老後に備えるための一つの手段となるのではないでしょうか。

武部先生の
SNS等は
こちら！

Twitter

インタビュー
動画はこちら

留学医師100人のデータから読み解く！
給料・生活費・貯金

最新のデータは
チームWADA公式 HP へ ➡

	中央値（最小〜最大）
レジデントの給料	60（ 28〜 75）
フェローの給料	70（ 35〜100）
アテンディングの初任給	290（150〜600）
1カ月の生活費	4（ 2〜 13）

（K ドル）

アテンディングになると約5倍給料 UP
生活費は場所や家族構成によって
大きな開きあり

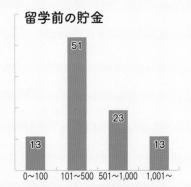

留学前の貯金

400万円くらいの貯金額が最も多い
最大は 2,000 万円

武部先生、
この結果どうですか？

レジデントやフェローの給与は各都市の生活費に基づく、最低限の給料となっています。独身の場合には足りると思いますが、結婚していたり、子どもがいたりする場合は足りなくなることが多いと思われます。私は NY マンハッタンで研修しましたが、給与が80K〜90K ドルほどで 4/5 が家賃と税金、電気、水道代などに消えましたので、貯金を切り崩すこととなりました。上級フェローでフィラデルフィア近郊で研修したときは 150K ほどいただけましたので、ある程度の生活ができましたが、土地柄車を買ったりせねばならず、余裕はありませんでした。**貯金は 1,000 万近くありましたが、留学中の最低点ではほぼゼロとなりました。**

アテンディングとなり、給与は十分生活できる程度いただいておりますし、失った分は取り返しつつあります。独身で留学される場合はいかようにも生活を切り詰められますが、家族で留学する場合は学区や治安面で家賃を切り詰めることはできませんので、ある程度の貯金が必要なように思います。都市部でなければ生活は可能だと思いますが、日本の物資が手に入りにくく、カルチャーショックを経験することがあります。

家族は生活の基本となります。家族が幸せでなければ、非常に大きなストレスを抱えることになります。**物価が日本の 1.5〜2 倍と考えて、特に家族で留学される場合は貯金をもっていることが必要と考えます。**

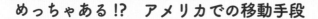

「みなさんこんにちは！ 🇺🇸 心臓外科医のきたはらです」

めっちゃある⁉ アメリカでの移動手段

①Ninebot One S1（セグウェイ）って知ってる？

ルンバを縦にしたような形をしていて、体重移動のみで操作する電動
一輪車です。あまりの近未来感に、アマゾンでみつけてすぐに購入しました。日本では道路交通法などの規制があり公道は走れないのですが、アメリカ、**特にサンフランシスコなどの人口密集地域においては、電動二輪・一輪車で移動すること**は小さなブームになっています。決して安くはないですが、費用対満足度はベストスリーに入ります。弱点はスピードが時速18 kmまでしかでないこと（慣れるとまぁまぁ遅い）、バランスを崩すと悲惨な結末が待っていること、機械のピーピーする音がうるさいことなどです。

②Onewheel（電動スケボー）って知ってる？

これも体重移動のみで操作する電動一輪車ですが、その存在感はNinebotとはまったく違いました。Ninebotはおもちゃの延長といった感じでしたが、Onewheelの重厚感、男らしさ、無骨さは衝撃的でした。その衝撃は、高校生のときにバイトして400 ccの中古バイクを初めて買ったとき、大学生のときに新品のビッグスクーターを買ったとき、あるいは医者になりハマーを買って初めてドライブしたときのそれに似ていました。**乗り物は常に僕に新たな感動を与えてくれるようです**。見た目は名探偵コナン君の乗っている電動スケボーとほぼ同じです。

ただ、コントローラーがないので止まるのが大変です。足を離したらモーターが停止するのですが、少し遊びがあるため足を離してもやや走ります。飛び降りれば転ばないのですが、バランスを崩した後だとなかなか難しいです。僕は病院に行く道で転んで大怪我をしました。ちなみにコナン君の電動スケボーはソーラーパワーを採用しており、最高時速100 kmは出るらしいので、非常に危ないです。

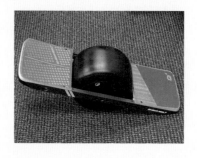

③Tesla（電気自動車）って知ってる？

アメリカで初めての長距離ドライブ、目的地の海までは300キロ。前日は興奮してなかなか眠りにつけませんでした。朝、近所にできたばかりのスムージーキングでバナナスムージーを購入し、i Musicで夏の歌メドレーをダウンロードして、波乗りジョニーなんかを口ずさみながら軽快に旅はスタートしました。しかし30分もしたら、ひたすら続く同じ風景、同じ速度で進む車に飽きてしまったのです。

そんなとき、テスラの自動運転機能は秀逸です。長距離ドライブにおいては非常に役に立ちます。誰かが代わりに運転してくれているような感覚で、とにかく楽です。運転はほぼテスラに任せるので、デートでいうところの彼女（Tesla）が運転して彼（僕）がゆったりする、みたいな構図です（逆も然り）。

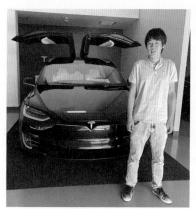

ところが、1時間ほど経ったあたりで突然自動運転が解除されました。その後はいくら自動運転ボタンを押しても反応せず。モニターを見てみると「**ハンドルを握るように言ったのに、お前はそれを無視したから、もう自動運転はやってあ〜げない**」と彼女（Tesla）が完全にへそを曲げていました。ちょこちょことハンドルに手を添えてはいたのですが、そのいい加減な対応がむしろテスラを腹立たせてしまった可能性はあります。機械も人間もいい加減な対応をしてはいけないということですね。

アメリカにはペットショップがない

犬は従順で忠誠心がある、猫は気まぐれで気難しいイメージです。僕は猫に惹かれます。というわけで、アメリカで猫を飼いはじめました。**スコティッシュストレートのシンゾウ**です。僕が心臓外科医だからこの名前にしたのですが、日本人の友達には苦い顔をされますし、アメリカ人には「日本の首相の名前かぁ（当時）」と言われます。日本語でHeartの意味だよ、というとやはり苦い顔をされます。名前の通りオスです。独身の僕がこの話をすると、「**ああ、猫フェーズに入ったのね**」と暖かい目で見守られますが、パートナーは引き続き探しています。

日本ではペットショップで猫を買うと思いますが、アメリカではペットを飼っている人口が日本よりもはるかに多く、adoptionといって、保護されたペットを里親に譲渡することが主流です。ワクチンなどもちゃんと終えていてくれますが、飼い主として妥当かどうかの審査や手続きがありますので少しだけ煩雑そうです。もう一つはブリーダーから受け取る方法で、僕はInstagramでブリーダーを探しました。猫を飼うとかなりの確率で「Adoptionか？」と聞かれます。**Adoptionではないというと結構渋めな顔をされる**ので、気をつけようがないですがお気をつけください。

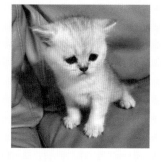

ベビーシッターを活用してキャリア形成

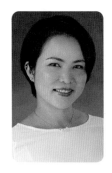

Iwano Mika
岩野 仁香 先生

バリーワイズヘルス・メディカルセンター　小児救急科
アリゾナ大学医学部フェニックス　小児科
クレイトン大学医学部フェニックス校　小児科

2009　関西医科大学卒業
2009　兵庫医科大学病院　初期研修
2010　兵庫医科大学病院　救命救急センター

レジデンシー
2012　マイモニデスメディカルセンター　小児科

フェローシップ
2015　マイモニデスメディカルセンター　小児ホスピタリスト
2016　ニューヨーク州立大学バッファロー校　小児救急

2020　現職

インタビュー
動画はこちら

産休はあるの？

アメリカでは基本的に、日本のような定められた有給の産休はありません。私はニューヨークでの1年間の小児ホスピタリストフェローシップの際と、アリゾナ州にきてスタッフ医師になってからの2回出産を経験しました。**育児介護休業法（Family and Medical Leave Act；FMLA）**という、一定期間はポジションを確保しておいてくれる取り決めの元、州で定められた期間を休むことができますが、給与が出るかどうかは休める期間と関係がありません。

1度目の出産時は10週間休みました。フェローであったということで優遇され、貯めていた有給と自宅勤務を組み合わせたので、10週間を通して収入はありました。当時の上司と相談し、3月に出産し、ホスピタリストフェローシップ修了1カ月前に復帰、6月に卒業して、新学年の始まる7月にはブルックリンからニューヨーク州バッファローに移動して、小児救急フェローシップに入れるようにしました。トレーニングを長期間中断して、復帰する人もときどきいます。その場合は無給です。

第1子の際は後輩宅に後輩の子どもたちと一緒にナニーさんに預かってもらい、お給料は日払いしていました。第2子の出産の際はフェローではなくなっていたので、もう少し厳しい条件で休みました。前述のFMLAではアリゾナ州は12週間、日曜日～月曜日までを1週として数え、84日間の休みが取得できました。その間は無給になるので、収入を得るためには有休を充当する必要があります。有休は1年に40時間取得できます。第2子の出産時点で勤務開始2年が経っていましたので、80時間の有休がありました。平日午前8時～午後4時の8時間を1日として数えますので、80時間だと平日10日間に相当します。私の勤める病院の救急科の1カ月の勤務日数は約10日ですので、有休の期間に約1カ月分の給料をもらうことができました。医療保険代などは持ち出しです。

ナニーを探す！

アメリカでは産後すぐに職場復帰することが一般的ですし、子どもを1人で出歩かせることもありませんので、常勤・フルタイムの住み込みや通いのナニー・ベビーシッターがいます。**オペア**という語学留学をしている若者を雇い、チャイルドケアをしてもらうかわりに、住居を提供するシステムもあります。ただ、これは雇い主がアメリカ市民である必要があり、私はVISAで来ていましたので残念ながら選択肢になりませんでした。募集にはオンラインの掲示板を用いたり、業者を利用したり、いろいろ考えることがあって大変です。

- **探し方**：インターネットの掲示板、クチコミ、業者など。救命救急室でボランティアをしていた看護学生が来てくれていたこともあります。
- **給与形態**：支払い額が大きくなることもあり、税金を納め、源泉徴収をする必要があります。それをしないと違法になります。また**時給で払うことが国の法律で定められている**ようです。給与計算代行サービスなども充実しています。
- **予定**：ナニー業で生計を立てている人もいるので、必要時にだけ呼ぶというのは、ぴったり需要が一致しない限り魅力的なポジションではありません。私は救命救急室勤務なので毎日出勤しないのですが、自宅にいるときも家事を手伝う要員として来てもらい、お給料を支払うようにしています。

ナニーとトラブルになることはないの？

他人を家庭に入れて、大事な子どもを預けるということは、たいへん大きなストレスです。当時の上司は、「**何よりも家族の安全を守ってくれる人を探しなさい**」とアドバイスしてくれました。国も違えば、社会的背景、育ってきた環境も違うことが多いので、相手が日本人であっても、自分の家族と合うかどうかはなかなか判断が難しいです。私も自宅（トイレ以外）にカメラを設置したりはしていました。ただ、これは盗撮にあたる州がありますので、ナニーには事前にカメラがあることを伝えておいたほうがいいでしょう。

私はナニーが子どもにテレビを見せようが、だらだら携帯を見ていようが、あまり気にならなかったのですが、自分が必ず守ってほしいことは最初に伝え、契約書を交わしていました。例えば、辞めるときは何週間前に言うとか、子どもの写真をSNSに載せないとか、勝手に人を家に呼ばない、などです。勝手に5～6人を家に呼ばれ、赤ちゃんを順番に抱っこしているのをカメラで見てしまい、慌てて家に戻ったことがあったからです（笑）。

給付金はあるの？　ナニーの費用はどのくらい？

出産一時金などの給付金はアメリカにはありません。職場の福利厚生として、**Flexible Spending Account（FSA）**など、給与天引きでチャイルドケアに使える非課税のシステムがあります。私の職場では子ども1人に対し5,000ドルまでチャイルドケアに使え、年間2,000ドル節約になるイメージでした。レシートや領収書を提出するとお金が戻ってきます。

ナニーの費用は、地域によりますが、2,000～3,000ドル/月かかります。そのほかプリスクールで1,300ドル/月ぐらいです。相当な額なので、レジデント・フェロー時代は給料がそのまま消えてしまうようでした。

子どもではなく親の覚悟が必要！
教育の核は「家庭」

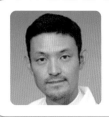

Kuwabara Norimitsu
桑原 功光 先生
ミシガン小児病院　小児神経科

 配偶者のほうが追い詰められやすい

結婚して渡米した場合、「**僕らには仕事という逃げ場があるが、配偶者にとっては逃げ場がない**」ということはまず頭に入れておきましょう。さらに、子どもがいる場合、私たちが仕事に行っている間、配偶者は子育ての問題に直面しても相談する相手がすぐそばにいるとは限らないので、追い詰められやすい立場にあります。**配偶者のサポートは第一に優先**して考えなくてはいけません。

私の場合、最初に渡米したハワイでのレジデント時代が最も大変でした。私自身がアメリカの医療システムに適応すること、妻と子供がアメリカのシステムに適応すること、すべての面でのストレスが一気にかかってきたので、**家族との対話が本当に必要**となりました。

 日本語ができれば働ける場所は結構ある

私の妻は理学療法士であり、日本では心臓リハビリテーション分野で働いていました。ただ、日本のライセンスはそのままアメリカで使えません。アメリカで理学療法士として働くには、こちらで大学を卒業してライセンスを取り直す必要があります。比較的日本人が多い都市では、日本語ができれば働ける場所は結構あると思います。少なくともミシガンには多くの日本人コミュニティがあるので、いろいろ職場はあるようですね。ただ、配偶者が働けるかどうかは VISA によって異なるので、あらかじめ確認が必要です。

 教育の核は家庭！

渡米時 2012 年には長男 3 歳、次男 1 歳でしたが、現在 2021 年で長男 13 歳、次男 11 歳となりました。アメリカに来て 10 年目を迎えましたが、帰国できたのは妻と息子たちはたった 2 回、私は 3 回（家族の体調不良による緊急帰国を含む）です。最初に家族みんなで帰国したのは、すでに渡米から 5 年経った後でした。皮肉にも、日本に近いハワイにいた小児科レジデントの 3 年間ですら、1 回も帰国できませんでした。レジデント中は、金銭的余裕も帰国する時間も本当になかったからです。その間、必死に耐えて、家を支えてくれた妻には感謝してもしきれません。このように、日本にほぼ帰れず、日本語学校に行っていないにもかかわらず、息子 2 人とも日本語は読み書きともに達者です。妻が頑張ってくれたおかげです。
日本語教育の核は家庭です。決して日本語学校ではありません。多くの方が誤解していますが、日本語学校にさえ通えば日本語が流暢になるわけではありません。息子たちが幼いうち

は、どんなに忙しくても毎晩必ず、私か妻かが絵本や紙芝居を読み聞かせていました。私も妻も自宅で英語をあえて話さず、ひたすら日本語で息子たちに話しかける努力を続けました。

このように「**子供を日本語につなぎとめる努力**」が必要です。音読も繰り返しさせて、なんとか日本語のインプットとアウトプットの量を確保しました。現在も、現地学校の勉強に加えて進研ゼミをしています。その結果、息子2人ともが平家物語の序章である「祇園精舎の鐘の声、諸行無常の響きあり……」を暗唱できるほどです。

あとなんといっても、マンガが役に立っています。わが家はたくさんの日本語マンガでいっぱいです。「鬼滅の刃」はアメリカでも人気ですが、息子たちは日本語・英語の両方でアニメを見ています。鬼滅の映画（日本語版・英語字幕）も息子たちは現地の友人たちと仲良く一緒に見に出かけていました。**楽しく日本語を学び続ける環境が海外の子供たちには必要**ですね。また、中古でマンガ本を手に入れる努力を続けています。先月は「Steel Ball Run（ジョジョ第7部)」「宇宙兄弟」「うしおととら」「BLUE GIANTS」「藤子・F・不二雄SF短編集」を手に入れました。現在も毎日、マンガを食い入るように読んでいます。

出産前日まで病院で仕事!?
アメリカ産休事情

小児集中治療科

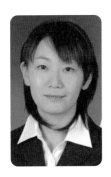

Miyaji Mai
宮地 麻衣 先生
東京女子医科大学病院　集中治療科

2007　日本医科大学卒業
2007　沖縄県立南部医療センター・こども医療センター　初期研修
2010　米国海軍沖縄病院　インターン

レジデンシー
2011　ニューヨーク州立大学ダウンステート病院　小児科

2015　国立成育医療研究センター　集中治療科

フェローシップ
2016　フロリダ大学付属病院（Shands）　小児集中治療科
2019　シンシナティ小児病院　急性期腎センター
2019　ハーバード大学公衆衛生大学院　疫学修士課程

2021　現職

インタビュー
動画はこちら

 レジデント中の妊娠・出産

小児科レジデント1年目の妊娠はいろいろとチャレンジングでした。渡米1年目で英語を理解するのにも集中力が必要でしたが、妊娠初期は眠気が強く、気がつくとカンファレンス中に眠ってしまい、後で注意を受けることもありました。新しい生活を立ち上げつつ、毎日必死に新しい仕事を覚えるなかでの妊娠で、夕方帰宅するなりベッドに入り、気づくと翌朝になっていたという感じの日々を繰り返していました。また、産休制度の整備されていないアメリカでは出産するまで働くことが一般的で、**私は出産の数日前も当直に入り、出産当日も、今日は人が足りないからと、外来から応援要請の電話が入りました**。ICUフェロー時代には、上司が予

定日の前夜に ICU 夜勤をしていて驚いた記憶があります。

私がレジデントとして勤務した病院ではレジデントの産休は2週間という決まりだったので、年間4週間の有給を出産まで1日も使わずにとっておき、合わせて産後に6週間休みました。出産した病院で子どもの担当となった小児科医は、レジデンシー中に帝王切開で双子を出産し、2週間後に職場復帰をしたと言っていました。先輩レジデント達も搾乳器を抱えながら早期から職場復帰をしており（育休を長く取るには研修の卒業を延長しなくてはいけないのでレジデンシー中に育休を取る人は少ない）、日本とはだいぶ違うシステムです。

私自身は出産前日に母が日本から手伝いに来てくれて、職場復帰後も滞在してサポートしてくれました。恵まれた環境での職場復帰となり、無事レジデンシーを乗り切れました。夫婦ともにレジデントで時間の融通がききにくいなかで子育てをしていた同僚は、双方の両親が3カ月ごとの交代で住み込んでいたり、住み込みのベビーシッターを雇ったりしてやりくりしていました。子供を長時間預かってくれる施設も多く、**子育てに他者の手を借りながらキャリアを継続する風習や社会的サポートができ上がっている**と感じました。

とはいえ状況に関係なく公平にシフトが組まれ、公平に評価される結果は自分にはね返って来ます。競争率の高い病院でキャリアを築いていきたいと考えている医師は、妊娠・出産を指導医のポジションを獲得した後のタイミングに先送りしている印象を受けました。

宮地先生の
SNS 等は
こちら！

Twitter

「家族は日本で」という選択 　　　　循環器内科

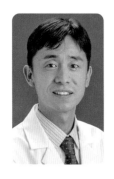

Hirai　Taishi
平井　大士 先生
ミズーリ大学　循環器内科

2009　名古屋大学卒業

レジデンシー
2011　ロヨラ大学　一般内科

フェローシップ
2014　ロヨラ大学　循環器内科
2017　シカゴ大学　インターベンション
2018　St. Luke's Mid America Heart Institute CTO/ハイリスク PCI

2019　現職

　配偶者もアメリカで USMLE を取得

私の妻は大学の同級生で、医師です。私がこちらで研修を受けてみたいという気持ちをサポートしてくれて、初期研修修了後に一緒に渡米してくれました。米国での研修期間が長くなってきたため、妻の将来のキャリアのことも考えて、妻もこちらで臨床研修をすることを目指しま

した。USMLE の取得、推薦状を書いてもらうためのオブザーバーシップなどを経て、私と同じシカゴのロヨラ大学病院で内科のレジデントをしました。当時は、2人の息子たちがまだ幼く、ベビーシッターさんや友人、さまざまな人にサポートをいただき、子育てをしながら修了し、内科専門医を取得することができました。もともと留学を考えていなかったのに、そこまでやったという人は珍しいのではないかと思います。忙しいスケジュールのなか、頑張ってくれた妻と子どもたちにはとても感謝しています。また、当時のベビーシッターさんとは手紙やメールなどで今でも仲良くさせてもらっています。

日本語を「書く」ことを教えるのは難しい

私がロヨラ大学で研修を始めた当時は、日本人の多いシカゴの郊外に住んで、毎朝車で40分かけて通勤していました。息子たちは米国育ちで、家族とは日本語、そのほかは英語で生活していました。シカゴは駐在などで住んでいる日本人も多く、半日英語、半日日本語を教えてくれる、日本人の先生が校長先生のプリスクールに通うこともできました。

シカゴ大学で研修を始めるにあたり、郊外から市内に引っ越したあとは、英語のみのプリスクールに通ったので、日本語を教えるのが家庭のみになってしまいました。日本語は「書く」のを教えるのが特に大変でした。漢字などは学年が上がってくると教えるのが難しくなりました。のちに聞いたのですが、海外在住の日本人の中で「小3の壁」という言葉があるそうで、**小2から小3に上がったときに漢字の難易度が一気に上がり、ついていくのが難しくなる**というものです。わが家も長男が小学3年生に上がったときは漢字の難しさに驚き、それまで以上に苦労しました。

母国語維持の難しさと、小学校低学年〜中学年のうちに帰国するほうが適応しやすいのではないかという思いから、妻と相談し、長男が小学3年生、次男が小学1年生のタイミングで家族は日本に帰国することにしました。長男は最初のころは漢字が少し難しかったようですが、比較的スムーズに学校に適応できました。在米中に日本に一時帰国した際に1カ月ほど体験入学させていただいていた学校だったこともよかったと思います。**日本では逆に英語をキープできるように勉強しています。**

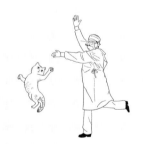

「みなさんこんにちは！ 🇺🇸 心臓外科医のきたはらです」

ビーンバッグトスゲーム

エクモスペシャリストのティナの家で行われたパーティに招かれたとき、ビーンバッグトスゲームという遊びをしました。庭に穴の開いた板が7mくらい離れて向かい合わせにおいてあり、板の横に立ってビーンバッグ（500gくらいの袋）をお互いに投げ合います。板に乗った個数、穴に入った個数が多いほうが勝ちという単純なゲームです。非常に面白みがないように聞こえるゲームですし、**やってみてもまったく期待を裏切ることなく盛り上がりません。**むしろなぜ「やろうぜ！」となったのか謎でしたが、誰にでも理解できる単純なルールは、老若男女、運動神経にかかわらず誰でもできることを考えると、さまざまな人が集まるホームパーティにはうってつけのゲームなのかな、とも思いました。

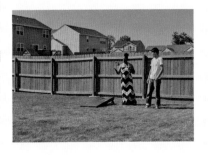

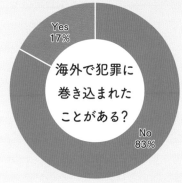

海外で犯罪に
巻き込まれた
ことがある？

Yes 17%
No 83%

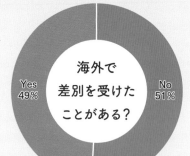

海外で
差別を受けた
ことがある？

Yes 49%
No 51%

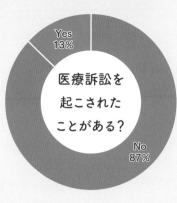

医療訴訟を
起こされた
ことがある？

Yes 13%
No 87%

留学するために犠牲にしたと思うことは？

1 位	日本で家族・友人と過ごす時間　15 票
2 位	趣味・遊びの時間
3 位	日本でのキャリア

そのほか……お金・貯金、日本での快適な生活、結婚適齢期など

きたはらの
まとめ

僕がアメリカの病院で Modified オレオレ詐欺にあった話です。

病棟で患者さんに手術の説明をしていたときに、知らない番号から電話がかかってきました。普段ならそんな電話には絶対に出ないのですが、結構難しい話をしていて休憩を取りたいと思っていたこともあり、「先にこの電話の用件を済ませてしまおう」と電話に出てしまいました。自動音声が流れ、「〇〇の方は 1、△△の方は 2…」のように案内されたので、これも普段だったら絶対反応しないのに、なぜか何も考えずに番号を押しました。

患者さんの部屋をいったん離れナースステーションに向かうと、電話口に米国の輸出入を担当する機関にいるジョナサンという男が出ました。

ジョナサン「あなたに犯罪の容疑がかけられています」

僕「？？」

ジョナサン「あなたの名前で、50 キロの大麻がアメリカから各国に輸送されている。あなたの名前で作られた偽装パスポートや免許証も 50 枚ぐらい見つかっているが、思い当たることはないか。確認するから名前と生年月日を教えなさい」

僕「なんですかそれ？　思い当たることないです」

ジョナサン「わかるよ。わかる。俺はお前を救ってやりたいんだ。だから俺の質問に答えてくれ」

僕「どうすればいいんですか？　僕は無実なんです。信じてください」

ジョナサン「よしわかった。お前はいいやつそうだから、上官ならお前を助けられるかも。ちょっと待っていろ」

今思えば明らかに嘘くさい会話なのですが、そのときの僕はなぜか完全に信じてしまっていました。しばらくして、スミスというダンディな声の男が登場しました。僕はこのままだと無実の罪で刑務所に入ると本気で思っていたので、「思い当たることなんてはありません。僕は無実です」とスミスに泣きつきました。「詐欺電話に引っかかる人なんているの？　ありえないでしょ」と思っていた僕ですが、まさか自分がひっかかるとは。スミスは「海外に物を送ったことはないか？」「どこの郵便局から送ったのか？」「海外から物を受け取ったことはないか？」と、それっぽい内容のことを次々に質問してきました。
自分の人生を左右する（と思って騙されている）ライフラインともいえる携帯を握りしめ、拙い英語で必死で質問に答えていきました。ところが、病棟の電波が悪く電話が途切れがちになってきたのです。「この電話が切れたら刑務所行きだ……」と思い込んでいた僕は相当焦りました。

僕「ごめんなさい、電波が悪いんです。オフィスに戻ってかけなおしてもいいですか？　あなたの電話番号を教えてください」

スミス「お前、この電話を切ったらどうなるかわかっているのか。刑務所行きだぞ。俺がお前にかけるから電話番号教えろ。お前はどこにいるんだ？」

僕「あなたが知っているとおり、心臓外科医で、メドスター病院で働いていますよ」

スミス「……そうか。そしたらお前のオフィスの番号を教えろ。かけ直す」

僕「オフィスの番号は……わかりません」

スミス「なんで自分のオフィスの番号がわからないんだ！　お前、本当に医者か？　嘘言ってないか？」

詐欺グループから逆に嘘を言ってないかを疑われるという、謎の事態になっていました。
慌てて秘書にオフィスの番号を確認し、スミスに伝えました。スミスは「5分後に電話する。出なかったら刑務所行きだぞ」と言うので、「もちろん出ます！」と答えて、電話を切りました。
オフィスで電話を待っていると、少しづつ冷静になってきて、ちょっとおかしいんじゃないかなと思うようになりました。ネットで調べてみると、まったく同様の詐欺の手口が載っており、そこで初めて自分がめちゃくちゃ詐欺に引っかかっていることに気づきました。恥ずかしさと悔しさと怒りと、ほんの少しだけ、この話あとで色んな人にできるなという喜びと、さまざまな感情が渦巻きました。
5分後にスミスから電話がかかってきましたが、もう詐欺だとわかっていたので、冷静に対応できました。
絶対に騙されないと思っていた僕の、ふとした心の隙をつく凶悪犯罪。みなさんもお気をつけください。

アメリカのマンション事情

①アメリカでの部屋探し

海外で生活を始めるとき、家を探すのが結構大変だったりします。現地に住んでいる人に聞いたり、不動産屋やネットで仲介を頼んだりするのですが、僕が発見した最も簡単な家の見つけ方をお伝えします。それは、**目星をつけた地域を歩きながら目に入ったマンションに入っていき、係の人に「部屋は空いていますか」と尋ねる**ことです。空いていたら内見し、いいなと思ったらそこに決めます。早ければ次の日には住むことができます。僕もいい感じの通りで、いくつかのマンションに突撃して決めました。

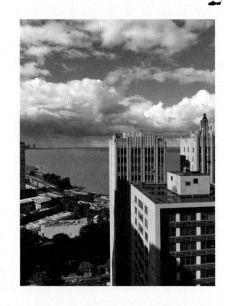

②2階も27階も同じ家賃ってあり？

シカゴでのフェロー時代に住んでいたマンションは、2階も27階も部屋の大きさが同じで、値段も同じでした。それならと眺めが良い27階を選びましたが、**停電したときはエレベーターもストップしてしまい、階段で27階まで登る羽目になりました。**このときだけは27階を選んだことを非常に後悔しました。

③突然の退去通告

部屋にゴミが多すぎるという理由でマンションからの退去を言い渡されたことがあります。慌てて大家さんのところに行き、謝って許してもらおう作戦を考えていたのですが、「**10日後に調査するから、そのときオッケーだったらいいわよ**」と言われました。これでもかというくらい部屋をきれいにした後、どうやらチェックが入ったらしく、OKと書かれた紙が一枚入っていました。仰々しく退去を言い渡していた割にはあっさりした終わり方でした。部屋はきれいに保つよう気をつけたいですね。

④ディスポーザーって知ってる？

Ramen Hero は冷凍で届くミールキットで、麺を茹でたり、スープを温めるだけで、本格的なラーメンが食べられます。ある日、Ramen Hero を調理しようとしたら、排水口に水がまったく流れなくなりました。それどころか横についている食器洗い機から大量の水が漏れ出てきました。いろいろ見てもまったくわからなかったので、大家さんに泣きつくと、「排水口が詰まっているので、ディスポーザーを使ってください」と言われました。アメリカの台所には普通についているのですが、このとき初めてその存在を知りました。

それまでなぜ詰まらなかったというと、チンした後の牛丼のタレを捨てる（タレぎり）ぐらいしか台所を使っていなかったからだと思います。**タレぎりのときにタレと一緒に落ちた玉ねぎが3年間分蓄積されて、詰まるに至ったのですね。**

超遠距離恋愛は意外とうまくいく！
家族で幸せになるキャリアの組み立て方

救急科

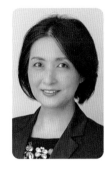

Ito Kaori
伊藤　香 先生
帝京大学医学部附属病院高度救命救急センター　救急医学講座

2000	東京慈恵会医科大学医学部卒業
2000	聖路加国際病院　外科

インタビュー
動画はこちら

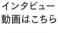

2005	米国ハーバード大学ブリガム・アンド・ウイメンズ病院　外科研究員
2008	米国コーネル大学メモリアルスローンケタリングがんセンター 肝胆膵外科研究員

レジデンシー
2009　米国ハーバード大学ブリガム・アンド・ウィメンズ病院　外科
2010　米国ミシガン州立大学　外科

フェローシップ
2015　米国ウェインステート大学ヘンリー・フォード病院
　　　Surgical Critical Care/Acute Care Surgery

2016　現職

 ## 尊敬する先生との出会いからアメリカへ

学生時代、「女性にはハードな外科は向かない、結婚・出産を経て続けるのは難しい」と思っていました。5年生のときにカナダのトロントジェネラル病院に1カ月ほど留学する機会があり、そこで**女性心臓外科医のリンダ・ミッケルボロー先生に出会いその考え方は大きく変わりました**。先生はバリバリ仕事をしながら、2人のお子さんを出産し、育てておられました。チームのなかでも突出した存在で、手術の成績も素晴らしく、眼から鱗が落ちました。それから、ミッケルボロー先生のように家庭も仕事も両立して続けていきたいという思いが強くなりました。

当時の日本だと「女性が外科医なんて」という風潮がまだありましたので、アメリカに行くことを考えました。学生時代はみんなで集まって USMLE の問題集を解いたりしていましたね。テスト勉強をするなら、学生のうちが一番だと思います。USMLE をいい点でクリアしておくといいですね。

 ## 産休中に Step2 の勉強を始める

医学部5年生のときに Step1 を取得していたのですが、聖路加国際病院での研修が始まると仕事がとても忙しく、USMLE の勉強どころではなくなってしまいました。研修医1年目のときに今の夫と出会いましたが、そのとき夫はもう外科レジデントとしてアメリカ留学することが決まっていました。

聖路加国際病院ではベストレジデント賞を取ると、アメリカに1カ月間留学できる特典をもらえます。その短期留学中に夫と再会して付き合うようになり、そこからしばらく日本とアメリカの遠距離恋愛が続きました。聖路加のレジデント時代は隣にある寮にすら帰れないような忙

しい生活でしたが、長期の休みには都合をつけて会いに行っていました。**距離があることがかえってよかったのかもしれません。**

研修医5年目で聖路加での外科専門研修プログラムが終わったとき、結婚してアメリカに行くことを決めました。リサーチフェローの間に第1子が生まれて、1年間育休を取りました。Step2以降の勉強を始めたのは、そのときでしたね。肝胆膵外科のリサーチフェローの間には第2子が生まれました。

自分のキャリアへの投資

義父はアメリカで外科レジデンシーからアテンディングまでやった人で、義母も医師です。このような家庭で育った夫は、私が出産後もレジデントやフェローをすることにとても理解がありました。また、**アメリカはチャイルドケアが充実していますので、忙しい夫を頼りにしなくても、リソースを外に求めることがすんなりできました。**お金はかかりますが、自分のキャリアへの投資だと考えました。

カップルマッチングという方法

夫がミシガンに異動するタイミングで、私もミシガンの外科レジデンシーに申し込みました。夫婦ともに医師の場合、どちらかのポジションが決まった段階で、配偶者のポジションも交渉することがよくあります。アメリカではこのようなことは当たり前に行われていて、キャリアのために別居している人もいますが、**異動は夫婦そろってという人も多かったですね。**

帰国を決めた理由

子どもが小学校中学年になり、日本の学校に進学させたいと、帰国を考えるようになりました。夫はすでにレジデンシー・フェローを終え、アテンディングをやっていましたが、日本に魅力的なポジションがみつかりましたので、私がフェローを終えるタイミングで一緒に帰国することになりました。私も日本で就職活動をして、現在のポジションをみつけています。

家庭もキャリアも取る！

家庭とキャリアのどちらかを一つをとるのではなく、どっちも取ってほしいと思います。現在の職場でも女医は何人かいて、みんな産休・育休を取得して復帰しています。自分が学生のときにみていた環境とはずいぶん変わったなと感じています。

女性の妊娠・出産には適齢期がありますので、自分のキャリアのなかで、**どのようなタイミングでライフイベントを実現させるのがベストかを考えて、将来のビジョンをもっておく必要は**あるかと思います。

留学医師100人のデータから読み解く！
帰国の理由

最新のデータは
チームWADA公式HPへ ➡

日本帰国を
真剣に考えた
ことがある？

Yes
39%

No
61%

その理由
1位　家族（子供・両親）
2位　日本がいい
3位　そのほか
　　・2year rule
　　・言語の壁
　　・転科するのが
　　　難しいから

約40%がYes

伊藤先生、
この結果どうですか？

私はアメリカで外科と外科集中治療の専門医資格を取得した矢先に、夫の異動と子供の中学受験を理由に家族全員で帰国しました。帰国後、よく人から「せっかく専門医資格を取ったのになぜ帰国したのか」と訊かれますが、それがそのときの家族全体の流れだったからだと思います。私にとっては、ワークライフバランスを保てないまま、自分のキャリアを優先しても意味がありません。帰国した当時は、日本とアメリカの医療文化の違いにカルチャーショックを受けましたが、今は日米の違いを身をもって体験した自分だからこそできることに取り組むことに意義を見出しています。ちなみに、子供たちは親の思惑に反して「アメリカのほうがよかった」と言っているので、もしかしたら将来、アメリカの大学への進学を希望するかもしれません。そのときに向こうでまた働けるように、アメリカで取得した専門医資格はきちんと維持していくつもりです。

「みなさんこんにちは！ 🇺🇸 心臓外科医のきたはらです」

アメリカ独身男子ごはん　シカゴ編

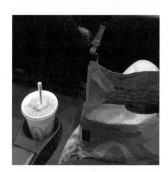

アメリカに来てから映画館で映画を観ることが多くなりました。映画はもちろんのこと映画館が好きで、座席でマクドナルドとかを食べるのがとても好きなんです。**ハーパーシアター**という近所の映画館に行ったところ、「マックは持ち込みダメよ」と止められてしまいました。悔しかったので次のときはマックの袋をリュックの中に、ドリンクはリュックのサイドポケットに収納し乗り込みました。入り口はなんとか通り抜けたのですが、中の係りの人にサイドポケットのドリンクを指摘され「リュックの中を開けて見せてみろ、あ、これマックじゃないか、ダメだろ」と怒られてしまいました。ハーパーシアターにおける**マックの取り締まりは非常に厳重**です。

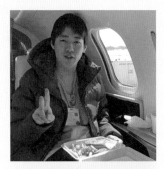

Procurement（移植用臓器摘出）は車で20分の近場から、飛行機で2時間の遠方までさまざまなところに行きます。長いときは半日かかるため、コーディネーターがご飯を用意してくれます。「ハンバーガー？　ピザ？　サンドウィッチ？　どれがいい？」と聞かれます。僕はハンバーガーが好きなのでハンバーガーのときは当たりです。オジー（おっさんコーディネーター）はピザが好きなので、「ヒロがピザを食べたがっている」と適当なことを言って世論をピザに傾ける情報操作が度々行われます。

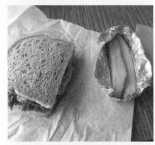

スカイカフェ（シカゴ大学病院7階の食堂）は同じものを頼んでも毎日若干違うものが出てきます。もう慣れたのですが、大好きなピクルスだけは外してほしくなく、「ピクルスを忘れないでくれ」と言い続けていたところ、店員のほうから先に「はいはい、あんたはピクルス野郎ね」と言われるようにまでなりました。ツナサンドを頼んだら、店員がピクルスを丸々つけてくれました。おいしかったです。

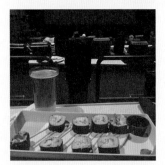

普段は行かない映画館にいってみました。ポップコーンとコーラを買おうとしたところ、どこにも見当たらず。店員に聞いてみると「劇場の中で頼んでくれ」と。なんじゃそりゃと思い中に入ると、店員が注文を取りに来ました。ビールと寿司ロールを頼みました。満腹感とビールの影響で映画の始めから終わりまでずっと寝ていましたが、とても満足しました。

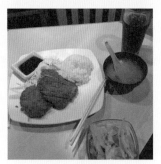

日本食レストランでトンカツ定食を注文したところ、最初に味噌汁とサラダが出されました。味噌汁をご飯と一緒に嗜もうと1/3くらいすすって残していると、店員がお椀をさげようとします。笑顔でノーを告げると、今度は別の店員が来てお椀をさげようとします。もはや何を言っても彼らには通用しないことを悟り、望み通り味噌汁を飲み干しました。おそらく味噌汁をコースで出るスープの一種だと思っているようです。

アメリカ独身男子ごはん　DC編

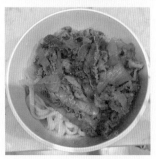

僕は食器を洗うのが好きではないので、パックのご飯にそのままかけられるレトルトはとても便利です。僕の部屋に来た人が驚くのは、食器も調理器具もほぼないことです。これでは彼女ができても、ご飯を一緒に作ることもできませんね。
ぎゅ・うどんという新しいメニューを開発しました。うどんを茹でて、上にレトルトの牛丼をかけてでき上がりです。

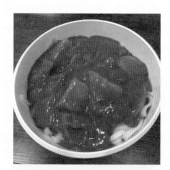

カレーう丼という新しいメニューを開発しました。ご飯の上にうどんをのせ、カレーをかけて完成です。カレーライスも食べたいけど、カレーうどんも食べたい、みたいなときにとてもいいです。

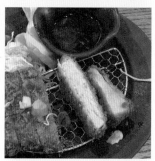

とんかつというと厚みのあるしっかりとした肉を想像しますが、アメリカのものは薄いです。そして横に添えられたキャベツがむしろ厚くて硬いです。一方で、丼専門店のドンブリが提供するとんかつは写真の通りしっかりと厚く、美味しいです。

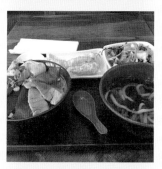

Rakuya の鉄火丼は控えめにいっても最高かつ最強です。うどんとサラダがついていて、育ち盛りの高校生からお腹の減っている 30 代後半まで、万人が満足するボリューム感です。赤身、あぶり、トロっぽいやつと三種の異なるマグロがのせてあり、もちろん美味しいです。

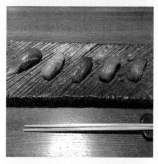

寿司ナカザワは日本で食べたどの寿司よりも美味しいのではと思うくらい美味しいです。ただ、日本で食べたどの寿司よりも高いです。接客もしっかりしていて、食べる順番まで細かく説明してくれます。ランダムに食べても美味しかったと思いますが、順番通りに食べた寿司はとても美味しかったです。

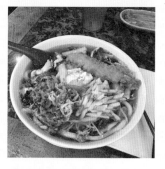

オーケーというと日本では「いいよ！」の意味だと思いますが、アメリではネガティブな印象（グッドやエクセレントなどと比べて）を与えるときに使うことが多い気がします。写真は非常にオーケーなアメリカのうどんです。

オーケーについてはこちら→P.138

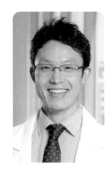

Fuchita Mikita
淵田 幹太 先生
コロラド大学　麻酔科・集中治療部（Cardiothoracic ICU）

2013　慶應義塾大学医学部卒業
2013　川崎市立川崎病院　初期研修
2015　自治医科大学附属さいたま医療センター　集中治療部

レジデンシー
2015　インディアナ大学　麻酔科

フェローシップ
2020　コロラド大学　集中治療

2019　北カリフォルニア　John Muir Health　麻酔科
2021　現職

インタビュー
動画はこちら

 ## ワークライフバランスは自分自身で設定する！

私がレジデンシーを行ったインディアナポリスは、トウモロコシ・大豆畑に囲まれた中西部の都市です。米国の evidence-based medicine に憧れていた私は、現地のレジデントの多くが日頃から論文を読み、仕事に邁進しているものだと思い込んでいたのですが、**職場で話題になるのは子どもの話、家で飼っている馬の話、家の改築工事の話**などばかりで、**生活を楽しんでいることに驚きました**。医学部入学時から医師のキャリアをマラソンのように懸命に走り、似たような人々に囲まれて育ってきた自分にとってあまりに新鮮な価値観で、人生を見つめ直す機会になりました。

医療のトレーニングは日米どちらでも積むことができますが、**多様な文化や価値観に触れられるのは、海外留学ならではの経験**です。仕事が人生ではなくて、人生を楽しむために仕事をするという考え方に衝撃を受け、ワークライフバランスを考えるようになりました。人生で一番大切にすべきものは何か。キャリアを追求することで失っているものはないか。自分の求めるワークライフバランスを得るためには、どういった仕事に就き、勤務先を選ぶべきか。海外での出会いを通じて、医療のトレーニングよりも大切なことを学んだように感じています。

 ## 1日8時間の睡眠

世界的な睡眠の研究者である Mathew Walker 博士の著書、「**Why We Sleep（睡眠こそ最強の解決策である）**」を読み、いかに毎日8時間の睡眠が大切かということを知りました。朝5時半に起きるために、夜21〜22時にはベッドに入るよう心がけています。

 お金は時間で買える？
FIRE（Financially Independent Retire Early）という考え方

米国ではアテンディングとして働き始めてから数年〜5年ほど節制生活を心がけ、収入の大半を投資し、早期退職を目指す医師たちがいます。複利の原理を利用し、なるべく若いころから

貯金することで資産を増やし、**早い人では40代後半には退職もしくはパートタイムに移ります**。仕事は人生の大半を占めることが多いですが、お金があれば仕事をしなくても済むという、何とも自由な発想です。

 ## 人間味のある医者を求める患者

ワークライフバランスを意識するようになってから、病院で働く自分自身のことをただの「医師」ではなく、医療の知識とトレーニングを積んだ1人の人間と考えるようになりました。そうすると、**自然と患者さんと接する際の焦点も病気から個人に切り替わり、自己紹介する際には「Mikitaです」とファーストネームで挨拶するようになりました**。医師、患者がお互いの人間性を尊重することで、よりよいパートナーシップ、そして最終的によい医療提供につながればと願っています。

留学医師 100 人のデータから読み解く！
ワークライフバランス

最新のデータは
チームWADA公式 HP へ➡

1 週間の勤務日数は
平均 5 日/週。
3 日/週の人も（1 割）

 淵田先生、
この結果どうですか？

海外では多様な働き方が受け入れられているので、勤務日数のばらつき（3〜7 日）はそれを反映しているのかと思います。科によって働き方の違いはもちろんありますが、**米国でアテンディングとして勤務する場合、おそらく週 40 時間勤務が標準です**。例えば ICU 勤務の場合、7 日間連続で 7〜19 時（合計 84 時間）働いた後、次の 1 週間はお休み、というシステムを取り入れている職場は比較的多いです。もちろん、それ以上に働くことが可能、もしくは希望する場合は、追加勤務時間相応の報酬が支払われます。休暇は年に 3〜4 週間が一般的で、多い職場では 7〜9 週間与えられます。給与体系も年俸制から歩合制などさまざまで、**それぞれの事情や希望によって仕事を探したり、交渉したりします**。

人生の支えになった言葉、座右の銘はありますか？

やればできる！

なせばなる

途中でやめるから失敗で、
続けていれば成功になる。
他人と比べない

なるようになる、
行くべきところに行き着く

Whether you think you can or
you think you can't,
either way you're RIGHT.

より高く挑戦

ぶれない目標

逆境に負けるな！

Negative な言葉に惑わされないで

プラスはマイナスから書き始める

楽観、悲観、楽観のサイクル
（稲盛和夫）

"The greatest glory in living lies
not in never falling,
but in rising every time we fall."
(Nelson Mandela)

嫌だと思うことこそ逃げずに
正面から向き合う

"No rain, no rainbow"
「雨がなければ虹はない」
（ハワイの言葉）

死ぬこと以外はかすり傷

一度きりの人生を楽しもう！

YOLO: You only live once.

Enjoy your life.

Live as if you were to die tomor-
row. Learn as if you were to live
forever.

Lost time is never found again.

一期一会

人生万事塞翁が馬

感謝の気持ちを忘れずに

隣の人は皆宇宙人

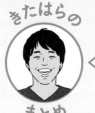

きたはらの
まとめ

僕が最も好きな言葉は「アイシールド21」というアメフト漫画のなかにでてくる台詞です。
「ないものねだりしてるほどヒマじゃねえ　あるもんで最強の戦い方探ってくんだよ　一生な」
体格や運動神経に恵まれなかったメインキャラクターが、天才たちと自分の能力に違いがあることにただ悲観するのではなく、それを正確に把握・分析し、その条件のなかで勝つためにどうすればいいかを考えて戦う、という信念をチームメイトに伝えた言葉です。
外科医として壁にぶつかることはいくらでもありますし、その壁をやすやすと乗り越えていく人をみると、自分がこのフィールドで頑張っても理想とする場所へは届かないのではと思うこともあります。ただ、そこで諦めたり立ち止まったりするのではなく、できることはないのか、ほかに戦い方はないのかを考えること、戦い方は一つではないのだということをこの台詞から教わりました。留学の道を選んだことも、一流の世界で戦うために凡人の自分に何ができるだろう、と考えた末に出てきた一つの手段だったのかもしれません。

ラジオ体操第 3 の始め方
～Amazon プライム対象外～

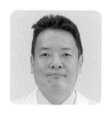

Ota Takeyoshi
太田 壮美 先生
シカゴ大学　心臓外科
チームWADA副代表

お邪魔いたします。シカゴ大学太田です。

トゥルルルートゥルルルー
太田　もしもし。
北原　あ、もしもし、すいません、北原です。
太田　あ、どうも初めまして、太田です。
北原　いやいや、知ってますから。
太田　どしたん？　結婚すんの？
北原　いや、しませんって！　相手いないですから。いや、いずれはしたいんですけど。
太田　えっ!?　まさお君はどうしたん？　別れたん？
北原　いやそんな人いないです。男ですしそれ。誰ですか、まさお君って……。
太田　相変わらずボケ全部拾っていく感じやな。
北原　いやもう時間ないですから、あのですね……。
太田　時間ないのになんで電話してくんねん？
北原　いや、だから、ちょ、ちょっと今時間いいですか？
太田　ん？　ええで。暇やで。
北原　あ、よかったです、すいません、えっとですね……。
太田　今、バスローブ着てワインをくゆらせながらネコを膝上で撫でてる感じで暇やで？
北原　優雅にヒマですね……。いやそゆのいいですから、話進みませんから。
太田　で、なんなん？

北原　えっとですね、チームWADA本の件です。この前、『留学ライフを知る！』の原稿送られてきたと思うんですけど、あれは編集部の人が動画から先生の言ったことを書き起こしてくれたんです。早めに目を通してもらいたいんですけど？
太田　あーあれな。読んだで。
北原　あ、どうでした？
太田　しょうもないな。まあ自分で言った内容なんやけどな。
北原　え!?　なんでですか？
太田　いや何て書いてたっけな。とりあえずJ2 VISA（J1ホルダーの家族用VISA）で就労可能かつ学校に通えること、H4 VISA（H1Bホルダーの家族用VISA）では働けないけど学校はオッケーとか、そんなこと調べればわかることやし、いつ制度が変わるかもわからんから、本にしてもしゃーないやろ。
北原　まあそれはそうですね。
太田　そもそも「働けるVISAもってるから働こうかな」じゃないねん。**働きたい！　ってのが最初にあって、たまたま就労可能なVISAもってたらラッキー、もってなければ働けるVISAを取りに行けばええだけやで。強く思えば大体なんでも可能や。**
北原　あーまあそうっすね。先生の奥さんもなんかテストとか通ったんですよね？
太田　あーせやな。TOEFL受けたり、大学院通ったり、NCLEX（米国正看護師資格試験）受けたりいろいろ自主的にしてたで。僕は何にも言ってないけどな。まあ**本人次第でなんとでもなる。**

北原　あーだからそういう家族のこととかは載せるといいと思うんですよ。先生の場合、お子さんもいらっしゃいますし。

太田　子どもな。良いか悪いは別として、**子どもがアメリカにいるとアメリカ人になるで**。現地校に通ってるけど、英語ペラペラで羨ましいし、いろんな国の人がいて多様性は身について良いとは思うけど、基本アメリカ人みたいにフライドポテトにめっちゃケチャップつけるようになるで。

北原　あるあるですね。

太田　もうフライドポテトを食べたいんじゃなくて、ケチャップ食べたいからフライドポテト食うみたいな状態や。わさびが食べたいからお寿司を食うっていう僕に似とる。

北原　あ〜映画館に行くのが好きだから映画見る、みたいな感じですね（＊北原代表は「映画館めぐり」が趣味）。

太田　……。いや、それはちゃうんちゃう？

北原　え？　なんで!?（笑）。

太田　そんなうまいこと話の流れに乗って三段落ちでもっていかさへんで。

北原　まあなんでもいいんですけど、要は家族が最優先っていうアメリカの感じが文面で伝わればいいと思うんですよ。

太田　まあせやな。「**Family emergency だから後は頼む！**」っていうのは**アメリカでは無敵の呪文**やからな。どんな状況であっても、周りがカバーしてくれて自由の身にしてもらえるで。

北原　あーそうですね、以前なんかそういうことありましたね。

太田　うん。僕も何回か使ったな。先生も嫁はんがアメリカに来たら最初は鬱になる人多いから気いつけや、Family emergency 使うことあるかもやで？

北原　嫁いないっすけどね……。

太田　それな。モテたい！　とか言って相手もおらんのにプロポーズのフラッシュモブとか計画してるからあかんのちゃう？

北原　いや、先生。フラッシュモブは良いですって！　ってかフラッシュモブのことは内密にお願いしますよ!?　サプライズにならなくなりますから。

太田　まず相手がおらんやろ。ってか絶対やめときって。絶対無理。僕やったらフラッシュモブプロポーズとかされたら結婚する前に離婚届出すわ。

北原　まあそれは僕の宿題ということにさせてください。

太田　まあええねんけどな。

北原　話戻りますけど、家族の話と、後は差別の有無についての話題もお願いしますね？

太田　ええええええー！　それなあ〜。話が重いでー。

北原　アンケートで差別について知りたいって挙がってたんですよ。

太田　差別なんかないって。

北原　いや、あるかもでしょ。

太田　まあそりゃあるかもやろうけどな。個人的にはまったくないね。ちゃうねん、要は本人次第やねん。

北原　ん？　どゆことっすか？

太田　そりゃ人種、宗教、性別いろんな面で差別がないと断定するのは悪魔の証明的に難しいやろ？すごい極論で考えの偏った人って必ずいるから、差別をする人ってのも必ず現れると考えるほうが普通や。

北原　まあそうですね。

太田　でもそういう人でも大々的に「私は差別します!!」って言って差別する人は日常生活では少ないで。大体みんなシレッとこっそり差別するもんや。そうすると後は受ける側の捉え方次第や。ネガティブ思考の人は実際は差別ではないことを差別されたと捉えるやろし、ポジティブ思考の人は差別されたことすら気づかずに前に進むだけや。個人レベルで差別を検知して相手と意見を戦わせても不毛やで。結局相手に差別をやめさせるのって大仕事やし、そこまでして更生させたい相手でもないやろうしな。差別をなくすには全体をみて組織的に活動すべきやってのが持論や。それをやる気がないなら、**自分の身に降りかかる差別なんか意に介さず自分の目標に進むほうが断然生産的やで**。

北原　……な、なんかすごいですね。

太田　どや？　台本通り読んだで？

北原　いや、台本あったんだ。

太田　脚本家の書いたセリフを変えたら怒られるしな。

北原　いや脚本家いないですから。

太田　まあ例の動画でもゆったけど、なんかやばい状況になったらさっさと走って逃げるが勝ちよ。

北原　そうですね。いいじゃないですか！　そういうことを書いてください。

太田　ヤダ！。

北原　え？　なんで？！（笑）。

太田　えーめんどくさいやん！。

北原　あー、めんどくさい言っちゃった……。

太田　っていうか、人の話聞いてもしょうがないやろ？

北原　いやいや、この本を根本から否定してますよ、それ。

太田　あ、ほな、この会話をそのまま書き起こす

わ。それでええやろ？

北原　いや一応書籍なんですけど？　もうちょっとカチッとしたほうが……。

太田　カチッとってなんやねん。ええやん別にフランクな感じで。

北原　う～ん……。

太田　……ほな、4コマ漫画にしよか？

北原　あ、いや、それなら書き起こしてもらって大丈夫です。

太田　ふふん、台本通りやな。

留学のチャンスがあるのならその機会を逃さず、迷わず留学すべきだ、というのが私の持論です。理由は単純です。きっとそれはあなたの殻を破り、人生の糧となると思うからです。

私は渡米してかれこれ15年以上になります。渡米直後は米国の多様性に驚きました。1台のバスにiPodで音楽を聴いている人の隣に、ウォークマン（カセットテーププレーヤー）で音楽を楽しむ人が乗っている世界です。茶髪はダメで黒髪だけっていう校則はどうだろうか？なんて議論している日本人の横を、赤、黄、紫、青の髪の色をした人たちが普通に行き来する世界です。日本はとにかくみんなと同じであることが「当然」とされているように思います。人間を1から10のカテゴリーに分けるとするなら、日本人の多くは4、5、6のあたりに集約し、それから外れると「人に非ず」と評されます。**でも世界ではマイナス10からプラス20くらいの、日本人の通念からすると想像もできないような人たちと遭遇します。**

留学の「成功」や「失敗」を定義するのは難しいですが、もし私が留学最初の1年で「失敗」して帰国したとしても、その1年で得た経験を顧みるに「留学してよかった」と自信をもって言えたと思います。自分で言っときながらですが、留学に成功も失敗もないのです。世間にあふれる数々の留学体験談、留学のウンチクも単なるN＝1の集合体にすぎません。そのどれひとつもあなたには当てはまらないのです。

留学、ひいては人生に台本はありません。これからあなたに起こることそれらすべてが一度きりで、かけがえのない経験となり、あなたの人生の糧となるのです。

さて、人の体験談なんて読んでる場合ではないですよ？　さっさとこの本を閉じて（怒られる）とりあえず留学でもしてみませんか？　チームWADAがお供いたしますよ。

太田先生の
SNS等は
こちら！

Twitter 　Blog

Note

＼留学を目指す次世代！／ チームWADAインターン募集

チームWADAは学生インターンを募集しています。留学に興味がある、留学には興味ないけど何かやってみたい、別の大学や海外の学生と仲良くなりたい、などなど動機はなんでも構いません。

どんな活動をしているの？

学生インターンの特徴を一言で表すと「多様性」。日本や海外から100人を超える学生が、さまざまなバックグラウンドやアイディアをもって参加しています。自由に企画を考えたり、インターン同士で会話を楽しんだり、在籍して雰囲気を楽しむだけの人もいます。

ハワイ大学との Web ケースディスカッション

ハワイ大学の医学生と日本全国の学生に、米本土、上海、ヨーロッパの学生も加わり、英語で臨床推論のトレーニングをしています！
医学的な知識を学びつつ、世界中の人と関わることはとても刺激的です。正解を導くことよりも、英語で自分の意見を言えることを目標に毎月開催しています。

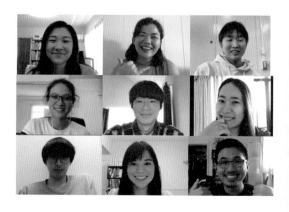

イギリス看護師による Web 医療面接勉強会

イギリス看護師の Mayumi 先生が現地で実際に経験した症例を題材に、医療面接の指導をしてくれます。学生は医師役として、ネイティブの患者さん役に問診を行います。臨機応変な英語での対応や、現地で働くうえでのアドバイスなども学べる素敵な機会です。

メディア記事作成

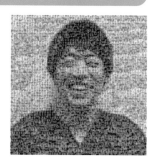

メディアに公開するインターン活動の紹介記事を作っています。全国のインターンの写真を集めて、北原代表のモザイクアートも作りました。（このページもインターンが作ってます！）

留学医師にインタビュー！

「マッチングはどう乗り切るの？」「家庭とキャリアは両立できるの？」など、さまざまなキャリアを持つ先生方に学生の目線で質問、インタビュー動画を作成しています。お話した先生と仲良くなって、その先生のもとで働く……なんてことも！

ただただ会話を楽しむ！

オンラインで集まって USMLE の勉強の進捗状況をシェアしたり、病院見学や将来の展望など真面目な話から、ときには恋愛の話まで、日々の何気ない出来事をゆるく共有しています。

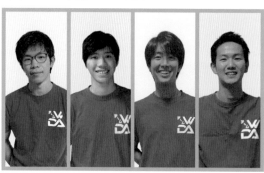

Instagram もやってます

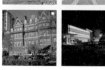

興味のある人はこちら！

インターン参加希望のお問い合わせはこちらから

学生インターンの企画内容

おわりに

学生時代にブラジルに留学していたとき、現地でお世話になったブラジル人と毎日のように飲みに行っていました。「**バーには女の子がいるから仲良くなれるぞ**」。最初のころは彼らの言葉を信じてワクワクして出かけていたのですが、いつになっても女の子と仲良くなる兆候はなく、こちらから話しかける様子もありませんでした。

1週間も経つとさすがに当初のゴール（女の子と仲良くなる）に1ミリも近づけていないことに憤りを感じ、「このディナーは何の目的で行われているの？　全然女の子と仲良くなれないじゃないか。というか、話しかけなかったら仲良くなれるわけないじゃん」と思いの丈をぶつけました。

すると彼らは「**お前が1人で家にいても何も起こらないんだ。ご飯を食べて寝るだけだ。だから外に出て、バーでご飯を食べるんだ。ひょっとしたら女の子と仲良くなれるかもしれない。可能性の問題だよ。俺たちはその可能性を楽しんでいるんだ**」と言っていました。その後も2週間女子と話すことはありませんでしたが、男同士はすごく仲良くなりました。

「**可能性を楽しむ**」。当時はまったく理解できなかったのですが、今はわかります。思い描く夢は巨大すぎて叶えることができないかもしれない、やるだけやって時間やお金を無駄にするだけかもしれない、失敗したと周りから思われてしまうかもしれない、結果のないただの過程で終わってしまうかもしれない。こういった誰もがもっている不安、人類が共通して抱く非常に普通で平凡な不安を理由に、自分の可能性を狭めるなんてことはしたくありません。

なぜなら、**夢に向かってアクションを起こしていく過程は、実はその結果と同等かそれ以上に楽しいもので、自分以外の誰にもそのことを楽しむことはできないから**です。それをしっかりと認識することができたら、人生は最強で最高で素晴らしく、それだけでもう十分なんじゃないかと僕は思います。とりあえず今日もバーに行きます。

謝辞
本書を企画してくれた中山先生、執筆・アンケートに協力してくれた留学医師の先生方、超絶優秀編集者の加賀さん・山田さん、YouTube LIVE 司会のうたさん、チームWADA学生インターンのみんな、ポケモン好きのセザキング、そのほか書籍の制作に関わってくれたすべての方々に感謝を申し上げます。

あと、僕を自由な人間に育ててくれた両親に感謝です。

2022年1月

シカゴ大学心臓外科
チームWADA代表
北原大翔

医局との関係性

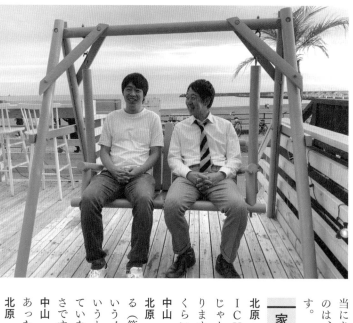

中山 留学するときは医局は辞めるのですか？

北原 人によると思います。僕は辞めないで、心はいつでも出身大学の医局に属してます。といっても医局って明確な契約などはないので、教わった先生、一緒に学んだ仲間との関係が続いている感じです。僕は慶應義塾大学心臓血管外科に対する感謝を強く伝えたいです。

中山 愛してる？（笑）。愛してないのに愛してる？

北原 愛してるから愛してます。僕がアメリカで働けるのも、YouTubeなどで発信できているのも、自由に楽しく生きていられるのも、慶應義塾大学心臓血管外科がそういった外科医の多様性に対して寛容なおかげです。特に何も言われてはいませんが、「もっとやれ！ がんばれ！」というメッセージをいつも感じています。

中山 何も言われていないけど、感じている（笑）。

北原 医局によっては「〇年以内に帰国しなかったら絶縁だ！」と言われるところもあるみたいなので、本当にありがたいです。本当に魅力のある組織というものは、帰ってこいなどと言う必要がないのだと思います。

家族重視のアメリカ社会

北原 夏休み後に真っ黒に日焼けしていたりすると、ICUのドクターから「めちゃくちゃ日焼けしてるじゃん。誰と海に行ったの？」などと聞かれ盛り上がります。でも、「1人で」と答えると、びっくりするくらいシーンとなります。

中山 1人で行くんですね（笑）。

北原 向こうも予測していない答えだから戸惑っている（笑）。日本だったら「おい、寂しいじゃん」っていうイジリがあると思うのですが、アメリカにはそういうものはないです。容姿を馬鹿にすることも許されていないですし。これがアメリカに独り身で行くつらさですね。

中山 でも5年もアメリカにいたら出会いもたくさんあったでしょうに。

北原 ……。

中山 結論としては、留学独身男性は厳しいと。

北原 そうですね。あらゆるモダリティを駆使して戦っていく必要があると思いますが、この過程を楽しめるようになったら、もうそれは勝ちなんじゃないかなって最近は思ってます。

中山 北原さんはそれでいいと思います（笑）。

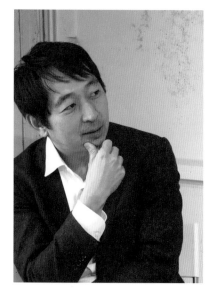

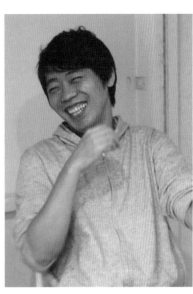

でしか話せませんでしたが、一緒に働いているうちに、師匠と弟子の雰囲気になっていきました。

中山　なるほど。ということは、英語はそれほど重要ではない？

北原　いや、やっぱりめちゃくちゃ大事です（笑）。英語ペラペラなほかの留学医師たちも口を揃えて「学生時代から英語を勉強しておけばよかった」と言っています。

治安は本当に大丈夫？

中山　治安面はいかがですか？　日本は世界一治安が良いといわれますが。

北原　実際に危ない目にあったことはないですが、日本とアメリカの違いでいうと、病院で働き始めるとき、師匠と弟子の雰囲気になっていきました。

北原　「アクティブシューターアラート（銃を持っている人に遭遇したらどうするか）」の講習を必ず受けます。

中山　職場のオリエンテーションで！

北原　アメリカの国土安全保障省が、銃所持者に遭遇した場合、Run・Hide・Fightするよう推奨しています。まずは逃げろ（Run）、逃げられなければ隠れろ（Hide）、万が一のときには戦え（Fight）、と。Fightは非常にアメリカンな感じですね。部屋に隠れたら鍵を閉めて、誰が来ても絶対に開けるなと言われます。相手が被害者のフリをして侵入してくる可能性もあるからです。

中山　怖いじゃん！（笑）

北原　でも実際に銃を見たことはないですね。誰が銃を持っているかも知らないです。

中山　逆に銃を持つ必要はないのですか？

北原　必要ないですね。持っていても使えないと思いますし（笑）。一度だけ、院内でアクティブシューターアラートに遭遇したことがあります。コードブルーとか急変患者を知らせる院内のアナウンスがあるじゃないですか、アクティブシューターが出た場合、コードシルバーが流れるんです。ただ、僕はオリエンテーションをちゃんと聞いていなかったのでその意味を知らなかった。しかも、ちょうど手術中に流れていたみたいで、聞いてもいなかった。

中山　（笑）。

北原　手術が終わって、ICUに申し送りに行くんですが、誰もいないんですよね。当然なんですが、いつもは開いている控室とかPC室のドアも全部閉まっていて、ノックしても誰も出てこない。明らかに雰囲気がおかしい。なんか変だなと思いながら待っていると、コードシルバー解除のアナウンスが流れて、みんな部屋からぞろぞろと出てきたんですね。僕を見つけると「コードシルバー聞いてなかったの？」「クレイジーなの？」と総攻撃をくらいました。後で聞いたところ、患者さんの家族同士が喧嘩して、そのなかの1人が「俺は銃を持っているぞ」と言いだして、それを見た看護師が慌ててコードシルバーを流したようです。実際には何も持っていなかったみたいですが。

中山　じゃあ、アメリカはそんなに危なくない？

北原　場所によります。明らかに危ない地域にはわざと近づかなければ大丈夫で、と明確な区切りがあるので、近づかなければ大丈夫です。

中山　軽犯罪はないのですか？

北原　ないですよ。自転車は絶対に盗まれますけど。

中山　（笑）。遠法薬物中毒の患者さんは多い？

北原　まあ、多いですね。でもアメリカで実際に危ない目に遭遇するってことはそんなにないんじゃないかと感覚的には思います。

帰国する理由

中山　英語も問題にならない、治安も悪くない。じゃあどうして留学を辞めて帰国する人がいるんですか？

北原　僕みたいな単身者は帰る理由がないんじゃないですかね。帰国する理由は9割以上が家族だと聞きますが。配偶者がもう嫌だといったら、それを説得することが難しいとか。後は子どもの教育です。→p.166

中山　それを防ぐには、どうするのですか？

北原　結局のところ、相手をハッピーにしない人は、自分もハッピーにできないということだと思います。相手をハッピーにする一番簡単な方法は、「きみは素晴らしい」「愛している」「好きだ」などのように言葉にすることです。これはめちゃくちゃ大事です。日本人は恥ずかしくてあまり言わないですが、アメリカ人は当然のように言います。

中山　北原さんに愛について言われるのは不本意ですが、非常に大事ですね。今日妻に言ってみます。愛していなくても、愛してるっていったほうがいいですか（笑）。

北原　絶対に言ったほうがいいです。愛していなくても、愛してるっていったほうがいいです。

中山　ボケるのやめてもらっていいですか（笑）。

本当に憧れだけで留学できますか？

ほかの本には載っていない、留学の裏側を教えてください

英語での会話は苦痛？

中山 北原さんは5年、アメリカに住んでますね。ネイティブでも帰国子女でもない北原さんの、現地の人たちとの英語を使ったコミュニケーションについて伺いします。僕と北原さんの会話の深さを100としたら、英語ではどのくらいの深さで話しているのですか？

北原 うーん……。25くらい！

中山 それは、まあまあ話せている感覚ですか。

北原 会話の形にはなるけど、自分の本当の思いを伝えるのは難しいという感覚です。自分が言いたいことと違う言葉でしかエクスプレッションできない。

中山 エクスプレッション（笑）。

北原 ルー北原って呼んでください。

中山 英語を話せないことは苦痛じゃないですか？

北原 苦痛でしたが、もう慣れちゃいました。留学に限らず、**何かをするということは、何かを捨てなくちゃいけないということなのだと思います**。日本の病院で働いていると、みんなで一緒に飲みに行ったりして、「今日の夜は何かが起こるかもしれない」という感覚がある。ああいう夜って、アメリカにはないんです。それを僕は捨てているわけです。

中山 その話、英語全然関係ないでしょ（笑）。アメリカにはそういうのはないんですか？

北原 ないことはないんですが、日本では特別に何かしなくても簡単にそこに辿り着ける。アメリカでは英語はもちろん喋れないと難しいし、そういう場に行けるだけのパーソナリティももち合わせていなくてはならない。

中山 それは英語力の問題？ ツッコミますけど。

北原 もはや英語力は関係ないかもしれない！ アメリカは基本ファミリーベースなので、同僚や上司とちょっと飲みにいくという機会は日本より少ない印象があります。

中山 仕事上のコミュニケーションはどうですか？

北原 僕の場合、職場では日本でもそんなに喋ってなかったですね。「おはようございます」「ありがとうございます」「さようなら」だけ言っておけば、大丈夫だと思っていました。僕が中山先生と一緒に働いていて、僕がこの3つしか喋ってなくても、先生は気づかないと思います（笑）。

中山 そうかもしれません（笑）。じゃあ、職場での会話の深さは、日本とアメリカでそれほど変わらないのですね。

北原 外科医同士の会話はメディカルタームを繋げれば話せるので、そんなに問題にならないと思います。

中山 英語が通じないことにストレスはない？

北原 英語よりも、アメリカのシステムにストレスを感じますね。コールセンターが全然電話に出なかったり、出たらめちゃ不親切だったり、レストランの店員が最初からなんか不機嫌だったり、日本ではなかなか遭遇しない状況がたくさんあります。日本のおもてなし文化は抜群で、世界に誇れます。

中山 友人と心通じる会話ができないストレスは？

北原 先生は小説家だから言葉が気になるのかもしれない。でも、**コミュニケーションは言語だけで培われていくものではないと思います**。心を通じ合わせるには、もっと大事なものがあると。例えば、スペイン人と一緒にずっと穴を掘る仕事をしていたら、言葉はわからないけど、きっとめちゃ仲良くなると思います。僕のシカゴ時代の上司は韓国人で、僕は終始拙い英語

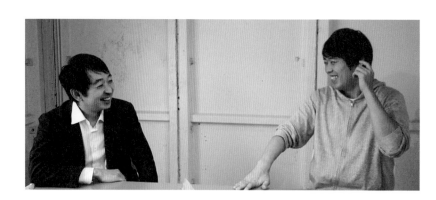

執筆者一覧（敬称略）

編　集
北原大翔　　　　　　　シカゴ大学心臓外科

企画協力
中山祐次郎　　　　　　湘南東部総合病院外科

執　筆
桑原功光　　　　　　　ミシガン小児病院小児神経科
河田　宏　　　　　　　オレゴン州 PeaceHealth Sacred Heart Medical Center 循環器内科不整脈部門
石田祐一　　　　　　　アイオワハートセンター心臓外科
内田　舞　　　　　　　マサチューセッツ総合病院/ハーバード大学小児精神科
冨澤　裕　　　　　　　ワシントン大学消化器内科
今村太一　　　　　　　クイーンズメディカルセンター救急科
瀬嵜智之　　　　　　　精神科医・USMLE コンサルタント・合同会社 U-Consultant 代表
髙城大治　　　　　　　ミシガン小児病院小児科
西村義人　　　　　　　ハワイ大学内科
中嶋優子　　　　　　　エモリー大学救急部
宮田　真　　　　　　　セントルイス大学・カーディナル・グレノン小児病院小児外科
永井遼太郎　　　　　　Honolulu 麻酔科グループ麻酔科
柴田清児ブルース　　　南カリフォルニア大学耳鼻咽喉科・頭頸部外科
川北哲也　　　　　　　イースタンバージニアメディカルスクール産婦人科
福原進一　　　　　　　ミシガン大学心臓外科
相馬大輝　　　　　　　フロリダ大学移植・肝臓外科
太田壮美　　　　　　　シカゴ大学心臓外科
井上靖章　　　　　　　名戸ヶ谷病院脳神経外科部長・脳卒中センター長
大久保恵太　　　　　　メイヨークリニックアリゾナ移植外科
原田　洸　　　　　　　マウントサイナイ ベスイスラエル病院内科
塚越隼爾　　　　　　　テキサス大学医学部ガルベストン校（UTMB）血管外科
山田悠史　　　　　　　ニューヨーク・マウントサイナイ大学老年医学/緩和医療科
宮田加菜　　　　　　　セントルイス大学腎臓内科
武部　学　　　　　　　ロバートウッドジョンソン大学心臓外科
岩野仁香　　　　　　　バリーワイズヘルス・メディカルセンター小児救急科
　　　　　　　　　　　アリゾナ大学医学部フェニックス小児科
　　　　　　　　　　　クレイトン大学医学部フェニックス校小児科
宮地麻衣　　　　　　　東京女子医科大学病院集中治療科
平井大士　　　　　　　ミズーリ大学循環器内科
伊藤　香　　　　　　　帝京大学医学部附属病院高度救命救急センター救急医学講座
淵田幹太　　　　　　　コロラド大学麻酔科・集中治療部（Cardiothoracic ICU）

アンケート協力（五十音順・掲載可のみ）

安藤一雄	岡野市郎	黒田　格	瀬高玉青	中尾祐樹	宮入聡嗣
池上博久	荻野周史	児島克明	園田健人	中川俊一	宮下　智
池田早希	加久雄史	齋田文貴	高橋剛史	原野隆之	横山裕次郎
生駒成彦	河野裕志	佐々木潤	立岡良夫	樋口晃司	若月　信
板垣　忍	川堀真志	首藤恭広	田中亜紀子	藤原　裕	
上原麻由子	木南寛造	杉浦唯久	田中竜馬	保科耀司	
江原玲欧奈	木村信彦	鈴木啓之	筒井絵里香	前田徹朗	
大平　卓	工野俊樹	砂川玄悟	中井　史	見神尊修	

執筆協力（チームWADAインターン）

茅原武尊	国際医療福祉大学医学部	霜田智成	筑波大学医学医療系
安藤　航	岡山大学医学部	葉山華芳	筑波大学医学医療系
井上敬貴	国際医療福祉大学医学部		

下記の頁は
m3.com　北原大翔の「モテたい心臓外科医、米国へ渡る」
(https://www.m3.com/news/series/iryoishin/10793)
を改稿いたしました。
転載を快諾いただいた m3.com 編集部に感謝いたします。
　　p38-39(2018 年 5 月 5 日)
　　p58-59(2018 年 10 月 28 日)
　　p85(2018 年 4 月 8 日)
　　p110-113(2018 年 8 月 12 日、26 日)
　　p154-155(2018 年 7 月 8 日、22 日)

留学医師 LIVE

2022 年 2 月 20 日　　第 1 版第 1 刷発行
2022 年 3 月 30 日　　　　　第 2 刷発行

■編　集　北原大翔　　きたはらひろと

■発行者　吉田富生

■発行所　株式会社メジカルビュー社
　　　　　〒162-0845 東京都新宿区市谷本村町 2-30
　　　　　電話　03(5228)2050(代表)
　　　　　ホームページ https://www.medicalview.co.jp/

　　　　　営業部　FAX 03(5228)2059
　　　　　E-mail eigyo @ medicalview.co.jp

　　　　　編集部　FAX 03(5228)2062
　　　　　E-mail ed @ medicalview.co.jp

■印刷所　三美印刷株式会社

ISBN978-4-7583-1785-6 C3047

©MEDICAL VIEW, 2022. Printed in Japan